Adolf Weil

Handbuch und Atlas der topographischen Percussion

Neben einer Darsstellung der Lehre Percussionsschall

Adolf Weil

Handbuch und Atlas der topographischen Percussion
Neben einer Darstellung der Lehre Percussionsschall

ISBN/EAN: 9783744681995

Hergestellt in Europa, USA, Kanada, Australien, Japan

Cover: Foto ©ninafisch / pixelio.de

Weitere Bücher finden Sie auf **www.hansebooks.com**

HANDBUCH UND ATLAS

DER

TOPOGRAPHISCHEN PERCUSSION

NEBST EINER DARSTELLUNG DER

LEHRE VOM PERCUSSIONSSCHALL

VON

Dr. ADOLF WEIL,
a. o. PROFESSOR AN DER UNIVERSITÄT HEIDELBERG.

Zweite vielfach vermehrte und umgearbeitete Auflage.

MIT 26 TAFELN.

LEIPZIG,
VERLAG VON F. C. W. VOGEL.
1880.

HERRN

GEHEIMERATH PROF. Dr. FRIEDREICH

DIRECTOR DER MEDICIN. KLINIK ZU HEIDELBERG

ALS ZEICHEN DAUERNDER VEREHRUNG UND DANKBARKEIT

GEWIDMET

VOM

VERFASSER.

VORWORT ZUR ERSTEN AUFLAGE.

Nullius addictus jurare in verba magistri
Non mihi res, sed me rebus subjungere conor.

Das weite Gebiet, welches die topographische Percussion — d. h. die Bestimmung der normalen und pathologisch verschobenen Grenzen der Brust- und Unterleibsorgane mittelst der Percussion — umfasst, gehört zu den praktisch wichtigsten der Medicin. Der Student in den ersten klinischen Semestern, wie der gereifte praktische Arzt sehen sich täglich vor die Aufgabe gestellt, am Krankenbette die Grenzen der Körperorgane durch die Percussion abzustecken. Eine bloss ungefähre Kenntniss der Verhältnisse im allgemeinen reicht häufig zur Beantwortung der zu lösenden Fragen nicht aus. Nur aus der Summe der Einzelheiten lässt sich eine tiefere Einsicht in das Ganze gewinnen. Und wie der Chirurg die topographische Anatomie, so sollte der interne Mediciner den Verlauf der percussorischen Grenzlinien unter normalen und pathologischen Verhältnissen bis ins kleinste Detail inne haben und dieselben gegebenen Falles richtig darzustellen im Stande sein. Erst dann gelingt es, sich in schwierigen und complicirten Fällen zurecht zu finden, und geringe Abweichungen von der Norm richtig zu beurtheilen.

Ausgehend von dieser Ueberzeugung, in der mich der Verkehr mit der studirenden Jugend bestärkte, war ich seit einer Reihe von Jahren bestrebt, mir durch selbständige Forschung ein eigenes Urtheil über die wichtigsten bei der topographischen Percussion in Betracht kommenden Fragen zu bilden. Dabei hat mich die Gewohnheit, mir über die sorgfältiger von mir untersuchten Fälle, zumal die in meinen diagnostischen Cursen demonstrirten, genaue Notizen zu machen, im Laufe der Zeit in den Besitz eines reichen Materiales gesetzt, das um so sicherer für die Entscheidung dieser und jener Frage verwerthet werden kann, weil es ohne bestimmt ausgesprochenen Zweck mit strengster Objectivität gesammelt wurde. Eine so ergiebige Ausbeute an Einzelbeobachtungen danke ich ausser meinem eigenen

Vorwort zur ersten Auflage.

Streben nur dem Manne, dessen Namen ich an die Spitze dieses Werkes stellen durfte. Herr Geh. Rath FRIEDREICH hat mir nicht nur während des 5jährigen Zeitraumes, in dem ich ihm als Assistent zur Seite stand, sondern auch später nach Lösung dieses Verhältnisses das gesammte Material seiner Klinik zu Unterrichtszwecken wie zur wissenschaftlichen Forschung in unumschränkter Weise zur Verfügung gestellt; und wenn ich mir nicht versagen konnte, meinem ersten Lehrer in der Medicin und meinem langjährigen Chef diese Arbeit zu widmen, so beabsichtigte ich damit nicht nur den Gefühlen meines Dankes Ausdruck zu verleihen, es war mir auch darum zu thun, Rechenschaft über die Art und Weise abzulegen, in der ich mit den mir fort und fort in liberalster Weise überlassenen Mitteln gewirthschaftet.

Ich habe die verschiedenen Abschnitte dieses Buches, trotzdem die Mehrzahl dazu sich wohl geeignet hätte, nicht einzeln publicirt, sondern zu einem „Handbuche der topographischen Percussion" verschmolzen, weil ich ein umfassendes von einheitlichem Standpunkte aus gearbeitetes Werk schaffen wollte, gleich geeignet zum methodischen Studium für den Lernenden, wie zum Nachschlagen für den praktischen Arzt, und zum Gebrauche für den Lehrer.

In den einzelnen Kapiteln wird der Leser auch die Specialleistungen Anderer in gewissenhaftester Weise gewürdigt finden. Die Literaturverzeichnisse erheben auf Vollständigkeit keinen Anspruch, enthalten aber jedenfalls die wichtigsten Arbeiten und mit wenigen Ausnahmen nur solche, die mir im Original zu Gebote standen. Die Ergebnisse meiner eigenen Untersuchungen habe ich vorgezogen, dem Leser als etwas Fertiges zu bieten, ohne ihn mit Anführung von Detailbeobachtungen und Krankengeschichten zu ermüden. Ich glaube, es ist für beide Theile besser, wenn dem Leser erspart bleibt, die Mühe des Autors nochmals durchzukosten.

Dadurch, dass ich jedem Abschnitte eine kurze dem speciellen Zwecke der Diagnostik entsprechende anatomische Betrachtung vorausgeschickt, die sich meist an die Arbeiten von LUSCHKA und BRAUNE, in Bezug auf die Nieren an diejenige von PANSCH anlehnt, glaube ich das Verständniss der topographischen Percussion erleichtert und einem bestehenden Bedürfnisse Rechnung getragen zu haben.

Ebenso darf ich hoffen, es möchte der meinem Werke beigegebene Atlas sowohl den Studirenden als Aerzten eine willkommene Gabe sein. Gross genug, um schon geringe Abweichungen der percussorischen Grenzen von der Norm erkennen zu lassen, und in der Weise gezeichnet, dass auch das Verhalten der Grenzlinien zu den Theilen des Skelettes, nach denen wir am Lebenden den Verlauf der Grenzen bestimmen, klar in die Augen springt, erfüllen die Tafeln diejenigen Postulate, die sowohl den plessimetrischen Figuren Piorry's, als auch den übrigen mir bekannten Abbildungen percussorischer Grenzen abgehen.

Möge mein Buch das Studium der topographischen Percussion fördern und erleichtern und bei denjenigen, für die es bestimmt — und das sind ausser den Studirenden und Aerzten auch die Lehrer der klinischen Medicin und physikalischen Diagnostik — eine freundliche Aufnahme finden!

Heidelberg, im Februar 1877.

A. Weil.

VORWORT ZUR ZWEITEN AUFLAGE.

Die überaus günstige Aufnahme, welche der ersten Auflage dieses Handbuches zu Theil wurde, hat mir den erfreulichen Beweis geliefert, dass die für mich leitenden Grundsätze von den erfahrensten meiner Fachgenossen gebilligt wurden. Eine wohlwollende Kritik, die „in der ungeschminkten Darlegung dessen, was die Methode leistet und vermissen lässt, die Bescheidenheit echten Wissens und Könnens zu finden" und das Streben nach Wahrheit für die Wahrheit selbst nehmen zu dürfen glaubte, hat meinem Buche gerade diejenigen Eigenschaften einmüthig zuerkannt, auf die ich selbst den allergrössten Werth legen würde. — Der wachsende Einfluss, den die von mir vertretenen Anschauungen theils direct, theils durch Vermittlung der Lehrbücher auf eine der wichtigsten klinischen Untersuchungsmethoden gewinnen, und das dadurch bedingte Gefühl gesteigerter Verantwortlichkeit haben mir bei Ausarbeitung dieser zweiten Auflage, sowohl wo es sich um die Begründung eigener, als um die Kritik fremder Auffassungen handelte, das höchste Maass von Objectivität und Gewissenhaftigkeit zur Pflicht gemacht.

Der bedeutend grössere Umfang dieser zweiten Auflage erklärt sich zum Theil aus Zusätzen, die zu den schon in der ersten Auflage abgehandelten Capiteln erforderlich erschienen. In dieser Weise sind die Abschnitte über Herz- und Nierenpercussion, Pleuritis, Pneumothorax, Lungencavernen, Ascites mit sorgfältiger Benutzung der in den letzten drei Jahren[1]) erschienenen Literatur und eigener erneuter Untersuchungen zum Theil in sehr eingehender Weise umgearbeitet worden. In den Abschnitten Pleuritis und Pneumothorax habe ich mich nicht auf die percussorischen Erscheinungen beschränkt, sondern auch für die Mechanik dieser Erkrankungen, wie ich glaube, neue Gesichtspunkte aufgestellt. — Die Vermehrung der zweiten Auflage ist aber hauptsächlich auf Rechnung einiger in der früheren Auflage nicht oder kaum berührter Themata zu setzen. Neu ist das Capitel über oberflächliche und tiefe Percussion, sowie der ganze erste Abschnitt, welcher die Theorie des Percussionsschalles in eingehender Weise behandelt. Wohl habe ich damit eines der schwierigsten Gebiete betreten; aber weil ich mir dieser Schwierigkeiten bewusst bin, bilde ich mir nichts weniger ein, als dass meine Darstellung der Lehre vom Percussionsschall eine physikalische Theorie in dem Sinne sei, dass sie sämmtliche bei Percussion des menschlichen Körpers zu beobachtenden Schallerscheinungen auf bekannte Sätze der Akustik zurückführt. Was ich erstrebt habe, ist nur die Herstellung einer innigeren Beziehung zwischen dem Verhalten des Percussionsschalles und den elementaren Lehren der Akustik, ohne von der herkömmlichen Betrachtungsweise und der gebräuchlichen Terminologie allzuweit abzuweichen. Plumpe Uebertragung der für einfache Verhältnisse geltenden Sätze der Physik auf die complicirten Bedingungen des Percussionsschalles einerseits, — dreiste Gründung einer neben der wissenschaftlichen Akustik einhergehenden, gegen deren Sätze verstossenden Pseudophysik andererseits — das waren die Klippen, die ich ängstlich gemieden habe. — Beim eingehenden Studium der theoretischen Verhältnisse bin ich unter anderem auf die für die practischen Fragen der Diagnostik wichtige Thatsache gestossen, dass, entgegen der seit WINTRICH allgemein geltenden Annahme, die Höhe des tympanitischen Schalles eines beliebig gestalteten Hohlraumes nicht vom längsten Durchmesser desselben abhängt. Wenn mit dieser Erkenntniss auch ein scheinbarer Rückschritt insofern gegeben ist, als dadurch die Deutung mancher Erscheinungen z. B. des GER-

---

1) Die nach Mai dieses Jahres erfolgten Publicationen konnten nicht mehr berücksichtigt werden.

HARDT'schen Schallwechsels, und die darauf gegründete verfeinerte Cavernendiagnostik ins Schwanken geräth, so glaube ich doch in Wirklichkeit in der Beseitigung eines derartigen gründlichen, allgemein verbreiteten, die Lehre vom tympanitischen Schall beherrschenden Irrthums einen Fortschritt erblicken zu dürfen.

Durch Einfügung des theoretischen Theiles ist aus einem „Handbuche der topographischen Percussion" ein „Handbuch der Percussion" geworden. Trotzdem wollte ich jenen Titel, unter dem sich die erste Auflage viele Freunde erworben hat, auch für die zweite beibehalten.

Das Substrat zu meinen fortgesetzten Studien bildeten hauptsächlich die Kranken der medicinischen Klinik, deren Leiter, Herrn Geh.-Rath FRIEDREICH ich für die Ueberlassung des Materiales den grössten Dank schulde. Aber auch der Director der chirurgischen Klinik, Herr Geh. Hofrath CZERNY, hat meine Bemühungen um die Diagnostik in freundlichster Weise unterstützt, indem er mir Gelegenheit gab, Kranke mit Ovarialtumoren, Wandernieren, Steinnieren (vor und nach der Exstirpation) etc. wiederholt zu untersuchen, und so meine Erfahrungen in Betreff jener Unterleibskrankheiten zu erweitern, die — Dank den Fortschritten der operativen Chirurgie — auf der inneren Klinik immer seltener werden.

Möge die Gunst, deren sich die erste Auflage erfreuen durfte, in ungeschwächtem Maasse auf diese zweite übergehen!

Heidelberg, im Juli 1880.

A. Weil.

INHALTSVERZEICHNISS.

A. Allgemeiner Theil.

	Seite
I. Inhalt der topographischen Percussion. Theorie des Percussionsschalles	1
Einleitung	1
Terminologie des Percussionsschalles	7
Tympanitischer Schall	14
Nicht-tympanitischer Schall	34
Hoher und tiefer Schall	37
Intensität des Percussionsschalles; heller, dumpfer, gedämpfter Schall	37
Voller und leerer Schall (der Autoren)	49
Gefühl des Widerstandes	54
II. Methoden der Percussion	54
III. Specielles Verfahren bei der percussorischen Grenzbestimmung der Organe. Starke und schwache Percussion. Oberflächliche und tiefe Percussion	62
IV. Dermographie. Bildliche Darstellung percussorischer Grenzen	74

B. Specieller Theil.

I. Inhalt der topographischen Percussion im Speciellen	78
II. Die Percussion der Lungen	79
Anatomische Vorbemerkungen	80
Die Grenzbestimmung der Lunge durch die Percussion	85
Bestimmung der oberen Lungengrenze	87
Begrenzung der vorderen inneren Lungenränder	89
Percussion der unteren Lungengrenze	90
Respiratorische Excursionen des unteren Lungenrandes	94
Passive Mobilität desselben	97
III. Die Percussion des Herzens	98
Anatomische Vorbemerkungen	99
Grenzbestimmung des Herzens durch die Percussion	100

a) Normale Verhältnisse.

Absolute Herzdämpfung	102
Active und passive Mobilität derselben	106
Relative Herzdämpfung	109
Mobilität derselben	117

b) Pathologische Verhältnisse.
Seite
Verkleinerung oder Mangel der Herzdämpfung 118
Vergrösserung der Herzdämpfung 119
Dislocation der Herzdämpfung 124
Anomalien der Mobilität 124
Anhang: Percussion der grossen Gefässstämme 125
IV. Die Percussion der Leber 126
Anatomische Vorbemerkungen 127
Grenzbestimmung der Leber durch die Percussion . . 128

a) Normale Verhältnisse.
Absolute Leberdämpfung 128
Mobilität derselben 132
Relative Leberdämpfung 133

b) Pathologische Verhältnisse.
Verkleinerung der Leberdämpfung 136
Vergrösserung der Leberdämpfung 138
Dislocation der Leberdämpfung 141
Rückblick 143*
V. Die Percussion der Milz 144
Anatomische Vorbemerkungen 145
Grenzbestimmung der Milz durch die Percussion . . . 146

a) Normale Verhältnisse.
Percussion des von Lunge unbedeckten Stückes der Milz . . 147
Mobilität der Milzdämpfung 155
Relative Milzdämpfung. Percussion der ganzen Milz 155

b) Pathologische Verhältnisse.
Verkleinerung der Milzdämpfung 161
Vergrösserung der Milzdämpfung. Milztumor 162
Dislocationen der Milz 164
VI. Die Percussion des Magens 164
Anatomische Vorbemerkungen 165
Feststellung der Magengrenzen durch die Percussion . 166
Halbmondförmiger Raum 170
Verkleinerung des Magenschallraumes 174
Vergrösserung des Magenschallraumes. Magenerweiterung . . . 175
VII. Die Percussion der Nieren 177
Topographische Anatomie 177
Umgrenzung der Nieren durch die Percussion 179
VIII. Flüssigkeit in der Pleurahöhle. Pleuritis exsudativa . . . 185
1. Allgemeines; Mechanik des pleuritischen Exsudates 185
2. Beginnende Pleuritis ohne Exsudat oder mit nur geringem flüssigem Ergusse 193
3. Flüssiger Erguss von mittlerer Grösse mit nur mässiger Verdrängung der Nachbarorgane und Ausweitung des Thorax . . 194

        4. Massenhafter Erguss mit starker Verdrängung der Organe und Ausweitung des Thorax 203
        5. Resorption des Ergusses ohne nachfolgende Missstaltung des Thorax 213
        6. Resorption des Ergusses mit nachfolgender Einziehung und Missstaltung des Thorax. (Rétrécissement thoracique) 214

IX. **Gas in der Pleurahöhle. Pneumothorax** 215
X. **Flüssigkeit und Gas in der Pleurahöhle. Hydro-, Pyo-, Haemato-Pneumothorax** 220
XI. **Lungencavernen** 224
        1. Heller nicht tympanitischer Schall 226
        2. Gedämpfter oder dumpfer Schall 227
        3. Tympanitischer Schall 228
            Wintrich'scher Schallwechsel 230
            Respiratorischer Schallwechsel 236
            Gerhardt'scher Schallwechsel 238
        4. Metallklang 245
XII. **Emphysema pulmonum. (Alveolarectasie, Volumen pulmonum auctum)** 247
        Lungengrenzen 247
        Herzdämpfung 249
        Leberdämpfung 249
        Milzdämpfung 250
XIII. **Flüssigkeit in der Peritonealhöhle. Ascites** 250
XIV. **Meteorismus peritonei aut intestinorum. Luft im Bauchfellsack. Auftreibung der Eingeweide durch Gas** 253

Allgemeiner Theil.

I. Inhalt der topographischen Percussion.
Theorie des Percussionsschalles.

P. A. PIORRY, De la percussion médiate. Paris. 1827. — Idem, Procédé opératoire à suivre dans l'exploration des organes par la percussion médiate. Paris. 1832. — Idem, Traité de Diagnostik et de Séméiologie. Paris. 1837. — Idem, Atlas de plessimétrisme. Paris. 1851. — Idem, Traité de plessimétrisme et d'organographisme. Paris. 1866. (In Zukunft werden wir nur das letzterwähnte Werk citiren, da in demselben sich jedesmal Hinweise auf die entsprechenden Abschnitte der früheren Werke PIORRY's finden.) — SKODA, Abhandlung über Percussion und Auscultation. I. Aufl. 1839. VI. Aufl. 1864. S. 4 ff. — J. Fr. CONRADI, Ueber die Lage und Grösse der Brustorgane, der Leber und Milz beim gesunden Manne, und ihre Bestimmung durch die Percussion. Inaugural-Dissertation. Giessen. 1848. — WINTRICH in Virch. spec. Path. u. Therapie. Bd. V, 1. 1854. — SEITZ, Die Auscultation und Percussion der Respirationsorgane, nebst einer theoretisch-physikalischen Einleitung von ZAMMINER. Erlangen. 1860. — GERHARDT, Lehrbuch der Auscultation und Percussion. I. Aufl. 1866. III. Aufl. 1876. S. 113 ff. — P. NIEMEYER, Handbuch der theoretischen und klinischen Percussion und Auscultation. I. Bd. 1868. S. 48 ff. — GUTTMANN, Lehrbuch der klinischen Untersuchungsmethoden etc. Berlin. 1872. 3. Aufl. 1878. S. 88. — LEICHTENSTERN, Physicalisch-diagnostische Bemerkungen zu H. v. LUSCHKA's Lage der Bauchorgane des Menschen. Deutsche Klinik. 1873. No. 26—36. — WEIL, Ueber starke und schwache Percussion. Deutsches Archiv für klin. Medicin. XVII. Bd. S. 448 ff. — STERN, Diagnostik der Brustkrankheiten vom propädeutisch-klinischen Standpunkte, nebst einer physikalischen Theorie der Schallbildung. Wien. 1877. S. 302 ff.

Einleitung.

Percussion heisst in der Medicin das Anklopfen an verschiedene Stellen des Körpers, namentlich die Wände der Körperhöhlen, in der Absicht, aus den dabei gewonnenen Gehörs- und Gefühlswahrnehmungen die physikalische Constitution der hinter der percutirten Gegend liegenden Organe kennen zu lernen. — Unter topographischer Percussion versteht man die Bestimmung der normalen oder pathologisch verschobenen Grenzen der Brust- und Unterleibsorgane mittelst der Percussion. Im weiteren Sinne fällt aber auch die Umgrenzung solcher Schallräume in das Gebiet der topographischen Percussion, die einer pathologischen Ansammlung von Flüssigkeit oder Gas in einer der serösen Höhlen der Brust oder des Unterleibes entsprechen.

Die Geschichte der topographischen Percussion ist so alt, als die Percussion selbst. Wenn sich aber auch bereits bei AUENBRUGGER gewisse percussorische [1]) Grenzen richtig angegeben finden, so hat doch erst PIORRY von seiner mittelbaren Percussion zur Grössen- und Lagebestimmung der verschiedensten Körperorgane den ausgedehntesten Gebrauch gemacht. Er ist der eigentliche Begründer der topographischen Percussion. Den wahren und grossen Verdiensten PIORRY's um diesen Zweig der Wissenschaft vermögen die den späteren Arbeiten dieses Autors anhaftenden Uebertriebenheiten und Ueberspanntheiten keinen Eintrag zu thun. — Als die erste umfassendere Arbeit, die bei uns in Deutschland sich eingehender mit topographischer Percussion beschäftigt, möchte ich die von CONRADI bezeichnen; ihr schliessen sich die Untersuchungen von WINTRICH, GERHARDT, SEITZ und deren Schülern, in jüngster Zeit diejenigen LEICHTENSTERN's an. Die einzelnen auf dem Gebiete der topographischen Percussion zu verzeichnenden Leistungen der genannten und anderer Autoren werden erst im speciellen Theile eingehender gewürdigt werden können. — — Die Möglichkeit, die einzelnen Organe percussorisch zu umschreiben, beruht darauf, dass die Qualität des Percussionsschalles je nach der verschiedenen physikalischen Beschaffenheit der hinter der percutirten Stelle liegenden Organe ebenfalls eine verschiedene ist. Es ist darum ein Verständniss der topographischen Percussion schlechterdings undenkbar ohne die genaue Kenntniss der Gesetze, welche die Abhängigkeit der Eigenschaften des Percussionsschalles von den physikalischen Eigenschaften der percutirten Organe beherrschen; mit anderen Worten: ein **erfolgreiches Studium der topographischen Percussion setzt eine genaue Bekanntschaft mit der Theorie des Percussionsschalles voraus.**

Ich kann darum in dieser, der topographischen Percussion gewidmeten Abhandlung nicht umhin, auf die **Theorie des Percussionsschalles** wenigstens soweit einzugehen, als dieselbe zum Verständniss jener unbedingt erforderlich ist. Selbstverständlich kann

---

1) Anmerkung. Eine philologische Bitte möge an dieser Stelle Platz finden. Die Autoren schreiben percussorisch, percutorisch und sogar percuttorisch(!). Es wird wohl nur des Hinweises bedürfen, dass die aus dem Lateinischen entnommenen Adjectiva mit der Endung orisch vom Supinum abgeleitet zu werden pflegen, dass man z. B. nicht noscorisch, movorisch, illudorisch, currorisch, sondern notorisch, motorisch, illusorisch, cursorisch sagt und schreibt, — um die Schreibweise „percussorisch" als die allein berechtigte einzubürgern.

es sich dabei nicht um eine erschöpfende Abhandlung dieses Gegenstandes, um eine historisch-kritische Erörterung der zahllosen, in Bezug auf viele theoretische Fragen noch schwebenden Widersprüche handeln. Der Titel dieses Buches gebietet vielmehr, mit Umgehung des Details nur die Hauptsätze hervorzuheben. Wenn sich die im Folgenden gegebene Lehre vom Percussionsschall auch vielfach an die Bearbeitungen von Skoda, Wintrich, Gerhardt und Anderen, vor allem aber an diejenige von Seitz und Zamminer anlehnt, so wird doch der Kenner der betreffenden Litteratur in manchen nicht unwesentlichen Punkten das Eigenartige meiner Auffassung und Darstellungsweise mit leichter Mühe herausfinden.

Eine physikalische Theorie des Percussionsschalles in dem Sinne, dass die bei Percussion des menschlichen Körpers zu beobachtenden Schallerscheinungen in unanfechtbarer Weise auf bekannte Sätze der Physik zurückgeführt werden könnten, existirt nicht. Mit diesem Eingeständnisse soll um so weniger irgend Jemandem ein Vorwurf gemacht werden, als, wie ich glaube, die Mangelhaftigkeit einer jeden Theorie des Percussionsschalles zum Theil in dem Gegenstand selbst ihren inneren Grund hat. Die Lehre vom Percussionsschall stellt ein intermediäres Gebiet zwischen Physik und medicinischer Diagnostik dar. Dem Physiker liegen die Fragen der praktischen Medicin fern; er bringt ihnen wenig Interesse entgegen. Der Mediciner verfügt in der Regel weder über das erforderliche Maass mathematisch-physikalischer Kenntnisse, noch über die exacten Methoden physikalischer Forschung. Doch davon gibt es rühmliche Ausnahmen, wie die Arbeiten eines Wintrich, Zamminer, Seitz, Gerhardt und Anderer darthun. Weit schlimmer noch ist es, dass sich selbst an der Hand der Physik, speciell der Akustik, nur ein ungenügendes Verständniss der Erscheinungen gewinnen lässt, die uns bei der Percussion des menschlichen Körpers entgegen treten. Die Physik analysirt Klänge und Töne, welche durch periodische Schwingungen elastischer Körper entstehen. Sie lehrt uns die Gesetze kennen, von denen die Höhe, Intensität und Klangfarbe von Tönen und Klängen abhängt. In der medicinischen Diagnostik haben wir es nur ausnahmsweise mit reinen Klängen und Tönen im Sinne der Physik zu thun; es handelt sich vielmehr meist um die Untersuchung von Geräuschen, d. h. solchen Schallphänomenen, welche durch nicht periodische Bewegungen entstehen, und ungeachtet ihrer Dauer und Intensität keine genau bestimmbare Tonhöhe haben, weil sie aus einem Gemenge sehr vieler einzelner, kurz dauernder Töne bestehen und deshalb unser Trommelfell in nicht periodische, unregelmässige Erschütterungen versetzen. Ferner betrachtet die Akustik die Schwingungen elastischer Körper von einfacher Zusammensetzung und Form, z. B. von Saiten, Stäben, Platten, Membranen, begrenzten Luftmassen. Diejenigen Körper dagegen, die wir bei der Percussion in schallerzeugende Schwingungen zu versetzen beabsichtigen, haben in der Regel eine äusserst complicirte Gestalt und Zusammensetzung; sie bestehen aus einer Combination vieler einfacher Körper von verschiedener Schwingungsfähigkeit. Ueber die daraus sich ergebenden verwickelten Verhältnisse wird man in den Lehrbüchern der Physik vergebens nach Aufklärung suchen. So lange uns nicht ein Physiker von Fach statt des schwankenden Steges, den wir uns nothdürftig selbst gezimmert haben, eine auf festen Pfeilern ruhende Brücke zwischen Physik und medicinischer Diagnostik schlägt, werden wir auf eine „diagnostische Akustik" Verzicht leisten müssen. — Die verhältnissmässig geringe Ausbeute, welche die dem Mediciner zugängliche physikalische Litteratur für unseren speciellen Zweck bietet, trug wohl mit die Schuld daran, dass die Diagnostik ihre eigenen, zuweilen dunkeln Wege der theoretischen Ueberlegung und des Experimentes gegangen ist, und dass sie sich, entsprechend ihrem praktischen Bedürfnisse, auch ihre eigene Nomenclatur gebildet hat, eine Sprache, die ohne Commentar dem Musiker ebenso unverständlich klingt, als dem Physiker. So wenig es aber angeht, die für einfache Verhältnisse geltenden Sätze der Physik auf die complicirten Bedingungen, unter denen der Percussionsschall am menschlichen Körper entsteht, in plumper Weise zu übertragen, so verhängnissvoll ist auf der anderen Seite für unsere Disciplin die Kühnheit gewesen, mit der zuweilen nicht die schlechtesten ihrer Vertreter von den Lehren der Physik sich emancipirt, und eine neben der wissenschaftlichen Akustik einhergehende, gegen deren Sätze verstossende Pseudophysik gegründet haben. — Nachdem ich oben definirt habe, was ich unter einer Theorie des Percussionsschalles, die diesen Namen wirklich verdiente, verstehen würde, wird billigerweise Niemand auf den folgenden Blättern mehr erwarten dürfen, als den bescheidenen Versuch, das Verhalten des Percussionsschalles am menschlichen Körper, wenigstens soweit es angeht, mit den elementaren Lehren der Akustik in Beziehung zu setzen, ohne von der herkömmlichen Betrachtungsweise und der gebräuchlichen Terminologie allzuweit abzuweichen.

Bei Percussion des menschlichen Körpers wird der Schall in der Weise erzeugt, dass die zu untersuchende Körperstelle durch einen kurzen Schlag oder Stoss in Schwingungen versetzt wird. Der Schlag wird mit einem Finger oder Hammer auf ein der zu untersuchenden Körperstelle fest aufgelegtes Medium (Finger oder Plessimeter) ausgeführt. In Bezug auf diese Art der Schallerregung finden wir mannigfache Analoga. Nicht nur das Fell der Pauke und Trommel, desgleichen Platten, Stäbe, Stimmgabeln, Glocken können durch einen Schlag zum Tönen gebracht werden, auch vollkommener gebaute Instrumente beruhen auf demselben Principe: Holz-, Glas-, Metallharmonika werden mit Hämmern aus Holz oder Kork geschlagen, und auch die Saiten des Klaviers werden durch ein Hammerwerk zum Tönen gebracht. Wenn also der bei Percussion des menschlichen Körpers auftretende Schall von dem der genannten Instrumente nicht gerade zu seinem Vortheile sich unterscheidet, so ist der Grund davon darin zu suchen, dass die bei der Percussion in Erschütterung gerathenden Massen nicht wie jene Platten, Stäbe, Saiten schwingungsfähige Körper von einfacher Form und Zusammensetzung darstellen, sondern vielmehr aus einer Combination sehr vieler einfacher, unter einander sehr ungleichartiger und in ganz verschiedenem Grade schwingungsfähiger Körper bestehen (z. B. Plessimeter, Haut, Fett, Musculatur, Knochen, Blut, Lungengewebe, Luft u. s. w.). Durch den Percussionsschlag geräth sowohl der percutirende (Finger, Hammer), als der percutirte Körper in Erschütterung; die Vibrationen des percutirten Fingers oder Plessimeters verbreiten sich sowohl nach der Fläche, als nach der Tiefe bis zu einer gewissen Entfernung, so dass die Körperwand und die dahinter gelegenen Organe gleichfalls in Molecularerschütterung gerathen. Die Schwingungen dieser gesammten, im Bereich der Percussionserschütterung gelegenen Masse (Schwingungsmasse), erregen in der umgebenden Luft Wellenbewegungen, als deren schliesslicher Effect der Percussionsschall resultirt. Der Percussionsschall hängt also, wenn wir von dem auf Rechnung des percutirenden Fingers oder Hammers entfallenden Theile des Schalles absehen[1], von dem Ausbreitungsbezirk der Percussionserschütterung und von der physikalischen Beschaffenheit der innerhalb dieses Bezirkes liegenden Körpertheile (der Schwingungsmasse) ab. Die Grösse des Ausbrei-

---

[1] Dass übrigens dieser Antheil gar kein so unwesentlicher ist, geht aus dem verschiedenen Verhalten des Percussionsschalles hervor, je nachdem mit Finger oder Hammer, ferner mit hartem oder weichem elastischem Hammer percutirt wird. — Beim Klavier ist die Beschaffenheit des Hammers von grösstem Einfluss auf die Klangfarbe.

tungsbezirkes der Percussionserschütterung, die man passend als akustische Wirkungssphäre des Percussionsstosses bezeichnen könnte, ist selbst wiederum, ausser durch die Stärke des Percussionsstosses, durch die Beschaffenheit der percutirten Theile bedingt. Je akustisch gleichartiger[1]) und je unveränderlicher mit einander verbunden die einzelnen Theile der Schwingungsmasse sind, auf einen um so weiteren Bezirk verbreitet sich die Molecularerschütterung. Ihr Ausbreitungsbezirk ist am menschlichen Körper kein bedeutender, weil die weichen, an der Oberfläche des Körpers gelegenen Theile (Haut, Fett, Muskeln) die Verbreitung der Molecularerschütterung hemmen. Directe Untersuchungen über die fragliche Grösse liegen, so viel mir bekannt, nicht vor; doch lässt sich aus einer Reihe von Thatsachen, die später zur Sprache kommen werden, der Schluss ziehen, dass sich die Erschütterung von der Stelle des Stosses, falls durch denselben nicht grössere begrenzte Luftmassen in Schwingungen versetzt werden, höchstens 6—7 Cm. senkrecht in die Tiefe, und noch viel weniger weit in seitlicher Richtung erstreckt. Die Molecularerschütterung pflanzt sich nämlich hauptsächlich in der Richtung des Percussionsstosses fort und man wird sich im Allgemeinen die Gestalt der durch den Percussionsstoss in Erschütterung versetzten Gewebsmasse in der Weise vorzustellen haben, dass deren grösster Durchmesser in der Richtung des Percussionsstosses, also senkrecht von der Oberfläche nach der Tiefe verläuft. Diese „Entfernung, bis zu welcher sich der Percussionsstoss in die Tiefe fortpflanzt" (der vertikale Durchmesser der akustischen Wirkungssphäre) ist ein für manche Frage bedeutungsvoller Factor. Wenn innerhalb der akustischen Wirkungssphäre vorzugsweise schwingungsfähige Körper sich befinden, so kann deren Schall aus der gesammten Schallmasse deutlich hervortreten und auch denjenigen der anderen, weniger schwingungsfähigen Körper überdauern. Nur in diesem Sinne hat es eine gewisse Berechtigung, wenn wir den bei Percussion des unverletzten Körpers erhaltenen Schall als Lungenschall, Magenschall, Darmschall bezeichnen.[2])

---

1) Unter akustisch gleichartigen Körpern sind solche zu verstehen, für welche die Producte aus Schallgeschwindigkeit und Dichtigkeit gleich sind. (Vgl. ZAMMINER, l. c. S. 7).

2) Ich glaube, wenn man die Entstehung des Percussionsschalls in der erörterten Weise auffasst, ist man nicht genöthigt, auf die viel discutirte Frage näher einzugehen, in welcher Weise sich die Brustwand am Percussionsschall betheiligt. Es gerathen eben sowohl Brustwand, als Lunge in Molecularerschütterung. Ob die Schwingungen des Lungengewebes direct durch den Per-

Terminologie des Percussionsschalles.

Auf die allergrössten Schwierigkeiten stösst man bei der Terminologie des Percussionsschalles. Allerdings, wenn man Jahre lang percutirt und die üblichen Termini unzählige Male gebraucht hat, wenn die Bedeutung dieser Bezeichnungen an den Schallphänomenen selbst vielfach studirt wurde, ist man sich dieser Schwierigkeit nicht mehr bewusst, und man nennt mit grosser Sicherheit einen Percussionsschall hell, dumpf, gedämpft, tympanitisch u. s. w. Ganz anders aber liegt die Sache, sobald es sich darum handelt, diese Terminologie an sich, ohne sie speciell durch concrete der Percussion des Körpers selbst entnommene Beispiele zu demonstriren, in der Weise zu erläutern, dass sie in die gemeinverständliche Sprache der Physik (oder Musik) übersetzt und zum Ausdruck klar definirbarer Schallqualitäten wird. —

Der wesentlichste Unterschied, den unser Ohr zwischen den verschiedenen Arten des Schalles statuirt, ist der zwischen Geräuschen und musikalischen Klängen. Erstere werden durch unregelmässige, letztere durch periodische Bewegungen des tönenden Körpers erzeugt. Die Klänge selbst, sofern man unter Klang den Schall eines einzigen tönenden Körpers versteht, der eine periodische Bewegung vollführt und eine ebensolche unseres Trommelfelles auslöst, sind nur selten einfache Töne, dann nämlich, wenn die Empfindung im Ohre durch eine einfache pendelartige Bewegung erregt wird; in jedem andern Falle setzt sich die Empfindung eines Klanges aus derjenigen mehrerer einfacher Töne zusammen. Die Klänge unterscheiden sich entweder durch ihre Höhe, oder ihre Stärke, oder ihre Klangfarbe. Die Stärke hängt von der Schwingungsamplitude, die Höhe von der Schwingungsdauer oder Schwingungszahl, die Klangfarbe endlich, d. h. jene Eigenthümlichkeit, wodurch sich gleich hohe und starke Klänge verschiedener Instrumente von einander unterscheiden, von der Schwingungsform ab, die selbst wieder, wie hauptsächlich die Untersuchungen von HELMHOLTZ [1]) dar-

---

cussionsstoss, oder erst secundär durch die primär in der Brustwand hervorgerufenen Vibrationen angeregt werden — in welch letzterem Fall der Lungenschall als Resonanzschall aufzufassen wäre — ist eine rein theoretische Frage, deren Lösung wir getrost der Physik der Molecularbewegungen überlassen dürfen. Vgl. über diesen Punkt hauptsächlich STERN l. c. S. 331.

1) Die Lehre von den Tonempfindungen als physiologische Grundlage für die Theorie der Musik. Braunschweig. 1863.

gethan haben, je nach der Zahl und Stärke der neben dem Grundton in dem Klange vorhandenen harmonischen Obertöne eine verschiedene ist. Andere Unterschiede der Klänge, als die in Bezug auf Stärke, Höhe und Klangfarbe zu beobachtenden, kennt die Akustik nicht.

An welcher Stelle reiht sich nun der Percussionsschall ein? Gehört er zu den Geräuschen oder zu den Klängen? Es spricht sich die zweifelhafte Stellung desselben im deutschen Sprachgebrauch in der nichts präjudicirenden Bezeichnung „Percussionsschall" unzweideutig aus. Der Unterschied zwischen Klang und Geräusch ist kein absoluter; beide können sich vielmehr in mannigfach wechselnden Verhältnissen vermischen und durch Zwischenstufen in einander übergehen; wenn HELMHOLTZ angibt, dass im Allgemeinen im Verlauf eines Geräusches ein schneller Wechsel verschiedenartiger Schallempfindungen eintritt, so kann sich das, wie auch aus den von ihm angeführten Beispielen hervorgeht (Rasseln eines Wagens auf Steinpflaster, Brausen eines Wasserfalls oder der Meereswogen, Rauschen der Blätter im Walde), doch nur auf Schallerscheinungen von längerer Dauer beziehen, während bei kurzdauernden Schalleindrücken, deren erregende Ursache nur momentan einwirkt, wie beim Percussionsschall, unser Ohr auf dieses Kriterium des schnellen Wechsels der Empfindung verzichten muss. Auch an sehr kurz dauernden Schalleindrücken lässt sich, falls überhaupt nur zwei Wellenstösse unser Ohr mit genügender Kraft treffen, die Höhe bestimmen; allerdings ungleich schwieriger, als bei länger andauernden; wenn bei solchen kurz dauernden Schalleindrücken die Auffassung der Höhe nicht gelingt, so sind sie trotz ihrer kurzen Dauer und trotzdem ein deutlicher Wechsel in der Empfindung fehlt, als Geräusche zu bezeichnen; ein solch' kurzes Geräusch ist ein Gewirr sehr vieler einzelner kurz dauernder Töne oder Klänge. In der That kann man Geräusche aus musikalischen Klängen zusammensetzen und in solche zerlegen. — **Es würde also der Percussionsschall, je nachdem seine Höhe bestimmbar ist oder nicht, als Klang oder kurzes Geräusch aufzufassen sein.** Beide Arten des Percussionsschalles kommen thatsächlich vor, und mit ebenso glücklichem Griff als sonderbarer Bezeichnung hat SKODA dieselben als **tympanitischen und nicht-tympanitischen** Schall geschieden. Der tympanitische ist dem klangähnlichen, klangartigen, der nicht-tympanitische dem geräuschähnlichen Schall gleichzusetzen. Wie zwischen Klang und Geräusch, so ist auch zwischen tympanitischem und nicht-tympanitischem Schall keine scharfe Grenze. Die höheren Grade des tympanitischen Schalles, die dem reinen musikalischen Klange nahe stehen können, gehen durch die niederen Grade desselben allmählich in den nicht-tympanitischen Schall über, bei dem es immer schwieriger wird, die Höhe zu bestimmen. Es wird deshalb sehr häufig von der Uebung des Untersuchers in der Auffassung von Höhendifferenzen abhängen, ob er einen Schall für tympanitisch oder nicht-tympanitisch erklärt. Da es sich somit beim tympanitischen und nicht-tympanitischen Schall nur um ein Mehr oder Weniger von Klangähnlichkeit handelt, so werden die für den tympanitischen Schall sich ergebenden Gesetze auch für den nicht-tympanitischen eine wenn auch bedingte Giltigkeit beanspruchen können. —

Aus dieser Auffassung des Percussionsschalles als eines mehr oder weniger klangähnlichen Schalles ergiebt sich die Consequenz, dass die weitere Differenzirung desselben in der bei der Analyse von Klängen üblichen Weise zu geschehen hat. Ist also festgestellt, unter welchen Umständen der Schall tympanitisch, unter welchen nicht tympanitisch wird, so hat die weitere Untersuchung für beide Schallarten sich auf diejenigen Eigenschaften zu erstrecken, durch welche allein sich Klänge unterscheiden können: Höhe und Tiefe, Intensität und Klangfarbe. Während die Nomenclatur in Bezug auf Höhe und Tiefe des Percussionsschalls mit der allgemein gebräuchlichen übereinstimmt und einer weiteren Erläuterung nicht bedarf, sind diejenigen Bezeichnungsweisen, welche nach Ausscheidung des tympanitischen und nicht-tympanitischen, sowie des hohen und tiefen Schalles noch übrig bleiben, minder zweideutig, und nicht nur von verschiedenen Autoren in verschiedenem, sondern häufig auch in anderem Sinne gebraucht, als in Physik und Musik. Für die verschiedene Intensität des Percussionsschalls werden meistens statt der Gegensätze von stark und schwach oder laut und leise, die wohl am correctesten diese Schallqualität bezeichnen würden, die Termini hell und dumpf gebraucht. In der Akustik dienen diese Ausdrücke nicht zur Bezeichnung der Intensität, sondern der Klangfarbe.[1]

Trotzdem es also correcter wäre, die Intensität des Percussionsschalles mit den Ausdrücken laut und leise, oder stark und schwach

---

[1] So sagt HELMHOLTZ l. c. S. 118: „Es stellen sich dabei gewisse allgemeine Regeln heraus für diejenigen Anordnungen der Obertöne, welche den in der Sprache als weich, scharf, schmetternd, leer, voll, oder reich, dumpf, hell u. s. w. unterschiedenen Arten der Klangfarbe entsprechen" und an einer anderen Stelle (S. 133) wird jener Klang als dumpf bezeichnet, bei dem der Grundton über die Obertöne überwiegt.

zu bezeichnen, glaube ich doch, dass man zu demselben Zwecke, wie das fast allgemein geschieht, die Termini **hell** und **dumpf** beibehalten kann, und zwar aus dem Grunde, weil Intensität und Klangfarbe des Percussionsschalles in viel innigerer Beziehung zu einander stehen, als dies bei reinen musikalischen Klängen der Fall. Um so gerechtfertigter scheint es mir, die Ausdrücke hell und dumpf nicht aufzugeben, weil das Urtheil darüber, welcher von zwei mit einander verglichenen Percussionsschällen der intensivere ist, ein viel schwierigeres ist, als wir gewöhnlich anzunehmen geneigt sind. Wohl ist es leicht, wenn ein und derselbe Ton oder Klang nach einander in verschiedener Stärke, oder in verschiedener Entfernung vom Hörer angegeben wird, den lauteren von dem weniger lauten zu unterscheiden; sobald es sich aber um die Vergleichung der Intensität verschieden hoher Töne handelt, ist unser Urtheil trügerisch. Die Stärke der Empfindung verschieden hoher Töne kann nicht genau verglichen werden, weil das Ohr verschiedene Empfindlichkeit für verschieden hohe Töne hat. Aus diesem Grunde lässt sich aus dem physikalischen Satze, dass die Stärke der Schwingungen für verschieden hohe Töne proportional ist dem Quadrate der grössten Geschwindigkeit, welche die schwingenden Theilchen erreichen, kein für verschiedene Tonhöhen giltiges Mass der Intensität der Empfindung gewinnen. (HELMHOLTZ l. c. S. 20.) Es führt dies zur Besprechung jener Faktoren, von denen überhaupt die Intensität des Schalles abhängt. Sieht man von der ungleichen Empfindlichkeit des Ohres für verschieden hohe Töne ab, so ist die Intensität eines Schalleindruckes proportional der Intensität der Bewegung, in welche das Trommelfell durch die Schallwellen versetzt wird. Die Stärke der auf den Querschnitt des Gehörgangs wirkenden Wellenbewegung nimmt im umgekehrten Verhältniss des Quadrates der Entfernung ab, in der sich der Hörer von der Schallquelle befindet. Da diese Entfernung bei Percussion verschiedener Körperstellen nahezu ungeändert bleibt, so können wir aus diesem Satze für unsere Zwecke keinen besonderen Nutzen ziehen. Dagegen ist eine andere Thatsache von praktischer Bedeutung. Wenn nämlich die Schallwellen von einem Medium in ein anderes übergehen, so wird an der Grenzfläche ein Theil der Wellenbewegung reflectirt, geht für die Fortpflanzung verloren, falls nicht die beiden Körper acustisch gleichartig (s. S. 6) sind. Da ferner die Stärke der Wellen im geraden Verhältniss zur Anzahl der von dem schwingenden Körper unmittelbar bewegten Massenpunkte steht, so geht von grösseren schwingenden

Oberflächen im allgemeinen ein stärkerer Schall aus, als von kleineren; insofern die tieferen Töne im allgemeinen von grösseren schwingenden Massen ausgehen, haben sie auch eine grössere Stärke als die hohen.

Dass die Intensität des Schalles proportional ist dem Quadrat der Schwingungsamplitude, oder was dasselbe ist, dem Quadrat der Geschwindigkeit, mit welcher der schwingende Körper seine Ruhelage passirt, wurde bereits erwähnt. — Wenn aber, wie diess bei der Percussion der Fall, die den Schall erzeugende Kraft nur momentan einwirkt, so wird die Intensität des Schalleindruckes wesentlich bestimmt von der Schwingungsfähigkeit (Elasticität) des betreffenden Körpers. Die Schallstärke ist geringer, wenn die Schwingungsweite schon nach wenigen Schwingungen rasch abnimmt; mit anderen Worten: es ist dann die Intensität der Schallerscheinung mitbedingt durch deren Dauer; wir beurtheilen dann die Stärke der Schallerscheinung zum Theil nach deren Dauer. Da aber andererseits die Schnelligkeit, mit der ein durch eine nur momentan einwirkende Kraft erzeugter Ton sich verliert, (das Ansetzen und Ausklingen des Tones) einen Unterschied in der Klangfarbe[1] bedingt, so ergibt sich die Richtigkeit der These, dass beim Percussionsschall in der Regel Intensität, Klangfarbe und Dauer nicht scharf zu trennen sind. Es erscheint daher ganz zweckmässig, Bezeichnungen beizubehalten, welche in einem Wort verschiedene Grade von Intensität, Dauer und Klang ausdrücken. Ich wähle dazu die Ausdrücke **hell** für einen starken, anhaltenden mit Klang begabten, **dumpf** für einen schwachen, kurzen, klanglosen Schall. Diese Ausdrücke haben nur einen relativen, in Bezug auf den Percussionsschall am menschlichen Körper giltigen Werth. Da wir fortdauernd genöthigt sind, den Schall zweier Stellen mit einander zu vergleichen, so kann man sich in Bezug auf die **Helligkeit** (= Intensität plus Dauer plus Klangreichthum) einer Scala bedienen. Ich bezeichne die niedersten Grade von Helligkeit, die am Körper überhaupt vorkommen, als **absolut dumpf** oder **absolut gedämpft** (z. B. den Schall über der Leber oder einem grossen pleuritischen Exsu-

---

[1] Vgl. HELMHOLTZ l. c. S. 115. ZAMMINER l. c. S. 17 äussert sich über diesen Punkt folgendermaassen: „Dagegen ist kein Zweifel, dass der Charakter oder der Klang solcher Töne, welche nicht stetig auf gleicher Stärke gehalten werden, durch die grössere oder geringere Geschwindigkeit, mit welcher die Intensität abnimmt, also wenn es Töne sind, welche durch momentane Erregung (Knalle oder Schlagtöne) hervorgerufen werden, durch die Dauer des Tones bedingt sind."

dat); nenne einen Schall, der eine grössere Intensität und Dauer, mehr Klang hat, als der erwähnte, **hell**, wobei er, an sich betrachtet, immer noch recht dumpf sein kann; endlich einen Schall, der zwar nicht absolut gedämpft ist, aber weniger hell (also schwächer, kürzer und klangärmer), als ein anderer, mit dem man ihn vergleicht, in Bezug auf diesen letzteren **relativ gedämpft** oder auch **gedämpft** schlechtweg. Dieser relativ gedämpfte Schall kann selbst eine ganz beliebige Helligkeit haben.[1]) Sowohl der tympanitische als nichttympanitische Schall kann hell oder relativ gedämpft sein; und umgekehrt, sowohl ein heller, als ein relativ gedämpfter Schall kann tympanitisch oder nicht-tympanitisch sein. Dagegen schliessen sich, wie aus der Definition hervorgeht, Tympanismus und absolute Dämpfung gegenseitig aus. Der absolut dumpfe Schall ist stets nichttympanitisch. Wir hätten also, um mit SKODA zu reden, drei Reihen des Percussionsschalles zu betrachten, die Reihe **vom tympanitischen zum nicht-tympanitischen, vom hohen zum tiefen und vom hellen zum dumpfen Schall.**

Die nach den drei erwähnten Richtungen möglichen Unterschiede des Percussionsschalles hängen in erster Linie von der physikalischen Constitution, speciell von der Schwingungsfähigkeit, Elasticität der Schwingungsmasse ab. Je geringer die Elasticität dieser Masse, je geringer die Homogenität ihres inneren Gefüges, desto weniger kann sich in einer solchen Masse ein regelmässiger und dauernder Schwingungszustand ausbilden. Die festen und flüssigen Theile, aus denen sich der menschliche Körper aufbaut, sind, wenn man von den beim unmittelbaren Anschlag schallenden Knochen und Knorpeln absieht, von sehr ungleichartigem innerem Gefüge, von sehr beschränkter Elasticität und Schwingungsfähigkeit, sie geben daher an sich einen **absolut dumpfen** (kurzen, klanglosen, wenig intensiven) **Schall.** SKODA (l. c. S. 5) hat diesen Satz mit folgenden Worten an die Spitze seines Systemes gestellt: „Alle fleischigen, nicht lufthaltigen organischen Theile — gespannte Membranen und Fäden abgerechnet — sowie Flüssigkeiten geben einen ganz dumpfen und leeren, kaum wahrnehmbaren

---

[1] Ich halte diese Bezeichnungsweise aus dem Grunde für besonders zweckmässig, weil sie über die absolute Helligkeit des Schalles nichts präjudicirt. So kann z. B. der im 5. Intercostalraum rechts vorne erhaltene Percussionsschall, der im Vergleich zu dem Schalle des 2. Intercostalraumes desselben Individuums als relativ gedämpft bezeichnet werden muss, an sich sehr hell, vielleicht heller sein, als der Schall der letzterwähnten Stelle eines anderen ganz gesunden Untersuchungsobjectes.

Percussionsschall, den man sich durch Anklopfen an den Schenkel versinnlichen kann." Wenn er aber fortfährt: „Es lassen sich darum die fleischigen, nicht-lufthaltigen Organe, einerlei, ob hart oder weich, und die Flüssigkeiten verschiedener Qualität durch den Percussionsschall nicht von einander unterscheiden" und damit seine Meinung dahin formulirt, dass dieser dumpfe Schall bei den verschiedenartigsten am Körper vorkommenden luftleeren Gebilden nothwendig genau der gleiche sein müsse, so scheint mir dieses in Deutschland anerkannte Dogma, wonach alle luftleeren Körper den gleichen Percussionsschall liefern müssen, zum mindesten von theoretischer Seite anfechtbar. Der Schall, den ein Körper gibt, hängt von seiner physikalischen Constitution im weitesten Sinne des Wortes ab, und dass diese Constitution bei verschiedenen Körpern, trotzdem sie sämmtlich luftleer sind, doch eine sehr verschiedene sein kann, liegt auf der Hand. Man denke doch an den total verschiedenen Schall, den gleich grosse und gleich geformte, aber aus verschiedenem Materiale bestehende Saiten, Platten, Stäbe, Glocken geben. Thatsächlich sind allerdings die Unterschiede des Percussionsschalles, den verschiedene luftleere, dem Körper entnommene Massen liefern, nicht sehr auffallend, aber sie sind für mein Ohr doch vorhanden. Wenn ich auf einer nicht schallenden Unterlage [1] zuerst ein Stück Leber, dann eine mit Flüssigkeit gefüllte Blase percutire, so ist der Gehör- (und Gefühls-) Eindruck beidemal ein deutlich verschiedener, ebenso wenn ich den Schall einer sehr harten Leber mit dem einer weichen Milz vergleiche. Immerhin will ich gerne zugeben, dass diese Differenzen sehr geringfügig und schwer definirbar sind; man kann sie für die Praxis vernachlässigen. — Zu der geringen Schwingungsfähigkeit der luftleeren Massen des menschlichen Körpers steht die vollkommene Elasticität der Gase in schroffem Gegensatz; und so gelangt man zu der weiteren Folgerung, dass jeder nicht absolut dumpfe Percussionsschall das Vorhandensein von Luft oder Gas im Bereich der acustischen Wirkungssphäre bedeutet. Je nach dem Fehlen oder der Anwesenheit von Gas in der

---

[1] Um den Percussionsschall der zu untersuchenden Körper an sich, ohne die störende Beimengung eines von der Unterlage herrührenden Schalles zeigen zu können, bringe ich dieselben auf einen mit Steifgaze überspannten Holzrahmen, und percutire die der Gaze aufliegenden Körper, während der Rahmen von einem Gehilfen gehalten wird. Die Gaze an sich gibt bei der Percussion so gut wie keinen Schall; da sie ausserdem vielfach durchbrochen ist, befinden sich die zu untersuchenden Körper nahezu unter denselben Bedingungen, als wären sie allseitig von Luft umgeben.

letzteren erscheint der Percussionsschall dumpf oder
hell. — Wovon es nun im speciellen Falle abhängt, ob der Schall
dumpf oder hell, tympanitisch oder nicht-tympanitisch wird, und
welche Factoren die Helligkeit und Höhe des tympanitischen und
nicht-tympanitischen Schalles beherrschen, soll in Kürze erörtert
werden. Den Ausgangspunkt der Betrachtung mag der tympanitische
Schall bilden, der in seiner Klangähnlichkeit noch am ehesten eine
Analyse gestattet. —

Tympanitischer Schall.[1])

Seit SKODA wird unter „tympanitischem" Schall ein solcher verstanden, der sich dem musikalischen Klange mehr oder weniger nähert, so dass es möglich wird, seine Höhe zu bestimmen, und Höhenunterschiede zwischen zwei derartigen Schällen aufzufassen. Dass der tympanitische Schall in der That durch regelmässige Schwingungen entsteht, hat GERHARDT mittelst der empfindlichen Flamme (l. c. S. 116) nachgewiesen.[2]) — Die Bezeichnung tympanitisch rührt von tympanon = Pauke her. Sie ist insofern nicht

---

1) Ein specielleres Eingehen auf die ganze Entwicklung der Lehre vom tympanitischen und nicht-tympanitischen Schalle, eine detaillirte Discussion sämmtlicher hierher gehörenden Arbeiten und Controversen würde zu weit führen. Den Leser, der sich für diese Specialität interessirt, verweise ich auf die S. 1 und im Texte angeführte Litteratur. Von neueren Arbeiten über diesen Gegenstand sind zu erwähnen: KLUG, Physikalische Untersuchungen über den tympanitischen und nicht-tympanitischen Percussionsschall. Virch. Arch. Bd. 61. 1874. S. 109. — BAAS, Ueber den auf „Relaxation" des Lungengewebes innerhalb der geschlossenen Brusthöhle zurückgeführten, stark resonirenden Schall. Deutsches Archiv für klin. Medicin. Bd. XIII. 1874. S. 157, und Zur Percussion, Auscultation und Phonometrie. Stuttgart. 1877. S. 74. — Idem, Antikritisches über den im geschlossenen Brustraum entstandenen, auf „Relaxation" zurückgeführten, stark resonirenden Schall und Verwandtes. Ibidem. S. 112. — O. ROSENBACH, Beitrag zur Lehre vom Percussionsschall des Thorax. Deutsch. Arch. f. klin. Med. Bd. XVII. S. 609. 1876. Idem, Die Relaxation des Lungengewebes und Bemerkungen über den Schachtelton und Schallhöhewechsel. Ibidem. Bd. XVIII. 1876. S. 68 ff. — Vgl. auch die Litteratur unter Pleuritis und Lungencavernen.

2) G. hat vor Jahren die Freundlichkeit gehabt, mir die Unterschiede zwischen tympanitischem und nicht-tympanitischem Schall am rotirenden Spiegelbilde der empfindlichen Gasflamme zu demonstriren. Da GERHARDT's Angaben von anderer Seite bestritten wurden, darf ich wohl erwähnen, dass ich mich von der Richtigkeit derselben und der Naturtreue der von ihm gegebenen Abbildungen vollkommen überzeugte. — Für den tympanitischen Schall offener Schallräume hat auch KLUG (l. c. S. 117) bestätigt, dass sein Flammenbild aus vollkommen gleichen Zacken zusammengesetzt ist.

unpassend gewählt, als sowohl der Paukenschall, wie auch der tympanitische Percussionsschall am menschlichen Körper nicht reine musikalische Klänge, sondern nur klangähnlich sind; beiden ist ferner die im Vergleich zum Klange anderer Instrumente kurze Dauer des Schalles gemein. Im Uebrigen aber hat der tympanitische Percussionsschall mit dem Paukenschall nicht immer grosse Aehnlichkeit und sein Auftreten ist durchaus nicht an die physikalischen Bedingungen des Paukenschalls — ein grösserer Luftraum, der zum Theil von starren Wandungen, zum Theil von einer gespannten kreisförmigen Membran begrenzt ist — geknüpft.

Nach Skoda sind die Bedingungen für die Entstehung des tympanitischen Schalles ausserordentlich einfach. Der Percussionsschall ist tympanitisch, wenn die Wandungen, welche die Luft einschliessen, nicht gespannt sind; bei grösserer Spannung dieser Wandungen dagegen erscheint er weniger oder gar nicht tympanitisch und auch dumpfer (l. c. S. 18). Es stützt sich dieser Ausspruch auf eine Reihe von Versuchen, von deren Richtigkeit man sich leicht überzeugen kann. Füllt man an der Leiche den Magen oder ein Darmstück, oder füllt man eine Thierblase mit Luft, ohne dass die Häute straff gespannt sind, so erhält man tympanitischen Schall; bläst man die Häute straff auf, so wird derselbe gedämpft und nicht-tympanitisch. Aehnlich verhält es sich mit einer normalen, aus dem Thorax herausgenommenen Leichen- oder Thierlunge. Bläst man sie auf, so gibt sie nicht-tympanitischen Schall; percutirt man sie, ohne sie vorher stark aufgeblasen zu haben, so schallt sie tympanitisch. Mit der physikalischen Auslegung, die Skoda diesen Erscheinungen gegeben hat, wird man sich kaum befriedigt fühlen. Skoda ist der Ansicht, dass bei schlaffer Wandung die Luft allein, bei einem durch Aufblasen straff gespannten Magen auch die Wandung selbständig schwingt; „die Schwingungen der Magenhaut scheinen die Schwingungen der enthaltenen Luft zu stören, und diess dürfte der Grund des nicht-tympanitischen, dumpferen Schalles sein. Im Sinne der Wellentheorie ausgedrückt, würde es lauten: der tympanitische Percussionsschall entsteht durch stehende Wellen eines begrenzten Luftkörpers, deren regelmässige Bildung bei gleichzeitigen Schwingungen der membranösen Wand durch Interferenz gehindert wird" (l. c. S. 19). Die zweite Hälfte dieses Satzes, wonach gleichzeitige Schwingungen der membranösen Wand die regelmässigen Schwingungen einer von ihr begrenzten Luftmasse hindern sollen, scheint dem tympanitischen Schalle zu Lieb aufgestellt zu sein. Wenigstens kenne ich keinen derartigen Satz der Akustik. Mir war es nie recht begreiflich,

wieso nicht dem Begründer der Lehre vom tympanitischen Schall
das tympanon selbst, die Pauke, die Unrichtigkeit seiner Erklärung
schlagend ad aures demonstrirt hat. Kann man sich denn ein besseres Beispiel, als die Pauke, dafür denken, dass trotz gleichzeitiger
Schwingungen einer gespannten Membran und eines begrenzten Luftvolumens ein tympanitischer Schall in des Wortes eigentlichstem
Sinne entsteht? Und liefert nicht die menschliche Sprache, der Gesang den Beweis, dass die reinsten und schönsten Klänge durch
gleichzeitige Schwingungen von Membranen (Stimmbänder) und begrenzten Luftmassen (die in der Mundrachenhöhle als dem Ansatzrohr
befindliche Luft) entstehen? — Die Lehre vom tympanitischen Schall
wurde in der verdienstvollsten Weise von WINTRICH gefördert. Derselbe wies durch vielfach modificirte Experimente nach, dass tympanitischer Schall entstehen kann durch Percussion von Luftmassen,
welche von glatten zur Reflexion des Schalles geeigneten Wandungen umschlossen sind. In diesem Fall entsteht der tympanitische
Schall durch stehende Schwingungen begrenzter Luftmassen. Da derartige Schwingungen — nur anstatt durch einen
Schlag durch Anblasen hervorgerufen — auch den Tönen offener
und gedeckter Pfeifen zu Grunde liegen, so hat man die für Pfeifen
geltenden Gesetze vielfach auf den tympanitischen Schall angewendet und letzteren mit Hilfe von den Pfeifen nachgebildeten Versuchsanordnungen studirt. In der That lassen sich an einer Reihe
verschieden hoher und weiter cylindrischer Röhren aus Glas oder
Pappe, die an beiden Seiten oder nur auf einer offen sind, manche
Erscheinungen des tympanitischen Schalles, sowie die für cylindrische offene oder gedeckte Pfeifen geltenden Gesetze in einfacher
Weise demonstriren. Wir wollen uns zunächst solche Lufträume von
starren, unnachgiebigen Wandungen umschlossen denken.
Man kann dann die Luft auf verschiedene Weise in stehende Schwingungen versetzen, entweder indem man über die freie Oeffnung des
Cylinders hinbläst, oder indem man auf ein ganz nahe der letzteren
gehaltenes Plessimeter, oder endlich indem man auf den Boden oder
die Seitenwand des Cylinders percutirt. Im letzteren Fall, wenn
man die Luft durch Percussion der Wand in Schwingungen versetzt,
erhält man den tympanitischen Schall nicht ganz rein, sondern verunreinigt durch den je nach der Beschaffenheit der Wand verschiedenen Schall der letzteren. Es hindert aber die Beimengung dieses
kurz dauernden Schalles die Auffassung des tympanitischen Schalles
der eingeschlossenen Luft nicht. Je nachdem man ferner die Seitenwand oder den Boden des Cylinders percutirt, wird man im ersten

Fall den tympanitischen Schall sehr schwach, im zweiten laut und vorherrschend wahrnehmen. Es erklärt sich dies daraus, dass die Longitudinalschwingungen der Luft, auf denen im gegebenen Falle der tympanitische Schall beruht, am leichtesten und ergiebigsten dann erregt werden, wenn die cylindrische Luftsäule in der Richtung ihres längsten Durchmessers erschüttert wird. Sieht man von dem bei Percussion der Wand unvermeidlichen Schall der Wandung ab, so ist die Klangfarbe und Höhe des tympanitischen Schalles ganz dieselbe, ob am Boden des Gefässes oder über der freien Mündung percutirt, oder die Luft durch Anblasen zum Schwingen gebracht wird. Die **Höhe** eines derartigen tympanitischen Percussionsschalls cylindrischer Röhren, welche auf einer oder beiden Seiten im vollen Querschnitt offen stehen, richtet sich nach denselben Gesetzen, welche die Tonhöhe offener und gedeckter cylindrischer Pfeifen beherrschen. Bei beiderseits offenen cylindrischen Pfeifen ist die Länge der Röhre gleich der halben Wellenlänge, bei gedeckten cylindrischen Pfeifen, die am anderen Ende im vollen Querschnitt offen stehen, gleich der Viertelwelle des Tones, den die Pfeife gibt. Bei verschieden langen, einfach gedeckten Pfeifen endlich verhalten sich die Schwingungszahlen ihrer Töne umgekehrt, wie die Längen der Pfeifen. Die Tonhöhe hängt vom **längsten Durchmesser** der Pfeife ab; der Ton ist um so tiefer, je länger die Pfeife.[1]) Ausser von dem längsten Durchmesser hängt aber die Höhe des tympanitischen Schalles einer einerseits geschlossenen, cylindrischen Röhre

---

1) Ist l die Länge einer offenen Pfeife, so ist $2l$ die Wellenlänge und $\frac{v}{2l}$ die Schwingungszahl n ihres Tones, wenn v die Fortpflanzungsgeschwindigkeit des Schalles in der Secunde darstellt. Ist dagegen l die Länge einer gedeckten Pfeife, so ist $4l$ die Wellenlänge und $\frac{v}{4l}$ die Schwingungszahl n ihres Tones. Da $\frac{v}{2l}$ doppelt so gross ist, als $\frac{v}{4l}$, so gibt die offene Pfeife die höhere Octave der geschlossenen. — Hat man verschiedene gleich weite, cylindrische Pfeifen von der Länge l, l', l'', so sind die Schwingungszahlen ihrer Töne $\frac{v}{4l}$; $\frac{v}{4l'}$; $\frac{v}{4l''}$; d. h. sie verhalten sich umgekehrt wie die Längen. Vier Röhren seien 60, 48, 40 und 30 Cm. lang. Diese Längen verhalten sich wie $1 : \frac{4}{5} : \frac{2}{3} : \frac{1}{2}$; ihre Schwingungszahlen daher wie $1 : \frac{5}{4} : \frac{3}{2} : 2$; mit anderen Worten, sie bilden einen Duraccord. Auch die absolute Höhe des Tones lässt sich leicht berechnen, da v und l bekannt sind. — Indessen ist diese einfache Formel nicht streng richtig; sie bedarf einer durch die Weite der Röhre (Mensur) bedingten Correctur. Vgl. darüber den folgenden Abschnitt.

noch von einem zweiten Factor ab, auf den gleichfalls WINTRICH hingewiesen hat, nämlich **von dem Durchmesser der freien Oeffnung. Jede Verengerung des Querschnittes, mittelst welches die Luft mit der freien Atmosphäre in Verbindung steht, hat eine Vertiefung des Schalles zur Folge.** Man kann so einer cylindrischen, auf einer Seite geschlossenen Röhre dadurch, dass man ihr offenes Ende verengt, etwa indem man einen mit centralem Ausschnitt versehenen Deckel aufsetzt, einen tieferen Schall entlocken, als ihn viel längere, auf einer Seite geschlossene, aber auf der anderen im vollen Querschnitt offene Cylinder geben. Auch durch Percussion eines Reagenzgläschens, dessen Mündung erst frei, dann durch den darüber gelegten Finger in verschiedenem Grade verengt ist, kann man sich leicht von der Richtigkeit der Thatsache überzeugen. Bei stets zunehmender Verengerung der freien Oeffnung wird der Schall immer tiefer und tiefer, gleichzeitig aber auch schwächer, endlich unhörbar. Wenn übrigens WINTRICH (l. c. S. 22) meint, dass der Einfluss, den die Verengerung des Querschnitts offener oder gedeckter Schallräume auf die Höhe des Schalles ausübt, „von den Physikern gar nicht erwähnt, viel weniger studirt sei", so hat bereits ZAMMINER (l. c. S. 25) auf das Ungerechtfertigte dieses Vorwurfes hingewiesen. Es haben sich mit der betreffenden Frage vor WINTRICH eine Reihe von Physikern beschäftigt, und für cylindrische offene und gedeckte Röhren sowohl, als auch anders gestaltete Schallräume aus umfangreichen Versuchsreihen empirische Formeln abgeleitet, welche aus Länge und Weite der Röhre, und aus dem Durchmesser der freien Oeffnung die Schwingungszahl des Tones zu berechnen gestatten. Der von WINTRICH zuerst in die Percussionslehre eingeführte Satz, **dass die Höhe und Tiefe des tympanitischen Schalles offener Schallräume ausser von dem Querschnitt der freien Oeffnung nur von dem längsten Durchmesser der Luftsäule abhängt,** hat seine volle Giltigkeit für **cylindrische Schallräume. Die Uebertragung dieses Gesetzes auf beliebig gestaltete, nicht cylindrische offene Schallräume ist ein Irrthum,** den WINTRICH selbst und nach ihm fast alle Diagnostiker begangen haben. Es hängt nämlich bei kugelförmigen, flaschenförmigen oder beliebig gestalteten Hohlräumen, welche durch eine verhältnissmässig enge Oeffnung mit der umgebenden Luft in Verbindung stehen, **die Tonhöhe, ausser vom Durchmesser der Oeffnung, nicht von der Grösse des längsten Durchmessers, sondern vom Volumen des Hohlraumes ab.** Die

Bedeutung dieses Satzes für die Lehre vom tympanitischen Schall mag es rechtfertigen, wenn ich zu seiner näheren Begründung die Hauptresultate der darauf bezüglichen, in physikalischen Zeitschriften publicirten Untersuchungen an dieser Stelle dem medicinischen Leserkreise leichter zugänglich mache.

Mit der Untersuchung von Pfeifen, die man, weil die Längendimension nicht überwiegt, im Gegensatz zu den cylindrischen, prismatischen und conischen gewöhnlich als cubische Pfeifen bezeichnet, hat sich schon F. SAVART[1]) beschäftigt. LISCOVIUS[2]) fand, dass bei einem Fläschchen, dessen Mündung man mehr und mehr deckt, der Ton immer tiefer und tiefer (manchmal mehr als eine Octave), gleichzeitig schwächer wird, bis er allmählich schwindet. Auch wurde der Ton um so tiefer, je grösser das Volumen der Flasche und je enger ihr Hals war.

Wurde in eine bauchförmige Flasche Wasser eingefüllt, so trat Tonerhöhung ein „und zwar gleichviel, ob die Flasche lag und also das Wasser eine Seite einnahm, oder ob die Flasche aufrecht stand, und also das Wasser auf dem Boden ruht — in beiden Fällen war bei ein und derselben Wassermenge auch die Tonhöhe dieselbe." Demnächst war SONDHAUSS[3]) auf experimentellem Wege für gedeckte, am geschlossenen Ende erweiterte und für flaschenförmige Pfeifen zu einem Gesetze gelangt, wonach die Schwingungszahl des durch das Anblasen einer solchen Pfeife erhaltenen Tones im umgekehrten Verhältniss zu den Quadratwurzeln aus dem Volumen der bauchförmigen Erweiterung der Flasche und der Länge ihres Halses und in geradem Verhältnisse zu der Quadratwurzel aus dem Querschnitte des Halses steht. Ist n die Schwingungszahl des Tones, V das Volumen der Flasche unterhalb des Halses, L die Länge und S der Querschnitt des Halses, c eine Constante, für welche SONDHAUSS den Werth 93410 fand[4]), so ist

$$n = c\sqrt{\frac{S}{VL}}$$

---

1) Nouvelles recherches sur les vibrations de l'air. Annales de chimie et de physique. Tome XXIX. p. 404. 1825.

2) Ueber den Einfluss der Flaschenform auf die Tonhöhe der darin tönenden Luft etc. Poggendorff's Annalen. Bd. LVIII. S. 100. 1843, u. Bd. LX. S. 482 u. 484.

3) Ueber die Schallschwingungen der Luft in erhitzten Glasröhren und in gedeckten Pfeifen von ungleicher Weite. Pogg. Annal. Bd. LXXIX. S. 1. 1850.

4) S. rechnet nach Art der französischen Physiker halbe Schwingungen; nach der bei uns üblichen Bezeichnung wären die Zahlen mit 2 zu theilen.

In einer späteren Arbeit[1]) konnte Sondhauss die von Liscovius gemachte Beobachtung bestätigen, dass ein zum Theil mit Wasser gefülltes Glasgefäss, in jeder beliebigen Neigung gehalten, immer ein und denselben Ton angibt. Er schloss daraus, „dass bei cubischen Pfeifen die Tonhöhe von dem Volumen des Luftkörpers in überwiegender Weise abhängt, und eine schon bedeutende Gestaltsveränderung desselben keinen merklichen Einfluss ausübt." Es ergab sich, dass die Schwingungszahlen im geraden Verhältniss zu der Biquadratwurzel aus der Fläche der Oeffnung und im umgekehrten Verhältniss zu der Quadratwurzel aus dem Volumen des vibrirenden Luftkörpers stehen. Ist n die Schwingungszahl, s der Flächeninhalt der Oeffnung, V das innere Volumen der Pfeife, c eine Constante, deren mittlerer Werth zu 104800 gefunden wurde, so ist

$$n = \frac{c\sqrt[4]{s}}{\sqrt{V}}$$

Diese Sondhauss'sche Formel erwies sich auch bei einer Reihe sehr verschieden gestalteter Apparate (Brummkreisel, Blechkegel, achtkantiger Pyramidenstumpf u. s. w.) als zutreffend. Sie ist der allgemeine Ausdruck eines von Savart aufgestellten Gesetzes, wonach die Schwingungszahlen bei Pfeifen von ähnlicher Gestalt im umgekehrten Verhältniss zu den homologen linearen Dimensionen derselben stehen. — Ohne mich auf die viel complicirteren Formeln von Wertheim[2]) und Zamminer[3]) näher einzulassen, möchte ich nur auf eine dritte Arbeit von Sondhauss[4]) hinweisen, in welcher sich ausser der Formel

$$n = \frac{c\sqrt[4]{S}}{\sqrt{V}}$$

eine Reihe anderer Angaben vorfinden, die von grossem Interesse sind[5]). Der Werth der Sondhauss'schen Formel gewinnt dadurch

---

1) Ueber den Brummkreisel und das Schwingungsgesetz der cubischen Pfeifen. Pogg. Annal. Bd. LXXXI. 1850. S. 235 u. 347.

2) Mémoire sur les vibrations sonores de l'air. Annales de chimie et de physique. III. série. 1851. T. XXXI. p. 385, und Ueber die Schallschwingungen der Luft. Pogg. Annal. Bd. LXXXII. 1851. S. 463.

3) Ueber die Schwingungsbewegungen der Luft. Pogg. Annal. Bd. XCVII. 1856. S. 173.

4) Ueber das Tönen erhitzter Röhren und die Schwingungen der Luft in Pfeifen von verschiedener Gestalt. Pogg. Annal. 140. Bd. 1870. S. 53 u. 219.

5) Bezeichnet a die Schallgeschwindigkeit in freier Luft, S den Querschnitt, L die Länge einer cylindrischen oder prismatischen Röhre, und V das Volumen

noch an Bedeutung, dass HELMHOLTZ[1]) auf analytischem Wege zu einem ganz analogen Ausdruck gelangte. —

Von der Thatsache, dass die Höhe des tympanitischen Schalles offener Schallräume, ausser von dem Querschnitt der Oeffnung, vom Volumen der Luft abhängt, kann man sich leicht durch elementare Versuche überzeugen. Ich habe eine gewöhnliche Arzneiflasche vor mir, die auf dem Querschnitt ein Queroval mit 5 und 4 Cm. Durchmesser darstellt. Die Entfernung vom Boden bis zur freien Mündung des Halses beträgt etwa 13 Cm. Ich fülle sie soweit mit Wasser, dass bei vertikaler Stellung der Flasche der längste Durchmesser des Luftraums, gemessen vom Flüssigkeitsspiegel bis zur freien Mündung, 10 Cm. beträgt. Bläst man über den Hals der Flasche weg oder percutirt man den Boden, so erscheint ein tympanitischer Schall von bestimmter Höhe. **Ganz derselbe Schall von derselben Höhe erscheint aber, wenn ich die Flasche horizontal lagere, trotzdem dabei der längste Durchmesser des Luftraums um 2—3 Cm. grösser wird.** Dasselbe Experiment gelingt auch sehr leicht bei den aus einem kugligen Bauch und einem cylindrischen Hals be-

---

der Kugel oder anders gestalteten Erweiterung, womit die Röhre auf der einen Seite geschlossen ist, c eine Constante, die sich auf Aenderungen der Schallgeschwindigkeit in abgeschlossenen Räumen bezieht, so ist

$$n = \frac{a}{4}\sqrt{\frac{S}{(Vc+LS)(L+\sqrt{S})}}.$$

Diese Formel behielt ihre Geltung auch bei flaschenförmigen Pfeifen. Solche wurden in der Weise dargestellt, dass an verschiedene Gefässe, z. B. Kugeln, Cylinder, Prismen, verschieden lange und weite Röhren angesetzt wurden. Die Länge der Röhre schwankte zwischen 1 und 20 Cm., ihre Weite zwischen 5 u. 36 Mm. — Für eine am einen Ende geschlossene, cylindrische oder prismatische Röhre von der Länge L und dem Querschnitt S ergibt sich

$$n = \frac{a}{4}\sqrt{\frac{1}{L(L+\sqrt{S})}}$$

für eine eben solche, an beiden Enden offene

$$n = \frac{a}{2}\sqrt{\frac{1}{L(L+2\sqrt{S})}}$$

Nur wenn die Pfeifen so eng sind, dass $\sqrt{S}$ gegen L verschwindet, wird aus diesen Formeln die bekannte $n = \frac{a}{4L}$ und $n = \frac{a}{2L}$, und nur in diesem Falle ist die alte Regel richtig, dass die Schwingungszahlen sowohl offener als gedeckter Pfeifen sich umgekehrt verhalten, wie deren Längen.

[1]) Theorie der Luftschwingungen in Röhren mit offenen Enden. Crelles Journal für reine und angewandte Mathematik. 57. Bd. 1860.

stehenden Flaschen, wie sie die Chemiker als Spritzflaschen verwenden. Würde ferner die Höhe des tympanitischen Schalles offener Schallräume nur vom längsten Durchmesser des Luftraums und der Weite der Communicationsöffnung abhängen, so müssten alle Hohlräume, bei denen diese beiden Elemente gleich gross sind, denselben Schall liefern. Man vergleiche aber den Schall eines 13 Cm. hohen Reagenzglases von demselben Querschnitt, wie ihn der Hals der oben erwähnten Arzneiflasche besitzt, mit dem Schalle dieser letzteren; der Schall der Reagenzröhre ist um vieles höher; der tympanitische Schall eines solchen Reagenzglases ist auch nicht etwa tiefer, als der einer viel niedrigeren Arzneiflasche mit annähernd gleich weitem Halse, aber (in Folge des Bauches) grösserem Volumen, wie es doch sein müsste, wenn der längste Durchmesser maassgebend wäre, sondern im Gegentheil höher. —

Es war bisher vom offenen, d. h. von jenem tympanitischen Schall die Rede, der bei der Percussion von Luftmassen entsteht, welche von starren Wandungen zum grössten Theile umschlossen sind, aber doch theilweise mit der äussern Luft frei communiciren. **Fehlt diese Communication vollständig, sind die Luftmassen allseitig von starren Wandungen umschlossen, so gelingt es nicht, durch Percussion der Wandung den Schall der eingeschlossenen Luft hörbar zu machen**[1]). Die Reflexion an der Innenseite der starren Wand ist stark genug, um keinen merklichen Theil der Schwingungsbewegung nach aussen zur Wahrnehmung gelangen zu lassen. Bei jedem Cylinder aus Pappe, jedem Fläschchen oder Reagenzgläschen verschwindet der tympanitische Schall der in ihm enthaltenen Luft, sobald die freie Oeffnung völlig verschlossen wird. —

Ist dagegen eine Luftmasse zwar völlig abgesperrt, aber nicht durch starre, sondern nachgiebige membranöse Wandungen, so gelingt es leicht, die Luft durch Percussion der Wandung zum Tönen zu bringen; die Nachgiebigkeit der Wand gestattet eine hinlängliche Abgabe der Schwingungsbewegung nach aussen, um den Schall hörbar werden zu lassen. Mässig mit Luft aufgetriebene Blasen, Kugeln aus vulkanisirtem Kautschuk geben tympanitischen (und metallischen) Percussionsschall. Indessen ist dieser **geschlossene tympanitische Schall** weniger rein, steht dem musikalischen Klange nicht so nahe, als der offene [2]).

---

1) ZAMMINER, l. c. S. 26.

2) Nach den Untersuchungen von KLUG ist dieser tympanitische Schall weder ein einfacher Ton, noch ein reiner musikalischer Klang. Er nähert sich auch darin

Der Schall von allseitig umschlossenen oder mit der äussern Luft communicirenden Luftmassen wird tiefer, wenn an Stelle der starren Hülle schlaffe membranöse Wand tritt. Sobald nämlich die Wandung eines Luftraumes ganz oder theilweise eine membranöse wird, ist die Spannung der Membran von wesentlichstem Einflusse auf die Höhe des tympanitischen Schalles. Derselbe wird mit zunehmender Spannung höher. Ueber die Art und Weise, wie sich die Schwingungen gestalten, wenn Luftmassen ganz oder theilweise von gespannten Membranen umschlossen sind, finden sich trotz der klaren Auseinandersetzungen von ZAMMINER immer noch vielfach irrthümliche Anschauungen verbreitet. Die Meinung SKODA's, dass in solchen Fällen überhaupt keine regelmässigen Schwingungen entstehen können, weil die Schwingungen der Membran diejenigen der Luftmasse stören, wurde bereits erwähnt und unter Hinweis auf die Pauke widerlegt. — Aber auch die WINTRICH'sche Auffassung, wonach in solchen Fällen die Spannung der Membran allein die Schallhöhe bestimmt und nicht die Luftsäule, ist eine einseitige; es kann vielmehr nach den unzweideutigen Versuchen, welche ZAMMINER (l. c. S. 31) mit Combinationen von Luftsäulen und gespannten Membranen anstellte, keinem Zweifel unterliegen, **dass beide Elemente im Einklang schwingen, und die Höhe des Schalles sowohl von der Spannung der Membran, als dem Volumen der Luft abhängt.** Ein und dieselbe Membran von gleicher Spannung mit verschieden grossen Lufträumen combinirt, gibt um so tiefere Töne, je grösser der Luftraum; Membranen von verschiedener Spannung dagegen mit ein und demselben Luftvolumen verbunden geben um so höhere Töne, je stärker die Spannung der Membran [1]).

Kehren wir zu der Frage zurück, warum eine durch Luft straff aufgetriebene Blase einen nicht-tympanitischen Schall gibt. Ein straffes Aufblasen ist nur möglich, wenn der Luftraum allseitig abgeschlossen ist. Die stark aufgeblasenen gespannten Wandungen wirken ähnlich, als wäre der Luftraum von starren Wandungen umschlossen. Bei einem solchen ist aber der Schall nicht tympanitisch, weil die Schall-

---

bereits dem nicht-tympanitischen Schall, dass sein Flammenbild durch ungleiche Zacken charakterisirt ist.

1) In diesem Sinne spricht sich auch KLUG (l. c. S. 120) und HELMHOLTZ aus. Der letztere sagt (l. c. S. 72): „Den Grundton der Membran macht man tiefer, wenn man die Grösse der Membran oder das Volumen der Flasche grösser nimmt, oder die Membran weniger spannt, oder endlich die Oeffnung der Flasche verengert".

wellen des Luftraumes an der Wandung reflectirt werden. An der gekrümmten Oberfläche der Blasenwand wird eine derartige Reflexion um so vollständiger statthaben können. (Beweis dafür ist der Metallklang; s. diesen.) Der Schall der eingeschlossenen Luft kommt also dem Beobachter nur in soweit zur Wahrnehmung, als er durch die Wandung der Blase nach aussen geleitet wird. Der Beobachter hört vielmehr hauptsächlich jenen Schall, der auf die Schwingungen der Blasenwand zurückzuführen ist. Die Schwingungen dieser Membran selbst werden theils durch deren convexe (oder concave) Form, theils durch die Verdichtung der Luft im Innern der Blase beeinträchtigt. Der Druck der verdichteten Luft wirkt der nach einwärts schwingenden Blasenwand entgegen und vermindert durch rasche Verkleinerung der Schwingungsamplitude Dauer, Intensität und Klang des Schalles; derselbe wird kürzer, gedämpft und nicht-tympanitisch [1]).

Die bisherigen Erörterungen über die Entstehung des tympanitischen Schalles lassen sich in folgende Sätze zusammenfassen:

Tympanitischer Schall entsteht durch stehende Schwingungen begrenzter Luftmassen, die von starren oder membranösen Wandungen theilweise oder allseitig umschlossen sind.

a) **Sind die Wandungen starr, so ist zur Bildung des tympanitischen Schalles erforderlich, dass der Luftraum mit der äussern Luft communicirt. Die Höhe des Schalles hängt dann in der erörterten Weise vom Volumen des Hohlraumes und dem Querschnitt der Communicationsöffnung ab.**

b) **Sind die Wandungen nachgiebig, membranös, so hängt die Höhe des Schalles, ausser von dem Volumen der Luftmasse und dem Querschnitt der Communicationsöffnung, auch von der Spannung der Membran ab. — Auch allseitig von membranösen Wandungen umschlossene Hohlräume geben tympanitischen Schall, falls nicht die Wandungen (durch Verdichtung der Luft) allzu stark gespannt sind. Im letzteren Falle wird der Schall nicht-tympanitisch.**

---

[1]) Vgl. ZAMMINER, l. c. S. 48 u. 33. Auch KLUG leitet in diesem Fall den nicht-tympanitischen Schall von selbständigen Schwingungen der Wandung ab, welche von keinen Eigenschwingungen der Luft begleitet sind. Die Meinung KLUG's, dass die von gespannten Wandungen umschlossene Luft überhaupt nicht in stehende Schwingungen geräth, halte ich aus dem Grunde für unzutreffend, weil gerade unter diesen Verhältnissen der Metallklang auftritt.

Was nun das Vorkommen des tympanitischen Schalles am menschlichen Körper unter normalen und pathologischen Verhältnissen betrifft, so lässt sich derselbe in einer Reihe von Fällen, ganz analog der bisher besprochenen Entstehungsweise tympanitischen Schalles, gleichfalls zurückführen auf **stehende Schwingungen begrenzter Luftmassen, die von starren oder membranösen Wandungen ganz oder theilweise umschlossen sind.**

Stehen die Luftmassen mit der äusseren Atmosphäre in offener Communication, so kann man passend den bei ihrer Percussion erhaltenen tympanitischen Schall als **offenen tympanitischen Schall** bezeichnen, fehlt eine solche, als **geschlossenen.** Der offene tympanitische Schall kommt unter normalen Verhältnissen vor bei Percussion der **Mundhöhle, des Kehlkopfs, der Luftröhre,** unter pathologischen Verhältnissen über **Lungencavernen,** deren Luft durch Vermittlung eines oder mehrerer Bronchien mit der äusseren Luft communicirt, oder über einem **grösseren Bronchus,** dessen Luft durch verdichtetes Lungengewebe hindurch der percussorischen Erschütterung zugänglich geworden ist. So verlockend es scheinen könnte, die im Vorstehenden erörterten Gesetze, von denen die Höhe des tympanitischen Schalles offener Schallräume abhängt, ohne weiteres auf den offenen tympanitischen Schall des Kehlkopfes, der Luftröhre, der Lungencavernen zu übertragen, **so sehr muss vor einer derartigen Uebereilung gewarnt werden.** Gewisse grobe Analogien lassen sich allerdings leicht constatiren, so z. B. das Höher- und Lauterwerden des tympanitischen Schalles der genannten Schallräume beim Oeffnen des Mundes (Wintrich'scher Schallwechsel). Aber eine einfache Ueberlegung lehrt doch, dass die Sondhauss'schen Formeln nicht ohne weiteres auf den tympanitischen Schall des Kehlkopfes, der Luftröhre u. s. w. anwendbar sind. Zunächst waren dieselben nur für solche Hohlräume giltig, die von starren Wandungen umgeben sind, eine Voraussetzung, die sich weder am Kehlkopf, noch an Cavernen realisirt findet; dann aber hatten die Schallräume, auf welche sie sich bezogen, immer noch eine verhältnissmässig einfache Gestalt. Die complicirteste Form, welche in den Bereich des Experimentes gezogen wurde, war diejenige kugel-, flaschenförmiger oder beliebig gestalteter Hohlräume, welche an einem Ende sich in verschieden weite und lange cylindrische Röhren fortsetzten. Wie ganz anders unregelmässig ist der Luftraum gestaltet, der bei Percussion des Kehlkopfes oder der Luftröhre in Schwingungen versetzt wird, oder die Luftsäule, welche vom Boden einer Lungencaverne bis zur Mundöffnung sich erstreckt? In welcher Weise diese Luftsäule bei Percussion der Cavernenwand schwingt, ist ein Problem, zu dessen Lösung das vorliegende Material nicht ausreicht. Geräth nur die Cavernenluft in stehende Schwingungen, so dass der Schall lediglich abhängt von den Dimensionen der Höhle, der Grösse der einmündenden Bronchien und der Spannung der Wand? wird dieser Schall dann durch die bronchotracheale Luftsäule, Kehlkopf-, Rachen- und Mundhöhle nach aussen geleitet und durch die bei verschiedener Mundstellung verschiedene Resonanz der Mundhöhle in Bezug auf seine Höhe und Klangfarbe modificirt? oder geräth bei Percussion der Cavernenwand die ganze von der Caverne bis zur Mundöffnung sich erstreckende Luftsäule trotz ihrer unregelmässigen Form und trotz der Verengerungen, welche sich an der Einmündungsstelle der Bronchien in die Caverne, ferner an der Stimmritze, am Kehlkopfeingang, an der Zungenwurzel u. s. w. finden, in stehende Schwingungen? Vorläufig mag es genügen, auf diese Schwierigkeiten hinzuweisen, auf die wir bei Besprechung der Lungencavernen zurückkommen müssen. —

Einfacher sind die Verhältnisse beim geschlossenen tympanitischen Schall, der über den luftführenden Unterleibseingeweiden in der Regel erhalten wird. Falls Magen, Dickdarm, Dünndarm Luft enthalten und ihre Wandungen, sowie die Bauchwand nicht allzustark gespannt sind, geben sie als allseitig von membranösen Wandungen umschlossene Lufträume tympanitischen Schall. Seine Höhe hängt ab von der Grösse des Luftraums und der Spannung der Wand. Bei gleicher Spannung der Membran gibt der grössere Luftraum den tieferen Schall; so ist in der Regel der Schall des Magens tiefer als der des Darms. Doch kann auch der kleinere Luftraum mit schwach gespannter Wandung einen tieferen Schall geben, als der grössere, dessen Wände stärker gespannt sind. Sind Magen und Darm luftleer, geben sie dumpfen Schall; sind sie zwar lufthaltig, aber von stark gespannten Wandungen umschlossen, liefern sie nicht-tympanitischen Schall. — In die Kategorie des geschlossenen tympanitischen Schalls würde schliesslich auch jener tympanitische Schall gehören, der sich zuweilen beim Pneumothorax vorfindet. (S. den betreffenden Abschnitt.) — Damit dürften wenigstens die häufigsten Fälle namhaft gemacht sein, in denen ein bei Percussion des menschlichen Körpers auftretender tympanitischer Schall auf stehende Schwingungen begrenzter Luftkörper zurückgeführt werden kann. —

Als eine besondere Unterart des durch stehende Schwingungen

begrenzter Luftmassen hervorgerufenen tympanitischen Schalles kann man den Metallklang auffassen.

Der Metallklang, den man sich durch Anschlagen an ein leeres Fass, einen leeren Krug versinnlichen kann, verdankt seine eigenthümliche Klangfarbe dem Vorhandensein von hohen unter sich und zum Grundtone unharmonischen Obertönen, welche im Verhältniss zu ihrer Höhe langsam abklingen. Nach LEICHTENSTERN[1]), dessen Ausführungen über den metallischen Percussionsschall ich im Folgenden, soweit es für die Zwecke der topographischen Percussion nöthig erscheint, wiedergebe, müssen wir zwischen Metallklang und metallischem Nachklingen (= amphorischem Klang) unterscheiden. Beim Metallklang ist der Grundton selbst schon sehr hoch und klingt langsam ab; beim metallischen Nachklingen ist der tympanitische oder nicht-tympanitische Grundton ein tiefer, rasch verschwindender, die metallische Klangfarbe durch die denselben begleitenden hohen, langsam abklingenden und zum Grundtone unharmonischen Obertöne bedingt. — Metallklang oder metallischer Nachklang entsteht bei der Percussion von Luftmassen, welche von glatten, regelmässig gebauten, schallreflexionsfähigen Wandungen entweder allseitig eingeschlossen, oder zum grössten Theil in der Weise umgeben sind, dass die Wandungen des Hohlraumes eine in regelmässiger Form verengte Oeffnung darbieten. In diesen Fällen ermöglicht die vollkommene Elasticität der Luft, sowie die ausgezeichnete Reflexion der Schallwellen an der Wandung des Hohlraumes ein länger dauerndes Forttönen der hohen Obertöne. Demgemäss finden wir Metallklang und metallischen Nachklang normaler Weise sehr häufig am Magen oder Darm, unter pathologischen Verhältnissen am Brustkorb über Hohlräumen, welche den erwähnten Anforderungen entsprechen (Lungencavernen, Pneumothorax, Pneumopericardie). Sind solche Hohlräume allseitig abgeschlossen, so hat mitunter eine so vollständige Reflexion der Schallwellen nach dem Innern derselben statt, dass der Durchtritt der Strahlen nach aussen, namentlich bei starker Spannung der Wandung, im hohen Grade erschwert wird. Man nimmt dann zuweilen den Metallklang erst wahr, wenn man das Ohr in nächster Nähe der percutirten Stelle unmittelbar an die Brust- oder Bauchwand anlegt (Percussionsauscultation).

Die Höhe des Metallklanges beurtheilen wir beim eigentlichen Metallklang nach der Höhe des Grundtones, welche ihrerseits von der Grösse des längsten Durchmessers des Luftraumes abhängt.

---

1) l. c. No. 29 u. 30.

Beim metallischen Nachklingen dagegen bestimmen wir die Höhe, falls überhaupt eine deutliche Auffassung derselben möglich ist, nach der Höhe derjenigen Gruppe von Obertönen, welche unter der übrigen unharmonischen Klangmasse besonders intensiv hervortreten. Bei welcher Gruppe von Obertönen dies der Fall, richtet sich hauptsächlich nach der Richtung des Percussionsstosses und der Grösse des in dieser gelegenen Durchmessers des Luftraumes. Nur für den Metallklang im engeren Sinne ist also die Behauptung WINTRICH's richtig, dass seine Höhe lediglich vom längsten Durchmesser des Luftraumes abhängt; für die Töne und Klänge des metallischen Nachklingens dagegen, welche ihre Entstehung hauptsächlich in den kleineren Durchmessern des Luftraumes durch Reflexion unter Bildung stehender Schwingungen finden, ist, wie schon SEITZ hervorgehoben, der Einfluss der Percussionsrichtung in der Weise maassgebend, dass bei Percussion in der Richtung des grösseren Durchmessers ein tieferer, in der des kleineren ein höherer Metallklang erhalten wird.

Der Entwicklung der hohen Obertöne, welche den metallischen Charakter bedingen, ist ein Percussionsstoss mit einem harten Körper (Metallstäbchen), der beim Anschlag ein aus hohen Einzeltönen bestehendes Geräusch gibt, viel günstiger, als der Anschlag mit weichen Körpern (Kork, Finger). Auf diesem Principe beruht die zuerst von HEUBNER beim Pneumothorax angewandte Stäbchenplessimeterpercussion (Percussion mit einem Metallstäbchen auf Plessimeter). Dabei tritt, namentlich wenn gleichzeitig die Percussionsauscultation in Anwendung gezogen wird, häufig ein Metallklang auf, der bei der gewöhnlichen Methode der Finger- oder Plessimeterpercussion nicht wahrnehmbar war.

Die Intensität des Metallklanges hängt ausser von der Stärke des Anschlages und Grösse des Schallraumes namentlich von der Beschaffenheit der Wandung des Hohlraumes ab. Bei gewöhnlicher Entfernung des Ohres von der Percussionsstelle ist der Metallklang um so weniger laut, je besser die Schallreflexion, je starrer, unnachgiebiger und dicker die Wandungen der Hohlräume sind. Zur Uebertragung des Metallklanges in die Entfernung ist ein mittlerer Spannungsgrad der Wandungen der geeignetste. Bei sehr starker Spannung dagegen (Pneumothorax) wird der Metallklang häufig erst bei der Percussionsauscultation wahrgenommen.

Es bleibt eine grosse Reihe von Fällen übrig, in denen ein über den Lungen auftretender tympanitischer Schall eine derartige Ableitung aus verhältnissmässig einfachen physikalischen Vorgängen nicht zulässt. Manche der betreffenden Zustände, welche sämmtlich in das Gebiet des Pathologischen gehören, scheinen den einen Factor mit einander gemein zu haben, dass eine ganze Lunge oder Theile einer Lunge das ihrem natürlichen Gleichgewichtszustande entsprechende Volumen einnehmen, sich bis auf ihre Gleichgewichtslage[1]) retrahiren können. Wir betreten damit eines der am meisten umstrittenen Gebiete, die Lehre vom tympanitischen Schall der retrahirten Lunge. Die aus dem Thorax herausgenommene Lunge eines frisch geschlachteten Thieres gibt tympanitischen Schall. Bläst man dieselbe stark auf, so wird der Schall nicht-tympanitisch. Desgleichen erhält man bei Percussion der Brustwand, so lange die Lunge normaler Weise luftdicht in den Thorax eingefügt ist, nicht-tympanitischen Schall. Die aus dem Thorax entnommene aufgeblasene und die in den Thorax luftdicht eingefügte Lunge haben das mit einander gemein, dass beide über das ihrer Gleichgewichtslage entsprechende Volumen hinaus ausgedehnt, gespannt sind; sie unterscheiden sich dadurch von der dem Thorax entnommenen, nicht aufgeblasenen Lunge, deren Volumen gerade so gross ist, als es ihrer Ruhelage entspricht. Während die Thatsache, dass die retrahirte Lunge tympanitischen, die aufgeblasene oder die in den Thorax eingefügte nicht-tympanitischen Schall gibt, feststeht und allgemein anerkannt wird, lauten die Erklärungen sehr verschieden. Nach SKODA entsteht der tympanitische Schall der retrahirten Lunge nur durch die in derselben noch enthaltene Luft. Der Schall ist tympanitisch, weil die Wandungen nicht gespannt sind; bei der aufgeblasenen, desgleichen bei der normalen, in den Thorax eingefügten Lunge dagegen sind die Wandungen der Alveolen in gespanntem Zustande; die Schwingungen der Wand stören die regelmässigen Schwingungen der Luft, ganz wie bei der mässig und straff mit Luft aufgetriebenen Blase, daher nicht-tympanitischer Schall. Dass die in der retrahirten Lunge befindliche Luft allein und an und für sich nicht die Ursache des tympanitischen Schalles ist, dafür hat bereits WINTRICH eine Reihe schlagender Gründe angeführt; die Lungenalveolen seien dazu viel zu klein; in den Bronchien aber könne er nicht entstehen, weil er sonst bei Verengerung des Querschnittes der Bronchien oder der Trachea tiefer werden müsste, was thatsächlich nicht der Fall

---

1) Unter Gleichgewichts- oder Ruhelage eines Körpers ist diejenige Lage zu verstehen, welche derselbe einnimmt, wenn keine äussere Kraft (z. B. Spannung, Dehnung) die gegenseitige Lage der kleinsten Theilchen verrückt.

ist. Aber auch directe Beweise sind von ZAMMINER und SEITZ (l. c. S. 45) gegen die SKODA'sche Auffassung beigebracht worden; es ist das die bedeutende Tiefe des tympanitischen Schalles, den selbst kleine Stücke retrahirter Lunge geben. Schnitten Z. und S. aus der Lunge eines frisch geschlachteten Hammels 5 Stücke aus, jedes von 14 Mm. Dicke, und percutirten sie zuerst einzeln, dann Schichten aus 2, 3, 4 und 5 Stücken, so waren die Schwingungszahlen der erhaltenen Töne

bei einer Dicke der Schichte von 14 Mm. = 669
„ „ „ „ „ „ 28 „ = 567
„ „ „ „ „ „ 42 „ = 417
„ „ „ „ „ „ 56 „ = 330
„ „ „ „ „ „ 70 „ = 288.

Die Schwingungszahlen stehen annähernd im umgekehrten Verhältniss der Quadratwurzeln der Dicken; sie nehmen also in viel geringerem, nicht in demselben Verhältniss ab, als die Dicken der Schichten wachsen, wie es doch der Fall sein müsste, wenn nur die Luft den Schall verursachte. Eine Luftschicht von 70 Mm. Dicke, welche beiderseits im vollen Querschnitt mit der Atmosphäre communicirt, würde einen Ton von etwa 2425 Schwingungen ergeben; eine Säule Lungensubstanz von gleicher Dicke gab einen Ton von 288 Schwingungen, also einen um mehr als 3 Octaven tieferen Ton! — Aber auch die WINTRICH'sche Erklärung, wonach der tympanitische Schall der retrahirten Lunge nur durch Schwingungen der elastischen im Lungengewebe enthaltenen, beiderseits von gleich dichten Medien umgebenen Membranen entsteht, wobei die Höhe des tympanitischen Schalls lediglich von der Spannung des Lungengewebes abhängen soll, scheint mir eine einseitige zu sein. Es ist gewiss richtiger, wie das bereits ZAMMINER (l. c. S. 51) ausgesprochen hat, die Lunge weder wie Luft allein, noch wie elastisches Gewebe allein sondern „die Lungensubstanz, Parenchym, sammt interlobulärem Gewebe, eingeschlossener Luft und Flüssigkeit als Ganzes, als eine elastische, schwingungsfähige Masse aufzufassen". Diese Masse besitzt bei der retrahirten Lunge eine viel grössere Schwingungsfähigkeit, als bei der aufgeblasenen. Z. und S. haben das auch in der Weise bewiesen, dass sie eine angeschlagene Stimmgabel auf ein Plessimeter aufsetzten, welches zuerst der retrahirten, dann der aufgeblasenen Lunge aufgelegt wurde. Die retrahirte Lunge verlieh dem Tone der Stimmgabel eine viel stärkere Resonanz, als die aufgeblasene. Es ist dies allerdings eigentlich nur eine Umschreibung der Thatsache, dass die retrahirte Lunge tympanitischen, die aufgeblasene

oder normale, in den Thorax eingefügte Lunge nicht-tympanitischen
Schall liefert; der letzte Grund dieser ungleichen Schwingungsfähigkeit ist damit nicht erklärt. Nach ZAMMINER ist es wahrscheinlich,
„dass die reichlichere Zwischenlagerung von Luft in der gespannten
Lunge die Mittheilung der Molcularerschütterung von einer Parenchymschichte zur andern schwächt, indem manche unmittelbare Berührung der membranösen Substanz aufgehoben wird".

BAAS fasst den tympanitischen Schall der retrahirten Lunge als
Bronchienschall auf, der manifest wird, weil die dämpfende Wirkung
der normal gefüllten Lungenbläschen in Wegfall gekommen ist; der
Luftgehalt der letzteren und der Bronchiolen ist dabei ein geringerer
geworden, als bei tiefster Exspiration, ohne indess vollständig verschwunden zu sein. So viel bestechendes auch diese Annahme hat,
und so zutreffend BAAS mit ihrer Zuhilfenahme den tympanitischen
Schall bei jenen pathologischen Zuständen der Lunge erklärt, bei
welchen man nicht berechtigt ist, eine Retraction der Lunge anzunehmen, so scheinen mir doch der BAAS'schen Hypothese dieselben
principiellen Bedenken entgegenzustehen, die gegen SKODA bereits
geltend gemacht wurden. Die Entstehung des tympanitischen Schalles der retrahirten Lunge in den Bronchialröhren scheint mir aus
dem Grunde nicht wahrscheinlich, weil selbst kleine Stückchen retrahirter Lunge, in denen mit blossem Auge keine grösseren Bronchien nachweisbar sind, einen verhältnissmässig tiefen tympanitischen
Schall geben, dessen Höhe ungeändert bleibt, wenn man die Schnittfläche (etwa mit einer Fleischlamelle oder einem Stück feuchter
Blase) verschliesst. — Die Höhe des tympanitischen Schalles der
retrahirten Lunge hängt von der Grösse der Schwingungsmasse und dem Grade der Spannung ab, in welcher sich das
elastische Lungengewebe befindet. Vom Einfluss der Grösse der
Schwingungsmasse kann man sich in verschiedener Weise überzeugen. Ein grosser Lungenlappen schallt tiefer, als ein kleiner; in der
Nähe der Lungenränder, wo nur dünne Schichten percutirt werden,
ist der Schall höher, als an davon entfernten Stellen. Desgleichen
geben ausgeschnittene Lungenstücke von verschiedener Dicke einen
um so tieferen Schall, je bedeutender ihre Dicke. Aus den oben
erwähnten Versuchen von ZAMMINER und SEITZ scheint hervorzugehen, dass sich die Schwingungszahlen der bei Percussion von verschieden dicken Lungenschichten erhaltenen Töne umgekehrt verhalten, wie die Quadratwurzeln der Dicken. — Spannt man ein Stück
retrahirter Lunge durch Zug an, so wird der tympanitische Schall
höher; und zwar ist die Höhenzunahme eine viel bedeutendere, als

sie sich aus der durch die Spannung bewirkten Verminderung in der Dicke der Schichte erklären liesse. —

Nehmen wir die Thatsache, dass die retrahirte Leichenlunge tympanitischen Schall liefert, als eine gegebene hin, wenn auch eine bestimmte Erklärung zur Zeit sich nicht geben lässt, so ist damit wenigstens jener tympanitische Schall unserem Verständniss näher gerückt, den pathologischer Weise die im Thorax befindliche Lunge oder einzelne Lungentheile liefern, falls dieselben sich retrahiren, d. h. unter Austreibung eines Theils der in ihnen enthaltenen Luft sich abspannen, ihre Ruhelage einnehmen können. — Hierher gehört zunächst der tympanitische Schall, der bei pleuritischen Exsudaten hauptsächlich an jenen Stellen auftritt, wo die retrahirte Lunge der Brustwand anliegt (bei grossen und mittelgrossen Exsudaten in der Gegend zwischen Clavicula und 3.—4. Rippe), oder nur durch dünne Flüssigkeitsschichten von derselben getrennt wird (an jeder beliebigen Stelle der Brust; bei beginnender Exsudation hinten unten). Es wird dabei der Lunge ermöglicht, um dasjenige Volumen, welches das Exsudat einnimmt, sich zu verkleinern. —

Dieselbe Rolle, wie in die Pleurahöhle ergossene Flüssigkeit kann jede den Thoraxraum verkleinernde Erkrankung spielen, insofern sich dabei die Lunge um diejenige Grösse retrahiren kann, um welche der durch die Erkrankung eingeführte Factor den Brustraum verkleinert. Ob diese Verkleinerung auf Rechnung eines hypertrophischen und dilatirten Herzens, eines pericardialen Ergusses, eines Mediastinaltumors, oder einer Hinaufdrängung des Zwerchfells (infolge von grossen Leber- und Milztumoren, Ascites, Meteorismus u. s. w.) zu setzen ist, ist dabei für die Entstehung des tympanitischen Schalles völlig gleichgültig. Bei vergrössertem Herzen und pericardialen Ergüssen sind es hauptsächlich die dem Herzen benachbarten Lungenpartien, welche tympanitisch schallen, bei starker Verdrängung des Zwerchfells nach oben kann dagegen fast in der ganzen Ausdehnung beider Lungen ein mehr oder weniger deutlich tympanitischer Schall auftreten.

In den bisher erörterten Fällen liess sich der tympanitische Lungenschall ungezwungen darauf zurückführen, dass die in den Thorax eingefügte Lunge, in ähnlicher Weise wie die aus dem Thorax herausgenommene, sich retrahiren, d. h. unter Austreibung von Luft und Verlust ihrer Spannung ein kleineres, ihrer Ruhelage entsprechendes Volumen einnehmen konnte. In einer anderen Reihe von Fällen (1. und 3. Stadium der Pneumonie, Lungenödem, lufthaltige Partien in der Umgebung kleinerer oder grösserer Infiltrate bei Pneumonie,

Spitzenaffectionen u. s. w.) pflegt man die Ursache des tympanitischen Schalles in einer Relaxation, verminderten Elasticität, aufgehobenen Contractilität des Lungengewebes zu suchen. Da die retrahirte Lunge, welche tympanitischen Schall gibt, entspannt ist, so glaubte man für die Entstehung tympanitischen Schalles der Lunge unter pathologischen Verhältnissen allemal Entspannung der Lunge postuliren zu dürfen. Ob dieser Schluss ein gerechtfertigter ist, mag vorläufig dahingestellt bleiben; aber gesetzt, er wäre richtig, so könnte diese Entspannung auf zwei ganz differente Weisen erzielt werden, entweder indem die Lunge im geschlossenen Thorax ihrer elastischen Kraft folgen, unter Austreibung von Luft das ihrer Ruhelage entsprechende Volumen einnehmen kann; das wäre die Retraction der Lunge; dabei wird die Entspannung des Lungengewebes dadurch herbeigeführt, dass bei ungeänderter Elasticität der Lunge ihr Volumen sich verkleinert. Die andere Möglichkeit wäre aber die, dass bei ungeändertem Volumen der Lunge ihre Elasticität sich ändert, so dass das Volumen der luftdicht in den Thorax eingefügten Lunge, welches unter normalen Verhältnissen demjenigen einer gespannten Lunge entsprochen hätte, jetzt ihrer Ruhelage entspricht. Diesen Zustand des Lungengewebes könnte man als den einer verminderten Elasticität, Contractilität oder Relaxation bezeichnen. Anatomisch wäre dieser Zustand dadurch gekennzeichnet, dass eine derartige Lunge, wenn sie aus dem Thorax entfernt wird, ihr Volumen nicht ändert, sich nicht retrahirt. — Beide, die retrahirte und relaxirte Lunge befinden sich in ihrer Ruhelage; die relaxirte Lunge hat ihre Spannung durch eine Aenderung ihrer Elasticität, die retrahirte durch Verkleinerung ihres Volumens eingebüsst. Ich glaube, der Unterschied ist in dieser Weise scharf genug präcisirt, um eine Verwechslung beider Zustände unstatthaft erscheinen zu lassen. — Dass die retrahirte Lunge am Lebenden tympanitischen Schall gibt, ist eine durch tausendfältige Erfahrungen bei Pleuritis und den übrigen erwähnten Krankheitszuständen festgestellte Thatsache. Wie aber steht es mit dem tympanitischen Schall der relaxirten Lunge? Wir kennen einen Krankheitszustand, bei dem unsere Definition der Relaxation zutrifft, das vesiculäre Lungenemphysem. Dabei befindet sich das Lungengewebe während des Lebens infolge seines Elasticitätsverlustes seiner Ruhelage genähert; dies lässt sich anatomisch dadurch nachweisen, dass die emphysematöse Lunge sich nach Eröffnung des Thorax nicht retrahirt; trotzdem gibt die emphysematöse Lunge bei Lebzeiten einen nicht-tympanitischen Schall. Es scheint mir daher die Erklärung des tympanitischen Schalles bei den gleich zu besprechenden Zuständen aus einer Relaxation des Lungengewebes eine problematische. Die Relaxation allein kann den tympanitischen Schall nicht machen; darin stimme ich Baas vollkommen bei, wenn ich auch nicht so weit gehe, wie er, das Vorkommen der Relaxation, wenn nicht zu leugnen, so doch für ein höchst unwahrscheinliches zu erklären; andererseits vermag ich aber auch nicht (aus den oben erörterten Gründen) den tympanitischen Lungenschall allemal als Bronchienschall anzuerkennen; ich glaube, wir müssen uns auch hier damit begnügen, die Thatsachen in der Weise zu umschreiben, dass wir sagen: **Bei einer Reihe von Krankheitszuständen wird das Lungengewebe in ein schwingungsfähigeres umgewandelt, ohne dass von einer Retraction der Lunge die Rede sein kann.** Diese Zustände selbst sind die folgenden:

1) Im ersten und dritten Stadium der Pneumonie sowie beim Lungenödem erhält man häufig über den entzündeten oder ödematösen Partien tympanitischen Schall. Um eine Retraction der Lunge handelt es sich dabei nicht; dagegen kann eine seröse oder entzündliche Relaxation des Lungengewebes sehr wohl angenommen werden, da im einen wie im andern Fall die Alveolen ausser Luft auch Flüssigkeit enthalten. —

2) Tritt häufig tympanitischer Schall auf über dem lufthaltigen Gewebe in der Umgebung grösserer oder kleinerer Infiltrate, in der Umgebung pneumonischer Herde, ferner über solchem Gewebe, welches theils aus luftleeren, theils aus lufthaltigen Partien zusammengesetzt erscheint, besonders häufig über den oberen Lungenabschnitten bei chronischer Pneumonie (ohne Cavernen). — Die Genese dieses Schalles kann gewiss eine sehr verschiedene sein; in manchen Fällen wird es sich um einen bronchotrachealen Schall, in anderen auch um particlle Retraction einzelner Inselchen von Lungengewebe handeln, welche dadurch ermöglicht wird, dass das benachbarte infiltrirte Gewebe eine Volumsvergrösserung erfahren hat. — Man sieht, die physikalischen Bedingungen, unter denen das Lungengewebe selbst tympanitischen Schall liefert, sind sehr mannigfache und nur zum Theil genauer gekannt. —

Nicht-tympanitischer Schall.

Die Definition dieses Schalles, als eines wenig klanghaltigen, geräuschähnlichen, in seiner Höhe schwer zu bestimmenden, wurde bereits S. 8 gegeben. Dort wurde auch darauf hingewiesen, dass zwischen tympanitischem und nicht-tympanitischem Schall keine scharfe Grenze existirt, dass es sich vielmehr nur um ein mehr oder weniger von Klangähnlichkeit handelt. Wenn man von nicht-tympanitischem Schalle schlechtweg spricht, so pflegt man dabei einen nicht-tympanitischen Schall von gewisser Helligkeit zu verstehen, und vom absolut dumpfen Schall abzusehen, dem ja ebenfalls das Tympanitische, und zwar im höchsten Grade, abgeht. Der nicht-tympanitische Schall in diesem engeren Sinn steht hinsichtlich seiner Helligkeit, Dauer und seines Klangreichthums etwa in der Mitte zwischen dem tympanitischen und dumpfen Schall. Seine Entstehung ist daran geknüpft, dass innerhalb der akustischen Wirkungssphäre lufthaltiges Gewebe sich befindet, dessen Schwingungsfähigkeit aber eine beschränktere ist, als in jenen Fällen, in denen tympanitischer Schall auftritt. — Bei Besprechung des letzteren wurden bereits die specielleren Bedingungen erörtert, welche den Schall nicht-tympanitisch werden lassen. Es ergab sich, dass der Schall nicht-tympanitisch wird bei Percussion von Luftmassen, welche von stark gespannten membranösen, oder starren Wandungen allseitig umschlossen sind, weil in diesem Falle die Schallwellen des Luftraumes an den Wandungen desselben zum grössten Theile reflectirt werden. Ferner wurde wiederholt darauf hingewiesen, dass sowohl die dem Thorax entnommene, aufgeblasene, als auch die in den Thorax eingefügte, normale Lunge nicht-tympanitischen Schall liefert, wenn auch der letzte Grund dieser schlechteren Schwingungsfähigkeit gegenüber der besseren der retrahirten Lunge nicht festgestellt werden konnte. — Wenn es auch im Wesen des nicht-tympanitischen Schalles liegt, dass seine Höhe nur schwer zu bestimmen ist, so lassen sich doch auch bei ihm Höhendifferenzen wahrnehmen. Zwei Factoren sind es, von denen die Höhe des nicht-tympanitischen Schalles abhängt: die Grösse der Schwingungsmasse, welcher die Höhe umgekehrt, und die Spannung des die Luft umgebenden Gewebes, welcher sie direct proportional ist. —

Unter physiologischen Verhältnissen ist das Vorkommen des nicht-tympanitischen Schalles (im engeren Sinne) auf diejenigen Stellen der Brustwand beschränkt, hinter denen Lunge liegt. An dem nicht-tympanitischen Charakter des Schalles, der bei Percussion der Lungen am Lebenden erhalten wird, ist, wie mir scheint, die Brustwand selbst in höherem Maasse betheiligt, als man gewöhnlich annimmt. Ich finde wenigstens den Schall einer herausgenommenen und bis etwa zu dem Umfange, den die in den Thorax eingefügte Lunge einnimmt, aufgeblasenen Lunge viel mehr dem tympanitischen genähert, als den normalen Lungenschall des Lebenden. Es hat dies nichts Auffallendes, da ja die Brustwand, die an sich einen dumpfen Schall liefert, sowohl das Vordringen der Molecularerschütterung bis zur Lunge, als auch das Heraustreten der in ihr erregten Schallwellen erschwert. — Dass die Höhe des nicht-tympanitischen Lungenschalles von der Grösse der Schwingungsmasse abhängt, muss ich trotz der entgegenstehenden Meinung von SEITZ (l. c. S. 188) aufrecht erhalten. Man blase eine Lunge soweit auf, bis sie nicht-tympanitischen Schall gibt, und percutire zuerst in der Mitte eines Lappens, dann einen dünnen Randtheil; der Schall des letzteren fällt (abgesehen von seiner geringeren Intensität) durch seine grössere Höhe auf. Ebenso ist der Schall, den man am unversehrten Thorax in der Nähe der Lungenränder erhält, wo also nur dünne Lungenschichten in Erschütterung versetzt werden können, nicht nur weniger laut, sondern auch höher, als an davon entfernten Stellen, wo dickere Lungenschichten zur Verfügung stehen. Dass aber auch die Spannung der die Luft einschliessenden Wand, bei der Lunge also **die Spannung des Lungengewebes und der Brustwand** die Höhe des nicht-tympanitischen Schalles bedingt, hat bereits WINTRICH (l. c. S. 28 u. 29) gezeigt. Bei tiefer Respiration können sich an den verschiedenen Stellen der Brustwand einerseits die Spannung des Lungengewebes (incl. Pleura) und der Brustwand, andererseits die Grösse der Schwingungsmasse und deren Luftgehalt ändern. Die daraus resultirenden Veränderungen des nicht-tympanitischen Percussionsschalles betreffen zum Theil auch dessen Höhe. Sie wurden in jüngster Zeit von DA COSTA[1]), ROSENBACH[2]), EWALD und WAETZOLDT[3]), vor allem aber von FRIEDREICH[4]) zum Gegenstande eingehender Untersuchungen gemacht. Der letztere hat nicht nur darauf hingewiesen, dass das Verhalten des respiratorischen Schallwechsels an verschiedenen Stellen der Brust ein ganz verschiedenes ist, sondern auch die daraus sich ergebenden scheinbaren Widersprüche in der befriedigendsten Weise darauf zurückgeführt, dass durch tiefe Respirationsbewegungen an verschiedenen Localitäten der Brustwand bald der eine, bald der andere der die Höhe (und Intensität)

---

1) Respiratory percussion. American Journal of med. science. July 1875.
2) Beitrag zur Lehre vom Percussionsschall des Thorax. Deutsch. Arch. für klin. Med. XVII. Bd. 1876. S. 609.
3) G. WAETZOLDT, Beobachtungen über Schallhöhenwechsel. Inaug.-Dissert. Berlin. 1876.
4) Inspiratorischer Wechsel des Percussionsschalles am Thorax. Tageblatt der 52. Naturforscherversammlung. Baden-Baden. 1879. S. 274.

des Schalles bestimmenden Factoren in überwiegendem Maasse geändert wird, bald auch die Aenderung des einen Factors durch eine ebenso grosse, aber im entgegengesetzten Sinne wirkende Aenderung der andern ausgeglichen wird. —

Der Einfluss der Spannung des Lungengewebes auf die Höhe des nicht-tympanitischen Schalles macht sich auch in pathologischen Fällen geltend. So glaube ich den abnorm tiefen (und lauten) Schall, der beim vesiculären Lungenemphysem beobachtet wird, zum Theil wenigstens auf die Spannungsabnahme des Lungenparenchyms beziehen zu dürfen. Ebenso möchte ich mit Traube den abnorm tiefen, lauten und nicht-tympanitischen Schall, den man so häufig bei Pneumonie des Unterlappens über dem Oberlappen der kranken Seite erhält, auf eine theilweise Entspannung des Lungengewebes beziehen, welche dadurch ermöglicht wird, dass der hepatisirte Theil der Lunge ein grösseres Volumen einnimmt, als in der Norm.

Ueber den lufthaltigen Unterleibsorganen (Magen, Darm) kommt nicht-tympanitischer Schall zu Stande, wenn die Wandungen der betreffenden Hohlorgane und die Bauchwand durch Gas straff angespannt sind. Seine Höhe hängt ebenfalls sowohl von der Grösse des Luftraums, als von der Spannung der Wand ab. Es kann so der nicht-tympanitische Schall des grösseren, aber stark gespannten Magens höher werden, als derjenige des kleineren, aber schlafferen Dick- und Dünndarms.

In pathologischen Fällen entsteht nicht-tympanitischer Schall bei Ansammlung von Gasen in der Pleura-, Pericardial- oder Peritonealhöhle, falls die Wandungen, welche die Luft begrenzen, stark gespannt sind. Letzteres ist beim Pneumothorax fast ausnahmslos der Fall; und ich finde bei dieser Erkrankung mit Wintrich den Schall fast immer nicht-tympanitisch.

Hoher und tiefer Schall.

Die Bedingungen, von welchen die Höhe des Percussionsschalles sowohl beim tympanitischen als nicht-tympanitischen Schalle abhängt, wurden bereits in den vorigen Abschnitten eingehend besprochen. —

Intensität des Percussionsschalles; heller, dumpfer, gedämpfter Schall.

Die Bedeutung dieser Ausdrücke in Bezug auf den Percussionsschall wurde S. 9 ff. bereits erörtert. Es wurde ferner darauf hingewiesen, dass beim Percussionsschall Intensität, Dauer und Klangreichthum in der Regel nicht scharf zu trennen sind, und dass es sich aus diesem Grunde empfiehlt, eine Bezeichnung zu wählen, welche in einem Worte verschiedene Grade von Intensität, Dauer und Klangreichthum auszudrücken gestattet. Ich habe dazu die Ausdrücke **hell** und **dumpf**, trotzdem sie in der Akustik nur zur Bezeichnung der Klangfarbe dienen, gewählt, weil sie seit SKODA ziemlich allgemein — wenigstens für die verschiedene Intensität des Schalles — in der Diagnostik verwendet werden. Es wurden auch bereits S. 10 jene Factoren erörtert, von welchen die Intensität des Percussionsschalles abhängt, und es ergaben sich, da die Entfernung des schallenden Körpers vom Ohre des Beobachters im Allgemeinen bei der Percussion des menschlichen Körpers immer dieselbe bleibt, als die Intensität (plus Dauer plus Klangreichthum) bestimmende Momente die folgenden: die Art der Schallleitung, die Grösse der Schwingungsmasse, die Grösse der Schwingungsamplitude und vor allem die von der physikalischen Beschaffenheit der Schwingungsmasse abhängige Schwingungsfähigkeit derselben. Es erübrigt noch die Aufgabe, von diesen allgemeinen Gesichtspunkten aus die verschiedene Intensität des Percussionsschalles unter normalen und pathologischen Verhältnissen zu erläutern, festzustellen, unter welchen speciellen Bedingungen der Schall dumpf, hell oder gedämpft wird.

Dumpfer Schall.[1]

Der dumpfe Schall ist durch seine geringe Intensität, kurze Dauer und Klanglosigkeit ausgezeichnet. Da der Percussionsschall in erster Linie von der Schwingungsfähigkeit (Elasticität) der Schwingungsmasse abhängt, die Schwingungsfähigkeit der festen und flüssigen Theile des menschlichen Körpers aber, wenn man von Knochen und Knorpeln absieht, eine ausserordentlich beschränkte ist im Vergleich zu derjenigen lufthaltiger Gebilde, so wird der Schall dumpf, wenn innerhalb der acustischen Wirkungssphäre des Percussionsstosses nur luftleere Gebilde gelegen sind. Dies ist unter normalen Verhältnissen in der Leber- und Nieren-, zum Theil auch in der Herz- und Milzgegend der Fall. Doch ist der Schall, namentlich in den beiden letztgenannten Regionen, in der Regel etwas lauter, als der Fleischschall, wie er z. B.

---

[1] Gleichbedeutende Ausdrücke sind: absolut dumpf, absolut gedämpft, Schenkelschall, matt, seit CONRADI auch leer; die letztere Bezeichnung hat aus dem Grunde zu den verschiedenartigsten Missverständnissen Anlass gegeben, weil SKODA den Terminus leer in ganz anderem Sinne gebraucht hatte. (S. voller und leerer Schall.)

bei Percussion des Schenkels erhalten wird, und zwar aus dem Grunde, weil selbst bei schwacher Percussion der Herz- oder Milzgegend die benachbarten lufthaltigen Gebilde (Lunge, Magen, Darm) in Mitschwingung versetzt werden.

Pathologischer Weise tritt absolut dumpfer Schall an Stellen auf, die normaler Weise einen hellen oder relativ gedämpften tympanitischen oder nicht-tympanitischen Schall lieferten, sobald die einzige Bedingung erfüllt wird, dass anstatt lufthaltiger nur luftleere Gebilde innerhalb der akustischen Wirkungssphäre des Percussionsstosses zu liegen kommen. Dies kann entweder dadurch bedingt werden, dass die früher lufthaltigen Organe durch Veränderung ihrer Architectonik luftleer geworden sind (z. B. Verdichtung der Lunge, Anfüllung des Magens oder Darms mit festen und flüssigen Massen), oder dadurch, dass sich zwischen das lufthaltige Organ und die Körperwand luftleere Gebilde einschieben, so dass jene der Percussionserschütterung entrückt sind (Einschiebung eines pleuritischen Exsudates oder soliden Tumors zwischen Lunge und Brustwand; Zwischenlagerung ascitischer Flüssigkeit oder einer Cyste zwischen Gedärme und Bauchwand). In all' diesen Fällen wird der Schall um so leichter dumpf werden, je geringer seine normale Helligkeit war; an solchen Stellen, wo schon normaler Weise nur geringe Mengen lufthaltigen Gewebes in percussorische Erschütterung gerathen können, wird schon eine weniger umfangreiche Verdichtung desselben oder Zwischenlagerung einer geringeren Menge von Flüssigkeit den Schall absolut dumpf machen, als an andern Gegenden, wo normaler Weise vorwiegend lufthaltiges Gewebe im Bereich der akustischen Wirkungssphäre liegt. Die gleichgrosse Veränderung, die im ersten Falle den Schall absolut dumpf erscheinen liess, wird ihn im zweiten nur relativ dämpfen. Es erscheint daher zweckmässig, der eingehenden Erörterung der pathologischen Dämpfung des Percussionsschalles die Besprechung der verschiedenen Helligkeit voranzuschicken, welche derselbe unter physiologischen Verhältnissen in den differenten Gegenden der Brust und des Bauches besitzt.

Heller und (relativ) gedämpfter Schall.

Der Grad der Helligkeit, welche ein nicht absolut dumpfer Schall besitzt, ist ein sehr verschiedener. Gerade die verschiedene Helligkeit des an zwei miteinander verglichenen Stellen erhaltenen Schalles ist von grösster praktischer Bedeutung, und da man fortwährend in die Lage kommt, bestimmen zu müssen, welcher von beiden der weniger helle ist, so hat die Bezeichnung (relativ) gedämpft ihre volle Berechtigung. Der gedämpfte Schall ist weniger laut, klangärmer, kürzer und meist auch höher, als derjenige, im Vergleich zu dem er gedämpft heisst.

Die Helligkeit des nicht-tympanitischen Schalles ist an den verschiedenen Stellen der Brustwand schon unter normalen Verhältnissen eine ganz differente. So ist z. B. der Schall der regio infraclavicularis heller, als der der vorderen mittleren Brustregion; dieser wieder heller, als der Schall der Schulterblattgegend[1]). Die wesentliche Schuld an dieser Differenz trägt die verschiedene Dicke der Brustwand. Es ist klar, dass an solchen Stellen der Brustwand, hinter denen soviel lufthaltiges Gewebe zur Verfügung steht, als überhaupt durch die Percussion in tönende Schwingungen gerathen kann, mit wachsender Mächtigkeit der Brustwand der Schall mehr und mehr gedämpft wird. Die Brustwand an sich gibt dumpfen Schall; sie erschwert einerseits das Vordringen der Percussionserschütterung bis zur Lunge, macht die Percussion in Bezug auf die Lunge zu einer schwachen; andererseits werden die in der Lunge erregten, ohnedies schon weniger ausgiebigen Schwingungen bei ihrer Fortleitung nach aussen durch die Brustwand abermals abgeschwächt. Sie verkleinert so nicht nur die Schwingungsamplitude, sondern auch die Grösse der für die Helligkeit des Schalles hauptsächlich in Betracht kommenden Schwingungsmasse, die Grösse des schwingenden Lungenstückes. Wo die Brustwand eine bedeutende Dicke besitzt, geräth durch einen gleich kräftigen Percussionsstoss ein kleineres Stück Lunge in Schwingungen, als dort, wo die Brustwand nur von geringer Mächtigkeit ist. Auch die Schalldifferenz, welche an ein und derselben Stelle der Brustwand auftritt, je nachdem schwach oder stark perkutirt wird, beruht darauf, dass bei starker Percussion nicht nur die Schwingungsamplitude der oberflächlichen Lungenabschnitte, sondern auch die Schwingungsmasse eine grössere wird, indem bei starker Percussion die akustische Wirkungssphäre sich nach der Tiefe und Fläche ausbreitet. Daher ist unter sonst gleichen Bedingungen der Schall bei starker Percussion lauter als bei schwacher. — Der Einfluss der Grösse der Schwingungsmasse auf die Helligkeit des nicht-tympanitischen Percussionsschalles tritt besonders deutlich in die Erscheinung, wenn man den Schall zweier Stellen mit einander vergleicht, an denen die

---

1) Vgl. über diese Detailfragen SEITZ, l. c. S. 191 ff., und PIRSCH, Ueber die Verschiedenheiten des Percussionsschalles an den differenten Brustregionen im normalen Zustande. Inaug.-Dissert. Giessen. 1858.

Dicke der Brustwand annähernd dieselbe, aber die Dicke des Lungenparenchyms eine verschiedene ist. So ist der Schall vorne im 5. rechten Intercostalraum, wo in der Nähe des Lungenrandes nur dünne Lagen von Lungengewebe erschüttert werden können, gedämpft im Vergleich zum Schalle des 4. rechten Intercostalraumes, wo dickere Schichten zur Verfügung stehen; ebenso derjenige des 3. linken Intercostalraumes im Vergleiche zu jenem des zweiten. (Relative Leber- und Herzdämpfung.) Eine derartige auf der Grösse der Schwingungsmasse beruhende Differenz in der Helligkeit des nicht-tympanitischen Lungenschalles kann aber nur dann entstehen, wenn an einer der mit einander verglichenen Stellen weniger Lungengewebe zur Verfügung steht, als erschüttert werden könnte. Sobald das Lungenparenchym diejenige Tiefe besitzt, bis zu welcher überhaupt die Percussionserschütterung vordringen kann, ist das Maximum der Schallintensität erreicht und eine noch weiter gehende Zunahme der Schwingungsmasse ist ohne Einfluss auf den Percussionsschall; umgekehrt, percutirt man an verschiedenen Stellen der Brustwand, hinter deren jeder eine dünnere Schichte Lunge gelegen ist, als hinter der vorhergehenden, so wird erst dort der Schall gedämpft, wo weniger Lunge zur Verfügung steht, als erschüttert werden kann. Ein specieller Fall möge dieses Verhältniss erläutern, welches für die Lehre von der relativen Herz- und Leberdämpfung von principieller Bedeutung ist. Denken wir uns einen in der rechten Mammillarlinie

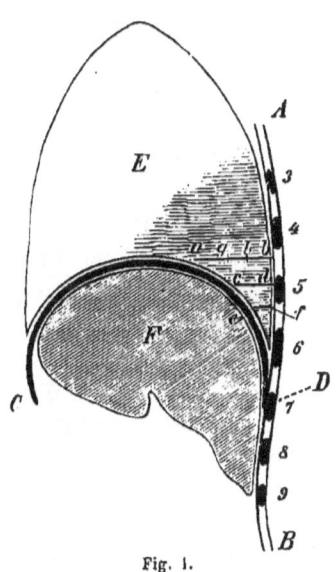

Fig. 1.

vollführten Sagittalschnitt (s. Fig. 1) durch die Brustwand AB, mit ihren Rippen (3—9), durch das Zwerchfell CD, die Lunge E und Leber F. Es sei ab, cd und ef der sagittale Durchmesser des Lungenparenchyms in der Höhe des vierten Intercostalraums, der fünften Rippe und des fünften J. C. R. Wenn nun selbst bei starker Percussion der verticale Durchmesser der akustischen Wirkungssphäre des Percussionsstosses $= cd$ ist, so wird zwar wohl der Schall im fünften J. C. R. gedämpft sein, im Vergleich zu dem der fünften

Rippe; letzterer wird aber ebenso laut sein, wie im vierten J. C. R., trotzdem hier die Lunge viel dicker ist, weil die Lunge auch im vierten J. C. R. nur bis g erschüttert werden kann. Da nun thatsächlich, wie dies bei der Percussion der Leber des näheren auseinander gesetzt werden wird, die relative Dämpfung erst im fünften J. C. R. beginnt, so ist der verticale Durchmesser der akustischen Wirkungssphäre höchstens so gross als cd. cd, d. h. die Dicke des Lungenparenchyms, welches' in der Höhe der fünften Rippe die Leber von der Brustwand trennt, ist aber höchstens = 4 Cm. Rechnet man dazu noch 2 Cm. für die Dicke der Brustwand, so würde sich (in der Höhe der fünften Rippe) für den verticalen Durchmesser der akustischen Wirkungssphäre der Werth von etwa 6 Cm. ergeben. Ferner liesse sich aus dieser Betrachtung die mit der klinischen Erfahrung sehr wohl in Einklang stehende Folgerung ziehen, dass selbst dort, wo die Brustwand eine nur mässige Dicke besitzt, das Lungengewebe höchstens bis zu einer Tiefe von 4 Cm. erschüttert werden kann. Alle pathologischen Processe (und physiologisch luftleeren Körper), die von der Lungenperipherie mehr als höchstens 4 Cm. entfernt bleiben, sind ohne Einfluss auf den Percussionsschall.[1]

Ausser der Dicke der Brustwand und des zur Verfügung stehenden Lungenparenchyms ist aber auch die Spannung des Lungengewebes und der Brustwand, sowie die Form der letzteren von Einfluss auf die Helligkeit des nicht-tympanitischen Lungenschalles. Je convexer die Brustwand, desto weniger intensiv ist ceteris paribus der Schall. Einen derartigen dämpfenden Einfluss durch Ablenkung und Abschwächung des Percussionsstosses besitzen die Rippen in der Gegend ihrer grössten Convexität. Der dämpfende Einfluss, den die zunehmende Spannung des Lungengewebes und der Brustwand auf den nicht-tympanitischen Schall der Lunge ausübt, ergibt sich auch aus den oben angeführten Arbeiten über den respiratorischen Schallwechsel, auf die näher einzugehen hier nicht der Ort ist. —

---

[1] Selbstverständlich handelt es sich dabei nicht um eine feststehende Grösse, sondern nur um einen sehr variablen Näherungswerth, der aber trotzdem eine recht gute Vorstellung von den fraglichen Verhältnissen gibt. — An anderen Stellen der Brust, wo deren Wandung dicker ist, oder die Wölbung derselben den Percussionsstoss abschwächt, wird das Lungengewebe ohne Zweifel nur bis zu einer noch geringeren Tiefe erschüttert.

Pathologische Dämpfung des nicht-tympanitischen Lungenschalles tritt unter zwei Bedingungen auf, entweder wenn das Lungengewebe selbst schwingungsunfähiger, d. h. mehr oder weniger luftleer wird, oder wenn zwischen Lunge und Brustwand luftleere Medien (Flüssigkeit, feste Tumoren) sich einschieben. In die erste Gruppe gehören alle jene Fälle, in denen Verdichtung des Lungengewebes (Infiltration bei acuter oder chronischer Pneumonie, Tuberculose, Infarct, Neubildungen, Compression der Lunge etc.) zu Schalldämpfung Anlass geben. Je ausgebreiteter derartige Veränderungen sind, welche das Lungenparenchym mehr oder weniger luftleer machen, desto stärker wird die Dämpfung des Schalles, und derselbe kann bei hinreichender Grösse des infiltrirten Abschnittes (z. B. Pneumonie des Unterlappens) absolut dumpf werden. Wie gross die Dicke des luftleeren Mediums sein müsse, damit der Schall absolut dumpf wird, lässt sich in Zahlen schwer bestimmen. Skoda, Wintrich und Seitz haben in der Weise Experimente angestellt, dass sie tympanitisch und nicht-tympanitisch schallende Lufträume (straff aufgeblasene Lungen z. B.) mit luftleeren Körpern, etwa Leber, Fleisch bedeckten und bestimmten, bei welcher Dicke der letzteren der Percussionsschall absolut dumpf wird. Abgesehen davon, dass die auf diese Weise erhaltenen Resultate nicht völlig mit einander übereinstimmen (vergl. Skoda l. c. S. 10; Wintrich l. c. S. 47; Seitz S. 185), lassen sich derartige Versuche auf die im Thorax befindliche Lunge schon aus dem Grunde nicht übertragen, weil hier die Form der Brustwand sehr wesentlich in Betracht kommt. Wenn daher Seitz (S. 208) angibt, dass der Schall dann absolut dumpf wird, wenn bis zu einer Tiefe von 8 — 10 Cm. und in seitlichem Abstand von mindestens 2½ Cm. von dem percutirten Punkte kein lufthaltiges Gewebe vorhanden ist, so schliesst das, wie Seitz selbst auch ausdrücklich hervorhebt, nicht aus, dass am Lebenden unter Umständen auch bei viel geringerer Mächtigkeit der luftleeren Schichte dumpfer Schall erhalten wird. — Während man in Folge von Verdichtung des Lungengewebes an der Hinterfläche des Thorax häufig dumpfen Schall antrifft, ist dies in der Seitenwand des Thorax nur selten der Fall; und vorne zwischen Clavicula und 3. — 4. Rippe habe ich selbst bei lobären Pneumonien des Oberlappens den Schall nie absolut dumpf getroffen, wohl deshalb, weil gerade unter diesen Verhältnissen die in den grösseren Bronchien enthaltene Luft der Percussion zugänglich wird, so dass statt des dumpfen ein gedämpft tympanitischer Schall erscheint. — Noch wichtiger ist die Frage, wie gross eine luftleere Stelle sein müsse, damit sie den Percussionsschall der Lungen relativ dämpfe denn ihre Beantwortung liefert den besten Maassstab für die Zuverlässigkeit und Genauigkeit, mit der die Percussion die Erkrankungen der Lunge nachzuweisen vermag. Skoda normirt die fragliche Grösse für einen peripher sitzenden Herd auf „die Ausdehnung des Plessimeters und einen halben Zoll Dicke", Wintrich auf 5 Cm. Durchmesser und 2 Cm. Tiefe, welche Angaben gut miteinander übereinstimmen. Wenn man die daraus sich ergebende Consequenz zieht, dass jeder Krankheitsherd, der kleiner ist, der Percussion entgeht, so gelangt man zu dem weiteren Satze, dass ein völlig normaler Percussionsbefund selbst peripher gelagerte Krankheitsherde von erheblicher Ausdehnung nicht ausschliesst.[1])

Indessen scheint mir gerade für die allerwichtigste Stelle, für die Lungenspitze, der Nachweis auch kleinerer Herde möglich, und zwar aus dem Grunde, weil der über das Schlüsselbein emporragende Lungenkegel eine Schwingungsmasse von nur geringer Ausdehnung bildet; auch eine Anzahl kleinerer Herde, zwischen denen noch lufthaltiges Gewebe sich befindet, bewirken hier eine Dämpfung des Schalles, der unter diesen Verhältnissen nicht selten tympanitisch wird. — Wenn so selbst peripher gelagerte Infiltrate im Grossen und Ganzen schon eine beträchtliche Ausdehnung erlangen müssen, um eine deutliche relative Dämpfung des Schalles zu bewirken, so gilt das in erhöhtem Maasse von central gelegenen Verdichtungsherden. Dieselben mögen im Uebrigen so gross sein, als sie wollen; falls sie nicht der Peripherie der Lungen sich auf 3—4 Cm. nähern, bewirken sie keine Dämpfung des Percussionsschalles. Erst wenn sie der Oberfläche näher kommen, dämpfen sie den Schall durch Verkleinerung der für dessen

---

1) So selbstverständlich dies erscheint, so nöthig ist es doch, dass wir uns selbst und namentlich unseren Schülern, diesen Satz immer wieder zu Gemüthe führen; sie werden sich dann bei Zeiten der Grenzen bewusst, welche auch den objectiven Untersuchungsmethoden gesteckt sind; sie finden es begreiflich, dass dort, wo bei Lebzeiten nichts nachzuweisen war, die Section recht erhebliche Veränderungen enthüllt; sie lernen den Werth und die grosse Bedeutung einer sicher nachweisbaren, wenn auch geringfügigen Dämpfung erst recht schätzen. Was bei einer solch ungeschminkten Darlegung der Verhältnisse den Methoden, vielleicht auch dem klinischen Lehrer an diagnostischer Unfehlbarkeit entzogen wird, das gewinnt auf der andern Seite der Lernende an Selbstvertrauen; es bleiben ihm ja alle die Täuschungen erspart, welche unausbleiblich sind, sobald man von einer Untersuchungsmethode mehr verlangt, als sie der Natur der Sache nach zu leisten vermag.

Intensität maassgebenden Schwingungsmasse (in diesem Falle des lufthaltigen Lungengewebes).

In einer zweiten Gruppe von Fällen wird die Dämpfung des nicht-tympanitischen Lungenschalles durch Einlagerung von luftleeren Medien (Flüssigkeit oder soliden Neubildungen) zwischen Lunge und Brustwand bewirkt. Die zur Schalldämpfung erforderliche Menge eines pleuritischen Exsudates wird in dem Abschnitt „Pleuritis exsudativa" besprochen werden. Hier sei nur so viel hervorgehoben, dass bei keiner Erkrankung so häufig und in so grosser Ausdehnung absolut dumpfer Schall an der Brust auftritt, als gerade bei Pleuritis exsudativa. Es rührt dies gewiss zum Theil daher, dass an jenen Stellen der Brustwand, hinter denen sich die mächtigsten Lagen von Flüssigkeit anhäufen (in den hinteren unteren Abschnitten der Brusthöhle), in der Richtung des Percussionsstosses überhaupt keine Lunge mehr sich befindet, weil dieselbe durch den Erguss nach oben gedrängt wird.

Ausser durch Verdichtung des Lungengewebes und Einschaltung luftleerer Medien zwischen Lunge und Brustwand kann aber auch eine pathologische Configuration der Thoraxwandung den Schall dämpfen. Hierher gehören die Verkrümmungen der Wirbelsäule, sofern sie an verschiedenen Stellen der Brust abnorm starke Convexitäten der Rippen schaffen, oder zur Annäherung der Rippen an einander und Verschmälerung der Intercostalräume führen. Die dadurch bedingten Aenderungen des Percussionsschalles sind so hochgradige, und weil der Vergleich mit der andern Seite im Stiche lässt, unsicher zu beurtheilende, dass die Percussion der Lungen bei irgend ausgebildeten Formen seitlicher Verkrümmung der Wirbelsäule nur höchst unsichere Resultate ergibt.

Die Helligkeit des tympanitischen Schalles, der unter normalen und pathologischen Verhältnissen auftritt, ist gleichfalls eine sehr verschiedene. Beim geschlossenen tympanitischen Schall der luftgefüllten Unterleibsorgane hängt dieselbe ab von der Grösse des Luftraums und der Dicke und Spannung der denselben begrenzenden Wand. Der Magen gibt (bei gleicher Spannung) als der grössere Hohlraum im allgemeinen einen lauteren Schall, als Dick- und Dünndarm. Mit wachsender Spannung der Magen- und Darmhäute und der Bauchwand wird der Schall gedämpft, ebenso durch zunehmende Dicke der letzteren. Einschaltung eines luftleeren Körpers (des linken Leberlappens) zwischen den tympanitisch schallenden Magen und die Bauchwand dämpft normaler Weise den Schall. Das zwischengelagerte luftleere Medium verringert aus doppelten

Gründen die Intensität des Schalles; zunächst, indem es den Percussionsstoss, bevor er zu dem lufthaltigen Organ vordringt, abschwächt und so die Schwingungsamplitude verkleinert, dann aber auch, indem es die Fortleitung des in demselben erregten, ohnedies schon schwächeren Schalles nach aussen erschwert. — Der offene tympanitische Schall des Kehlkopfs und der Luftröhre, ebenso derjenige einer mit der Trachea communicirenden Caverne wird bei geöffnetem Munde viel lauter (und höher), weil dabei die Fortleitung des Schalles zum Ohre des Beobachters eine möglichst ungehinderte wird. — **Pathologischer Weise wird der tympanitische Schall in der Regel dadurch gedämpft**, dass zwischen das tympanitisch schallende Organ und Brust- oder Bauchwand ein luftleeres Medium eingeschaltet wird; bei gewisser Dicke des letzteren wird der Schall absolut dumpf. Percutirt man z. B. (am besten mittelst Hammer und Plessimeter) die Oberfläche des in einem grossen Gefässe enthaltenen Wassers, während sich senkrecht unter dem Plessimeter eine mässig mit Luft gefüllte Blase oder ein Stück Thierlunge befindet, so wird, wenn man die letztere allmählich tiefer senkt, der Schall gedämpft tympanitisch, um bei einer gewissen Entfernung der Blase oder Lunge von der Oberfläche (10—12 Cm.) völlig dumpf zu werden. Dass auch hier die Ursache der Dämpfung eine doppelte ist und zum Theil in der behinderten Schallleitung liegt, lässt sich experimentell erweisen. Richtet man nehmlich den Versuch in der Weise ein, dass man nur die Einwirkung des Percussionsstosses auf den tympanitisch schallenden Körper schwächt, ohne aber die Fortleitung des Schalles zum Beobachter zu erschweren, so bekommt man noch bei viel bedeutenderer Mächtigkeit des luftleeren Mediums einen tympanitischen Schall. Goss WINTRICH in einen auf der einen Seite offenen, gläsernen Cylinder von 3 Schuh Länge und 4 Zoll Querdurchmesser allmählich Wasser ein, und percutirte den Boden des Cylinders mit starken Hammerschlägen, so verschwand der tympanitische Schall des Luftraumes erst, wenn die Wassersäule eine Höhe von 25 Cm. erreicht hatte; bei einer Höhe von 24 Cm. wurde noch tympanitischer Schall vernommen. In diesem Falle konnte die zwischen den percutirten Boden des Cylinders und den tympanitisch schallenden Luftraum eingelagerte Flüssigkeit nur den Percussionsstoss abschwächen, während die im Luftraum erregten Schallwellen durch die freie Oeffnung des Cylinders ungehindert zum Ohr des Beobachters gelangen können. — Als Beispiele pathologischer Dämpfung tympanitischen Schalles kann zunächst die durch Ascitesflüssigkeit bedingte, am Abdomen auftretende Dämpfung betrachtet werden, welche bei einer gewissen Mächtigkeit der Flüssigkeitsschicht absolut wird. Die durch den Ascites vergrösserte Spannung der Bauchwand mag zur Entstehung der Dämpfung ebenfalls beitragen. — Aber auch jener an sich schon pathologische tympanitische Schall, der über den Lungen auftritt, kann in ganz analoger Weise gedämpft werden; so z. B. der tympanitische Schall der retrahirten Lunge durch zwischen Lunge und Brustwand eingelagertes Exsudat, oder der offene tympanitische Schall eines grösseren Bronchus, einer pathologischen Excavation durch luftleeres, infiltrirtes Gewebe, welches deren Luftraum von der Brustwand trennt. — Für die Helligkeit des tympanitischen Schalles der retrahirten Lunge ist ebenso, wie für diejenige des nicht-tympanitischen Schalles der normalen Lunge die Grösse der Schwingungsmasse und die Spannung des Lungengewebes und der Brustwand maassgebend. Dünne Schichten retrahirter Lunge geben nicht nur einen höheren, sondern auch einen weniger lauten Schall, als dicke Lagen; und dass die Spannung des Lungengewebes und der Brustwand von Einfluss auf die Helligkeit des tympanitischen Lungenschalles, lehrt der respiratorische Schallwechsel, der bei pleuritischen Exsudaten an jenen Stellen der Brustwand beobachtet wird, denen die retrahirte Lunge anliegt. (S. Pleuritis.)

Wiederholt wurde hervorgehoben, dass ein luftleeres Medium, welches zwischen die Körperwand und ein lufthaltiges Organ sich einschiebt, den Schall des letzteren dämpft. Vielfach findet man die Meinung ausgesprochen, dass auch ein hinter einem oberflächlich gelegenen, lufthaltigen, in der Tiefe befindliches luftleeres Organ den Schall des ersteren zu dämpfen vermöge, und dass es darum möglich sei, in der Tiefe vorhandene luftleere Organe, z. B. Leber, Herz, Milz, durch die sie bedeckenden lufthaltigen Theile (Lunge) hindurch mittelst starker Percussion als den Schall der letzteren dämpfende Körper heraus zu percutiren. Es hat diese Annahme zur Unterscheidung der Herz-, Leber-, Milz-Leerheit und -Dämpfung, oder wie andere es nennen, der oberflächlichen und tiefen, oder besser absoluten und relativen Herz-, Leber-, Milzdämpfung geführt. Die Irrigkeit dieser Lehre, gegen die zuerst P. Niemeyer sich gewendet hat, zu betonen, halte ich aus dem Grunde für ausserordentlich wichtig, weil der Glaube an die Richtigkeit dieses Dogmas in der Beurtheilung percussorischer Grenzen allzuleicht auf eine schiefe Ebene führt. Es wird mein Bestreben sein, in den einzelnen Kapiteln dieses Werkes die Unhaltbarkeit der Lehre von der Dämpfung in der Tiefe nachzuweisen. Doch will ich an dieser Stelle schon auf die psychologische Genese dieser Theorie eingehen. Es handelt sich dabei meistentheils um eine falsche Erklärung richtig beobachteter Thatsachen. Man hat gefunden, dass an Stellen, wo hinter einer dünnen Schichte eines lufthaltigen Organs ein luftleeres gelegen ist, z. B. im fünften rechten Intercostalraum, wo Leber hinter Lunge, oder im dritten linken Intercostalraum, wo Herz hinter Lunge sich findet, bei starker Percussion der Schall weniger laut getroffen wird, als im vierten rechten oder zweiten linken Intercostalraum, wo hinter der Lunge entweder gar kein luftleeres Organ mehr liegt, oder wo dasselbe durch eine dicke Schicht Lungengewebe von der Brustwand getrennt ist. Bei schwacher Percussion dagegen hat man diese Differenz vermisst oder undeutlicher gefunden. Diese relative Dämpfung an den erwähnten Stellen, von deren thatsächlichem Vorhandensein man sich leicht überzeugen kann, hat man sich meist in der Weise entstanden gedacht, dass sich bei starker Percussion die Schwingungen durch das lufthaltige Gewebe hindurch auf das luftleere Organ fortpflanzen und dadurch der dumpfe Schall des letzteren zur Wahrnehmung gebracht werde, mit anderen Worten, man hat dem in der Tiefe gelegenen luftleeren Organe die Fähigkeit zugeschrieben, den Schall des vor ihm gelegenen lufthaltigen zu dämpfen. Dass dem nicht so ist, dass ein hinter einem lufthaltigen Organe gelegenes, luftleeres den Schall des ersteren nicht dämpft, dass an der Entstehung der sogenannten relativen Herz- oder Leberdämpfung die hinter der Lunge gelegenen Theile dieser luftleeren Organe an sich direct nicht betheiligt sind, habe ich bereits in einer früheren Publication (l. c.) auf Grund sehr einfacher Experimente hervorgehoben. Bringe ich nämlich auf meinen Rahmen zwei gleich grosse Lungenstücke, die für sich percutirt gleich lauten Schall geben, und percutire dann das eine derselben, während es auf einem Stück Leber aufliegt, **so wird der Schall des auf der Leber liegenden nicht im mindesten gedämpft**, im Gegentheil, er wird sogar, wohl wegen besserer Reflexion der Schallwellen, etwas lauter. — Die Entstehung jener relativen Dämpfung im fünften rechten und dritten linken Intereostalraum muss also in anderer Weise erklärt werden. Zum Theil ist daran das Hinderniss schuld, welches das wandständige luftleere Organ den freien Schwingungen der Brustwand auch in weiterem Umkreise, als es derselben anliegt, entgegensetzt (NIEMEYER), zum Theil die Einschränkung des für die Intensität des Percussionsschalles bedeutungsvollen Verbreitungsbezirkes der Percussionserschütterung (LEICHTENSTERN), die Verringerung der schwingenden Thoraxplatte (HOPPE).

Die wesentlichste Rolle spielt aber bei der Entstehung jener relativen Dämpfung die geringere Dicke des lufthaltigen Parenchyms, das Kleinerwerden der Schwingungsmasse. — Weitere Beweise für die Richtigkeit der vorgetragenen Anschauung werden wir darin gegeben finden, dass entsprechend der allmählichen Verschmächtigung der Lungen gegen ihre Ränder hin die Grenzen der relativen Herz- und Leberdämpfung keine scharfen sind, der Uebergang des lauten hellen in den relativ gedämpften Schallbezirk vielmehr so allmählich geschieht, dass es häufig mehr oder weniger willkürlich erscheint, wohin man die Grenze setzen will. Endlich verlaufen die Grenzen der relativen Herz- und Leberdämpfung, auch wo sich dieselben in exacter Weise feststellen lassen, in keiner Weise wie die anatomischen Grenzen der genannten Organe; sie zeigen vielmehr eine innigere Beziehung zu den Lungenrändern, denen sie im Allgemeinen in der Entfernung von einigen Centimetern folgen; wo ein in der Tiefe gelegenes, luftleeres Organ durch eine mehr als 3, höchstens 4 Cm. dicke Lungenschichte von der Brustwand getrennt ist, ist der Percussionsschall ebenso laut, als an anderen Stellen, wo gar kein luftleeres Organ in der Tiefe vorhanden ist; so kommt es, dass einzelne Abschnitte der parenchymatösen, von Lunge überdeckten Organe (Herz, Leber) der Percussion auch dann entrückt bleiben, wenn man zur Bestimmung ihrer Grösse den relativen Dämpfungsbezirk verwerthet. — Trotzdem aber nach meiner Auffassung die relative Leber- und Herzdämpfung nicht direct durch diese Organe verursacht wird, lässt sich dennoch der Bezirk des relativ gedämpften Schalles, der sich an die absolute Leber- und Herzdämpfung anschliesst, zur annähernden Schätzung — aber auch nur dazu — der Grösse und Lage dieser Organe aus dem Grunde verwerthen, weil unter den am unverletzten Körper gegebenen, uns bekannten topographischen Verhältnissen zwischen der Grösse und Lage der genannten Organe einerseits, dem Verlauf der Lungenränder und der Dicke der zwischen jenen Organen und der Körperwand befindlichen Lungensubstanz andererseits die innigsten Beziehungen bestehen.

Voller und leerer Schall (der Autoren).

Mit den bisher geschilderten Qualitäten des tympanitischen und nicht-tympanitischen, des hellen und dumpfen, hohen und tiefen Schalles, die, soweit sie nicht eine exacte physikalische Begründung zuliessen, doch wenigstens nicht gegen die Anschauungen der Acustik verstiessen, lässt sich nach meiner Ueberzeugung der bei der

Percussion des menschlichen Körpers auftretende Schall in genügender Weise differenziren. Es ist von vornherein unwahrscheinlich, dass bei dieser Art Schall zu erregen noch andere Unterschiede des Schalles vorkommen sollten, als diejenigen, welche durch die verschiedene Intensität (Dauer), Höhe und Klangfarbe bedingt sind. — Indem Skoda seine Reihe vom vollen zum leeren Schall aufstellte, schuf er noch eine weitere Schallqualität, jene nämlich, welche unserem Ohre ein Urtheil über die Grösse des schallenden Körpers ermöglicht. Ehe die Frage untersucht wird, ob es überhaupt eine derartige Schallqualität gibt, und ob dieselbe, soweit sie existirt, nicht mit der Intensität, Dauer, Tiefe des Schalles sich ganz oder theilweise deckt, scheint es nöthig, die Skoda'sche Auffassung wörtlich zu citiren. „Es ist nicht die Stärke des Schalles, woraus wir die Grösse des schallenden Körpers durch das Gehör beurtheilen. Eine grosse Glocke lässt uns auch durch das leiseste Summen ihre Grösse ahnen; während wir durch das lauteste und stärkste Klingen einer kleinen Glocke über ihre Kleinheit nicht getäuscht werden. Auch aus der Schallhöhe schliessen wir nicht auf die Grösse des schallenden Körpers."

„Man hat bisher keinen allgemein giltigen Ausdruck, um die Schallverschiedenheiten zu bezeichnen, welche wir auf die Grösse des schallenden Körpers beziehen. Ich glaube, dass man bei der Stimme und bei musikalischen Instrumenten zur Bezeichnung dieser Schallverschiedenheit gewöhnlich das Wort voll oder volltönend — sonor — gebraucht, und wende daher dieses Wort im gleichen Sinne für den Percussionsschall an. Wenn man verschiedene Stellen des Thorax oder des Unterleibes mit gleicher Stärke percutirt, so wird man finden, dass an einigen Stellen der Schall länger anhaltend und wie über einen grösseren Raum verbreitet erscheint, als an andern. Die erste Art des Schalles nenne ich den vollen, die zweite den weniger vollen oder leeren Percussionsschall." (Skoda, l. c. S. 8.)

Als das sinnliche Merkmal des vollen Schalles wird somit von Skoda die längere Dauer[1]) und die Verbreitung über einen grösseren Raum hingestellt. Die Dauer des Schalles ist ein wohl definirbarer Begriff und wurde von mir als ein die Intensität des Schalles mitbedingender Factor aufgefasst, der zum Theil von der Schwingungsfähigkeit des tönenden Körpers abhängt. Dagegen muss ich offen gestehen, dass mir von einem Schall, der „wie über einen grösseren

---

[1]) Dem widerspricht indess der Satz auf S. 9: „Der volle sowohl als der leere Ton eines Instrumentes kann lang oder kurz sein".

Raum verbreitet erscheint", jede Vorstellung fehlt. — Wenn ferner
SKODA glaubt, dass man in der Musik die Ausdrücke voll, volltönend, sonor mit Beziehung auf die Grösse des schallenden Körpers
anwendet, so ist das ein schwer zu begreifender Irrthum. Man kann
ja darüber streiten, was die Musiker unter „voll" verstehen; dass
sie dabei aber keinesfalls die Grösse des schallenden
Körpers im Sinne haben, hätte doch SKODA leicht erfahren
oder sich selbst sagen können. Wer denkt, wenn er von einer sonoren Stimme spricht, an einen grossen Kehlkopf oder grosse Stimmbänder? wer, wenn er den vollen Ton einer Violine rühmt, an dicke
Saiten oder ein grosses Instrument? Wäre dem also, dann hätte ja
der ausgesungenste Bassist einen volleren Ton, als die gefeierteste
Primadonna, und der Ton einer gewöhnlichen Bassgeige wäre allemal voller, als jener einer Violine von Stradivario. Was man in
der Musik als voll bezeichnet, ist eine Eigenthümlichkeit der Klangfarbe. Man versteht darunter entweder einen im Verhältniss zur
tonerregenden Kraft hohen Grad von Stärke und Reinheit (d. h. Freisein von begleitenden Geräuschen) des Tones, wie sie bei grosser, in
allen Theilen übereinstimmender Schwingungsfähigkeit des tönenden
Systems vorkommt (ZAMMINER l. c. S. 40) und somit von der innern
Structur, von der Beschaffenheit des Materials abhängt; oder — und
so hat HELMHOLTZ den vollen und leeren Ton der Instrumente definirt
— man versteht darunter die musikalische Klangfarbe im engeren
Sinne, und nennt einen Klang voll, wenn der Grundton an Stärke
überwiegt, leer, wenn jener an Stärke den Obertönen nicht hinreichend überlegen ist, so dass letztere verhältnissmässig zu stark
gegen den Grundton sind[1]). Wollte also SKODA eine Bezeichnung
für diejenige Schallqualität geben, welche die Grösse des schallenden
Körpers verräth, so war dazu der Ausdruck voll und leer, der bereits eine andere weniger problematische Bedeutung hatte, nicht
glücklich gewählt. — Ist es denn aber überhaupt möglich, aus dem
Schall die Grösse des schallenden Körpers zu bestimmen? Wenn
der Schall durch schwingende Körper erregt wird, die von ähnlicher Form sind, und aus demselben Materiale bestehen, allerdings.
In diesem Falle beurtheilen wir die Grösse des schallenden Körpers
nach der Tiefe, Lautheit und Dauer des Schalles, da tiefe
und laute Töne im Allgemeinen von grösseren schwingenden Massen
ausgehen, und auch die durch einmaligen Anstoss erregten Schwingungen ceteris paribus um so länger dauern, je grösser die schwin-

---

[1] HELMHOLTZ, l. c. S. 130 u. 161.

gende Masse. So verhält es sich in dem Beispiel mit der grossen und kleinen Glocke; man kann aus der Höhe des Tones einer Glocke, falls dieselbe aus der üblichen Legirung besteht und nach dem gangbarsten Profil gegossen ist, (ZAMMINER l. c. S. 41) ihre Grösse nicht nur ahnen, sondern ihr Gewicht berechnen. Aehnlich würden sich die Unterschiede verhalten, die im Percussionsschall auftreten, je nachdem dicke oder dünne Lungenschichten erschüttert werden; im ersten Fall ist der Schall lauter, tiefer und von längerer Dauer, im zweiten weniger intensiv, höher und kürzer, d. h. gedämpft. Jenen Schall voll, diesen leer zu nennen liegt somit keine Veranlassung vor. — Handelt es sich aber um die Vergleichung des Schalles, den Körper von verschiedener Form und aus verschiedenem Materiale geben, so besitzen wir keinen genauen Maassstab für die Grösse des schallenden Körpers; wenn wir dennoch durch eine reiche Erfahrung belehrt uns bei den im täglichen Leben vorkommenden Schallerscheinungen sehr häufig ein richtiges Urtheil über die ungefähre Grösse des schallenden Körpers zu bilden vermögen, so werden wir dazu nicht durch eine besondere mit der Grösse des schallenden Körpers zusammenhängende Qualität, sondern nur durch eine verschiedenartige Combination derjenigen Empfindungen in Stand gesetzt, welche der verschiedenen Intensität, Höhe, Klangfarbe und Dauer des Schalles entsprechen. — Aus den von SKODA zur Erläuterung seines leeren und vollen Schalles angeführten Beispielen ist mir nur soviel klar geworden, dass er von der erst zu beweisenden Voraussetzung ausging, wonach eine die Grösse des schallenden Körpers anzeigende, von der Höhe, Intensität und Dauer des Schalles unabhängige Schallqualität existirt[1]).

---

1) „Eine oberflächlich gelegene, nicht grosse Excavation in der Lunge, die von verdichtetem Gewebe umgeben ist, gibt einen Percussionsschall, der recht deutlich vernehmlich, aber doch leer ist". Ich wüsste nicht, wodurch sich ein solcher Schall von dem unterscheidet, was wir einen gedämpft-tympanitischen Schall nennen. „Der lufthaltige Magen gibt einen vollen, ein dünner Darm einen leeren Schall." Den ersteren würden wir als hell und tief, den zweiten als hoch und weniger laut bezeichnen. Ferner ist einleuchtend, dass SKODA's ganz leerer Schall = Schenkelschall, mit SKODA's und unserem dumpfen Schall völlig identisch ist. Ebenso kann ich die Unterschiede, die nach SKODA zwischen einem hellen, aber leeren Schall einerseits, und einem vollen, aber gedämpften Schall andererseits bestehen sollen, als thatsächlich in dem von SKODA behaupteten Umfange vorhanden, nicht wahrnehmen; so weit bei seinen Beispielen wirklich Verschiedenheiten des Schalles vorhanden sind, beruhen sie auf der verschiedenen Intensität und Höhe des Schalles. SKODA selbst räumt das zur Hälfte wenigstens mit den Worten ein: „Wenn der Schall gedämpft wird, so wird er jedesmal zugleich auch

Wenn ich dem vollen und leeren Schalle SKODA's seine Existenzberechtigung bestreite, befinde ich mich in Uebereinstimmung mit WINTRICH und ZAMMINER-SEITZ, also gerade mit Autoren, die sich nicht nur um die physikalische Theorie des Percussionsschalles die grössten Verdienste erworben haben, sondern auch, wie aus ihren Arbeiten klar hervorgeht, durch musikalisches Verständniss und ein musikalisch gebildetes Ohr zur Untersuchung des Percussionsschalles besonders berufen waren. Ich habe mich nicht damit begnügt, auf die Angaben dieser Autoren zu verweisen, sondern mit eigenen Mitteln den vollen und leeren Schall bekämpft, weil mir die Frage von grossem didactischem Interesse zu sein scheint; von dem Moment an, wo die Bezeichnungen voll und leer aus der Terminologie des Percussionsschalles verschwunden sein werden, ist dem Lernenden eine ergiebige Quelle zahlreicher Missverständnisse verschlossen. Da es nämlich den Schriftstellern grösstentheils nicht gelungen ist, die Bezeichnungen voll und leer im SKODA'schen Sinne zu verstehen und zu verwerthen, so haben sie theilweise die Begriffe voll und leer, statt sie ganz preiszugeben, in ganz anderem als dem von SKODA damit verknüpften Sinne angewandt. Das zweifelhafte Verdienst, durch eine derartige willkürliche Vertauschung zuvor feststehender Begriffe der Verwirrung und Unklarheit Thür und Thor geöffnet zu haben, gebührt, soviel mir bekannt, CONRADI, der in seiner im übrigen trefflichen Monographie mit einem Male den Schall luftleerer Körper, der bis dahin dumpf geheissen hatte, leer nannte. So kam es dahin, dass CONRADI und alle diejenigen, die seine Nomenclatur annahmen, was SKODA und seine Anhänger Herzdämpfung nennen mussten, als Herzleerheit bezeichneten und umgekehrt[1]). Um derartigen Zweideutigkeiten vorzubeugen, vermeide ich schon seit Jahren die Bezeichnungen voll und leer, und es wäre gewiss im Interesse aller derer, die nicht Zeit und Lust haben, sich durch die unerquickliche

---

leerer." Thatsächlich kommen bei anderen Schriftstellern zwar häufig die Termini heller voller und dumpfer leerer Schall vor; dagegen erinnere ich mich nicht, von hellem leerem oder vollem gedämpftem Schall gelesen zu haben; ein Beweis mehr, dass die Beibehaltung von voll und leer nur der Pietät gegen den Wiener Reformator entspringt.

1) Man vgl. z. B. die Angaben von GERHARDT und FRIEDREICH. Der erstere (l. c. S. 140 u. 141) nennt den Schallbezirk, der dem von Lunge unbedeckten Theil des Herzens entspricht, Herzdämpfung, denjenigen, in dem das Herz von Lunge bedeckt ist, Herzleerheit. FRIEDREICH dagegen (VIRCHOW's specielle Pathologie und Therapie. V. Bd. 2. Abthlg. Die Krankheiten des Herzens. 2. Aufl. 1867. S. 65) verfährt gerade umgekehrt.

Lehre vom vollen und leeren Schalle durchzuarbeiten, wenn auch andere meinem Beispiele folgten.

Gefühl des Widerstandes.

Zu den verschiedenen Gehörseindrücken, die der Percutirende bekommt, gesellt sich gleichzeitig eine eigenthümliche Gefühlswahrnehmung, welche die richtige Deutung des Gehörten wesentlich erleichtert, das „Gefühl des Widerstandes". Dieses Resistenzgefühl ist schuld daran, dass die Zuhörer niemals so exacte Eindrücke bekommen, wie der Percutirende selbst. Das Resistenzgefühl ist über luftleeren Körpern viel beträchtlicher, als über lufthaltigen. So vergesellschaftet sich dem dumpfen Percussionsschall beträchtliches, dem hellen geringeres Resistenzgefühl. Nach der Behauptung mancher Autoren liefern Flüssigkeiten eine bedeutendere Resistenz, als luftleere feste Körper (Pleuraexsudat soll sich von darüber gelegenem luftleerem Lungengewebe durch das Resistenzgefühl abgrenzen lassen).

II. Methoden der Percussion.

Piorry, Traité de plessimétrisme et d'organographisme. Paris. 1866. p. 47 ff. — Wintrich, Virch. spec. Pathol. u. Therapie. Bd. V, 1. 1854. S. 4. — Seitz, Die Auscultation und Percussion der Respirationsorgane etc. Erlangen. 1860. S. 172. — Skoda, Abhandlung über Percussion u. Auscultation. VI. Aufl. 1864. S. 1—4. — Gerhardt, Lehrbuch der Auscultation u. Percussion. 3. Aufl. 1876. S. 108 ff. — P. Niemeyer, Handbuch der theoretischen u. klinischen Percussion u. Auscultation. Bd. I. 1868. S. 37 ff. — Guttmann, Lehrbuch der klin. Untersuchungsmethoden etc. Berlin. 1872. 3. Aufl. 1878. S. 84 ff. — Stern, Diagnostik der Brustkrankheiten etc. Wien. 1877. S. 297, 309 u. 359. — Baas, Doppelplessimeter mit kleiner Platte in senkrechter und seitlicher und grosser Platte in wagrechter Ebene. Deutsch. Arch. für klin. Med. XVIII. Bd. 1876. S. 519. — Burchardt, Ein Doppelplessimeter. Ibidem. Bd. XX. 1877. S. 163.

Zur Bestimmung der normalen oder pathologischen Grenzen der einzelnen Organe bedienen wir uns desselben Verfahrens, das zum Zwecke der Percussion überhaupt geübt wird. Gerade das Bestreben, differente Schallräume möglichst exact von einander abzugrenzen, hat zur Erfindung und Anpreisung immer neuer Methoden und Instrumente geführt.

Die unmittelbare Percussion, die von Auenbrugger, Corvisart und Laennec ausschliesslich geübte Methode, bei welcher die zu untersuchenden Körperregionen direct mittelst der hammerartig gekrümmten Finger oder auch eines Hammers[1]) beklopft werden, ist zu einer genaueren Grenzregulirung zwischen den einzelnen Körperorganen wenig geeignet, und auch kaum im Gebrauche; nur Wintrich's **palpatorische Percussion** macht hiervon eine Ausnahme; es wird dabei mit dem nur wenig gekrümmten Mittelfinger der rechten Hand leicht aus dem Handgelenk gegen die zu untersuchenden Stellen geklopft; es handelt sich bei dieser Modification der unmittelbaren Percussion jedoch weniger um die Hervorrufung eines Schalles, als um die Wahrnehmung tactiler Erscheinungen, um das „Gefühl des Widerstandes".

Die topographische Percussion bedient sich zur Erreichung ihrer Ziele fast ausschliesslich der **mittelbaren Percussion**, wobei zwischen den klopfenden Finger oder Hammer und die zu untersuchende Körperstelle ein Medium eingeschaltet wird, und zwar entweder ein Finger der linken Hand, oder ein Plessimeter, eine Platte von Elfenbein, Holz, Kautschuk etc. Sehen wir von der **Percussion mit Hammer auf Finger** ab, die zwar einen vorzüglich schönen Schall liefert, aber von dem als Ambos dienenden Zeige- oder Mittelfinger in der Regel nicht auf die Dauer ertragen wird, so bleiben **drei Methoden, die mittelbare Percussion auszuüben**, übrig:

1. Mit Finger auf Finger (**Fingerpercussion**);
2. Mit Finger auf Plessimeter (**Plessimeterpercussion**);
3. Mit Hammer auf Plessimeter (**Hammerpercussion**).

Die **Fingerpercussion**, als deren Erfinder Piorry erst in seinen späteren Werken sich selbst bezeichnet, während er im Traité de la percussion médiate (1828) angiebt, dass „mehrere englische oder amerikanische Aerzte" sich ihres Fingers als Plessimeter bedient haben, wird in der Weise vollführt, dass der hakenförmig gekrümmte Mittelfinger der rechten Hand mit raschem und elastischem aus dem Handgelenk kommendem Anschlag auf die Dorsalfläche des linken Zeige- (oder Mittel-)Fingers klopft, dessen Volarfläche der zu untersuchenden Körperstelle fest aufliegt. Für gewöhnlich empfiehlt es sich, die zweite Phalanx zu beklopfen; in einzelnen Fällen percutirt man mit Vortheil auf das Nagelglied des linken Zeigefingers. Die Bewegung, welche die rechte Hand beim Percutiren vollführt, ist derjenigen analog, wie sie vom Klavierspieler häufig, z. B. für einen staccato zu spielenden Lauf in Octaven verlangt wird. Nicht

---

[1]) Die unmittelbare Hammerpercussion wurde nach Piorry seit den ersten Zeiten der Percussion geübt; Laennec percutirte zuweilen den Thorax mit seinem Riesenstethoskope.

selten habe ich in meinen diagnostischen Cursen diejenigen meiner
Schüler, die im Klavierspielen geübt waren, an der Freiheit ihres
Handgelenkes und der Leichtigkeit, mit der sie die Fingerpercussion
erlernten, sofort richtig erkannt.

Die Plessimeterpercussion wurde von PIORRY im Jahre
1826 erfunden. Während sich die rechte Hand bei der Plessimeterpercussion ebenso verhält, wie bei der Fingerpercussion, nur dass
man mit Vortheil statt nur eines Fingers gleichzeitig mehrere (den
2. und 3. oder die 3 ersten Finger) in Anwendung ziehen kann[1]),
wird der linke Zeigefinger durch eine Platte aus Elfenbein oder
irgend einer anderen Substanz ersetzt. Seitdem PIORRY Plessimeter
aus Elfenbein in die Praxis eingeführt hatte, wurden Platten der
verschiedensten Gestalt und Grösse und aus dem verschiedensten
Materiale verwendet. Ausser dem Elfenbein, bei dem wohl die
Meisten geblieben sind, die sich überhaupt eines Plessimeters bedienen, fanden Metalle aller Art, ferner Holz, Glas, Porzellan, Leder,
Kork, Kautschuk ihre Verwendung. Die Plessimeter wurden bald
gross bald klein, bald rund bald oval angefertigt, bald mit rings-
umlaufendem Rand, bald mit zwei Handhaben, die an den Enden
des Ovals unbeweglich oder durch ein Charniergelenk befestigt sind[2]).
Während die bisher beschriebenen Plessimeter beim Gebrauche an
der Randleiste oder an den Handhaben gefasst und der zu explo-
rirenden Körperstelle fest angepresst werden, gestattet das SEITZ'sche
Doppelplessimeter (aus Kautschuk) eine in manchen Fällen bequemere
Handhabung; die beiden als verschieden grosse Plessimeter dienenden Platten desselben sind durch ein Verbindungsstück in der Weise
mit einander verbunden, dass je nach Bedarf die grössere oder kleinere Platte als Plessimeter, die andere als Handhabe verwendet
wird. Da bei der gewöhnlichen Methode der Plessimeterpercussion
das Plessimeter mit seiner ganzen Fläche dem Körper adaptirt wird,
somit beim Percutiren die untergelegenen Theile mindestens im Umfange der Platte in Erschütterung gerathen, so ist klar, dass für die
topographische Percussion, bei der es uns darauf ankommt, den
Schall einer möglichst kleinen Stelle isolirt darzustellen, um ihn mit
dem einer benachbarten ebensolchen vergleichen zu können, kleine

---

1) Genauere Vorschriften über die Technik s. PIORRY, l. c. p. 75 ff.
2) Der Curiosität halber sei erwähnt, dass PIORRY es für sehr wesentlich hält,
dass die Platte des Plessimeters in Centim. und Millim. eingetheilt ist, und dass
er einen wesentlichen Fortschritt darin erblickt, dass er die Randpartien seines
Plessimeters roth und blau bemalen lässt, um damit anzuzeigen, dass man zur
genaueren Grenzbestimmung die Randpartien percutiren müsse.

Plessimeter vor grossen Platten den Vorzug haben. Das Plessimeter, dessen ich mich zu Grenzbestimmungen gewöhnlich bediene, hat eine längsovale Gestalt, ist 4—5 Ctm. lang und an seiner breitesten Stelle höchstens 2 Ctm. breit. — Die Erkenntniss, dass es bei genaueren Grenzbestimmungen wünschenswerth sei, nur wenig umfangreiche Hautstellen unter dem Plessimeter zu haben, rief die verschiedenen Methoden der sogenannten linearen Percussion ins Leben. Dabei wird entweder ein besonders construirtes Plessimeter (Souligoux siehe Piorry l. c. p. 113) statt mit der Fläche mit dem einen Rande aufgesetzt, während der gegenüberliegende beklopft wird, oder wie Wintrich vorschlug, der eine gewöhnlich als Handhabe dienende Zapfen seines Plessimeters adaptirt, auf den gegenüberstehenden percutirt, oder endlich (Wintrich's lineare Percussion im engeren Sinne) das Plessimeter unter einem Winkel von 15 Grad auf die Haut aufgesetzt und zunächst dem aufgesetzten Rande percutirt. Da ich die beiden letzten Methoden wegen der Schwierigkeit, das Plessimeter in der gewünschten Stellung mit der linken Hand zu fixiren, unbequem finde, so will ich für diejenigen, welche die lineare Percussion für unentbehrlich halten, die Beschreibung eines Plessimeters folgen lassen, welches mir bei äusserst bequemer Handhabung sehr genaue, fast lineare Resultate ergab. Die 3 Ctm. lange, 2 Ctm. breite ovale Grundplatte desselben, welche in Dicke und Grösse der gewöhnlichen Plessimeterplatte entspricht, kommt bei der Anwendung nicht in Betracht, sie dient nur als Verbindungsglied der vier Randplatten. Zwei der letzteren, je 1 Ctm. breit, 7 Mm. hoch, sind an den abgestumpften Enden des Ovals, die beiden anderen 1,3 Ctm. breit und 1 Ctm. hoch an den Breitseiten desselben in der Weise senkrecht zur Grundplatte angebracht, dass sie die Flächen derselben beiderseits gleich weit überragen. Je nach dem Grade der beabsichtigten Genauigkeit wird eine der kleineren oder grösseren Randplatten aufgesetzt und auf die gegenüberliegende Platte percutirt, während die 3. und 4. zur bequemen Fixation dienen[1]).

Bei der Hammerpercussion wird der klopfende Finger der rechten Hand durch einen Percussionshammer ersetzt. Ohne mich

---

[1]) Ein anderes Plessimeter, welches gleichfalls eine sehr scharfe Abgrenzung zulässt, und das Einzeichnen der Grenze in bequemer Weise gestattet, wird gelegentlich der Dermographie beschrieben werden. — v. Ziemssen hat zur linearen Abgrenzung differenter Schallräume ein Keilplessimeter von Elfenbein angegeben (Tagblatt der 41. Versammlung deutscher Naturforscher und Aerzte. Frankfurt. 1867. S. 117).

auf eine Beschreibung der einfacheren und complicirteren Mechanismen, die von den verschiedensten Autoren im Laufe der Zeit angegeben wurden[1]), einzulassen, möchte ich meine Meinung dahin aussprechen, dass wohl der von WINTRICH im Jahre 1841 erfundene Hammer, entweder in seiner ursprünglichen Gestalt, oder in einer der zahlreichen Modificationen, die ihm so wenig, als dem Plessimeter erspart blieben, namentlich in der von SEITZ empfohlenen, wobei statt des etwas schweren Metallkolbens ein solcher aus Horn angewandt wird, allen Anforderungen Genüge leistet. — Dass auch sämmtliche Methoden der linearen Percussion bei Anwendung des Hammers ausgeübt werden können, ist einleuchtend.

Ein Vergleich der verschiedenen Percussionsmethoden lehrt uns an jeder derselben gewisse Vor- und Nachtheile kennen. — Unterwirft man zunächst die Finger- und Plessimeterpercussion einer vergleichenden Prüfung, so ist ein unbestreitbarer Vortheil der Fingerpercussion die Einfachheit des Apparates, die Leichtigkeit, mit welcher sich der Finger auch in unregelmässig gestaltete Vertiefungen einlegen lässt, die Möglichkeit, denselben eher als das Plessimeter auch über einem Hemde oder dünnen Kleide in Anwendung zu ziehen. Die Nachtheile, die der Finger gegenüber dem Plessimeter bietet, sind seine grössere Dicke, die mitunter bei vielem Percutiren eintretende Schmerzhaftigkeit, allenfalls der Umstand, dass mangelhafte Reinlichkeit, Parasiten, Hautkrankheiten des Untersuchten zum Auflegen des Fingers nicht eben einladend sind. Diese Missstände fallen beim Plessimeter weg. Andere Vorwürfe, die dem Finger von Seiten einseitiger Vertheidiger des Plessimeters gemacht worden sind, wie z. B. dass die Fingerpercussion für den Untersuchten schmerzhaft sei, dass der Finger sich nicht auf der Unterlage fixiren lasse, dass er der metrischen Eintheilung entbehre (PIORRY), sind theils unbegründet, theils irrelevant. Andererseits sind aber auch die Einwände gegen das Plessimeter zum grössten Theil nicht von erheblicher Bedeutung. Dies gilt zunächst von dem Eigenton desselben, der sich jederzeit dem Schalle des percutirten Organes beimischt. Abgesehen davon, dass der beklopfte Finger ebenfalls seinen Eigenton gibt, hindert die Beimengung dieses Eigentones zum Schalle der unter dem Plessimeter befindlichen Organe in keiner Weise die Wahrnehmung von Schalldifferenzen, auf die es doch in erster Linie ankommt. — Lässt sich das Plessimeter, z. B. in enge Intercostalräume eines abgemagerten Kranken, nicht

---

1) Den Leser, der sich für diese Dinge specieller interessirt, verweise ich auf NIEMEYER S. 40 und PIORRY l. c. p. 65 ff.

mit seiner ganzen Fläche fest anlegen, so kann man statt dessen eine der beschriebenen Methoden linearer Percussion in Anwendung ziehen. — Während Finger- und Plessimeterpercussion hinsichtlich der Schwierigkeit der Technik auf gleicher Linie stehen, ist die Hammerpercussion viel leichter zu erlernen, als jene beiden. Darin, sowie in der Vermeidung der Schmerzhaftigkeit, von der bei den anderen Methoden der als Hammer oder Ambos dienende Finger häufig befallen wird, scheint mir der wesentlichste Vorzug der Hammerpercussion zu liegen.

Alle die bisher für und gegen die einzelnen Methoden der mittelbaren Percussion angeführten Momente sind mehr äusserlicher Natur, sie berühren den Kern der Sache so gut wie gar nicht. Entscheidend für die eine oder andere Methode wird es sein, wenn bei ihr die acustischen und tactilen Erscheinungen, auf deren Hervorrufung und Wahrnehmung die genaue Abgrenzung der Organe mittelst der Percussion beruht, in grösserer Intensität und Reinheit hervortreten, als bei den anderen. Hinsichtlich der absoluten Intensität des Schalles und der Deutlichkeit etwaiger Schalldifferenzen kann ich zwischen Finger- und Plessimeterpercussion keinen durchgreifenden Unterschied finden; dagegen scheint mir bei der letzteren das Gefühl des Widerstandes etwas deutlicher, als bei der Fingerpercussion. Bei der Hammerpercussion ist der Schall von einer Intensität, wie sie bei den anderen Methoden auch nach längerer Uebung nur selten erzielt wird; gerade wegen dieser bedeutenden Intensität werden aber geringe Differenzen des Schalles an zwei verschiedenen Gegenden leichter verwischt, als bei den übrigen Methoden. Während es bei der Finger- oder Plessimeterpercussion schwierig ist, so stark zu percutiren, dass die Schwingungen sich bis zu beträchtlicher Tiefe fortpflanzen, bedarf es umgekehrt bei der Hammerpercussion schon einer gewissen Vorsicht, um eine allzuweite Verbreitung der Percussionserschütterung zu verhüten; mit anderen Worten: Die starke Percussion gelingt leichter mit der Hammer-, die schwache leichter mit der Finger- oder Plessimeterpercussion; umgekehrt lernt es sich rascher, mit dem Hammer schwach, als mit dem Finger stark zu percutiren; aus diesem Grunde konnten wir die Hammerpercussion für leichter erklären. — In Bezug auf die Wahrnehmung des Resistenzgefühles stehen die Anschauungen Wintrich's denjenigen der meisten anderen Autoren direct entgegen. Dasselbe wird nach Wintrich leichter mit dem Hammer, nach der Meinung der übrigen, denen auch ich mich anschliessen muss, leichter mit dem Finger aufgefasst.

Aus alledem erhellt, dass ein erheblicher principieller Unterschied zwischen den drei Methoden nicht existirt. Damit stimmt denn auch die Thatsache überein, dass, trotzdem z. B. in Frankreich vorwiegend die Plessimeter-, in Deutschland an der einen Klinik die Finger-, an der anderen die Hammerpercussion geübt wird, die Resultate, zu denen die einzelnen Beobachter gelangt sind, im Grossen und Ganzen mit einander im Einklang stehen. Die Urtheile, die zu Gunsten der einen Methode sich völlig absprechend über die anderen verhalten, können nur von solchen ausgegangen sein, die voreingenommen für die ihnen durch die Gewohnheit lieb gewordene Methode sich entweder gar nicht die Mühe genommen haben, die anderen praktisch zu prüfen, oder wenigstens eine solche Prüfung nicht unparteiisch genug angestellt haben. Einem einzelnen Beobachter ist aber eine unparteiische vergleichende Prüfung der Finger-, Plessimeter- und Hammerpercussion erst dann möglich, wenn er die Mühe nicht scheut, sich dieselbe Vollendung der Technik, die er in der von Haus aus von ihm geübten Methode besitzt, auch in den anderen durch fortgesetzte Uebung zu erwerben.

Wer zehn Jahre hindurch nur mit Finger auf Finger percutirt und es darin zu einer gewissen Virtuosität gebracht hat, und dann, wenn er sich einige Tage lang mit Hammer und Plessimeter versucht hat, diese Instrumente als unbrauchbar bei Seite legt, der schiebt der Methode in die Schuhe, was doch nur Mangel an Uebung ist; nach wenigen Wochen redlichen Strebens schon würde er sich überzeugen, dass er mit dem Hammer nicht mehr und nicht weniger zu leisten im Stande ist, als mit der Fingerpercussion. Fingerpercussion und Hammerpercussion treiben heisst zwei verschiedene Instrumente spielen; man kann auf dem einen Stümper, auf dem anderen Virtuos sein. Wer der Fingerpercussion mächtig ist, erlernt in kürzesten Frist die Plessimeter- und Hammerpercussion; wer nur die letztere versteht, hat zur Erlernung der anderen Methoden dieselben technischen Schwierigkeiten zu überwinden, wie ein Neuling in der Percussion.

Nachdem ich eine Reihe von Jahren hindurch mich aller drei Methoden zur genaueren Feststellung der Grenzen der einzelnen Organe bedient, kann ich mit gutem Gewissen meine Ueberzeugung aussprechen, dass — mit Ausnahme einiger speciellen Fälle, auf die ich später zurückkommen werde — Finger-, Plessimeter- und Hammerpercussion gleichwerthig sind.[1]

---

[1] Häufig demonstrire ich meinen Zuhörern die Thatsache, dass die mittelst

Welchen Rath soll man nun dem Jünger der Medicin ertheilen, der durchdrungen von der Wichtigkeit der Percussion in der Wahl der von ihm zu erlernenden Methode schwankt? Wenn möglich, mache er sich von vorn herein ausser mit der Finger- (oder Plessimeter-) auch mit der Hammerpercussion vertraut. Soll nur eine einzige Methode exclusiv betrieben werden, so versuche man zunächst die Fingerpercussion, und bleibe bei dieser, wenn sie nach Verlauf einiger Zeit ausreichend lauten Schall liefert. Ist aber trotz fleissiger Uebung in der Fingerpercussion nach Verfluss einiger Wochen, höchstens Monate nicht diejenige Freiheit des Handgelenks erreicht, welche die Hervorrufung eines verhältnissmässig lauten Schalles auch über den Lungen musculöser oder fetter Personen ermöglicht, so gehe man zu Hammer und Plessimeter über. Viele, die man mit den Fingern mehr percutiren sieht, als hört, würden sehr schön mit dem Hammer percutiren, wenn sie auf die Hammerpercussion nur einen kleinen Bruchtheil der Zeit und Mühe verwendet hätten, die sie der Erlernung der Fingerpercussion geopfert.

Eine kurze Erwähnung verdient noch die combinirte Anwendung von Percussion und Auscultation (Percussionsauscultation, Acuophonie, Plestethoscopisme, auscultation plessimétrique), um die Grenzen der Organe festzustellen. Diese Methode, die schon von Laennec und Piorry zuweilen angewandt, später von Camman und Clark[1]) in der übertriebensten Weise angepriesen und in jüngster Zeit von Zülzer[2]) mit dem Namen der „percutorischen Transsonanz" belegt und aufs Neue empfohlen wurde, bietet in der Regel keine besonderen Vortheile. Nur wo es sich um die Wahrnehmung des Metallklanges handelt, kann sie mehr leisten, als die gewöhnlichen Methoden, namentlich wenn man in der von Heubner[3]) empfohlenen Weise mit einem harten Körper (Holz, Metall) auf das Plessimeter percutirt, in dessen Nähe das Stethoskop aufgesetzt wird. Aus der Höhe des in dieser Weise erhaltenen Metallklanges hat Leichtenstern die Grenzen des Magens und Colons festzustellen versucht.

---

der Fingerpercussion gefundenen Grenzen eines Organes genau dieselben bleiben, wenn dem Finger das Plessimeter oder der Hammer substituirt wird.
1) referirt in Arch. gén. de Méd. 1841. p. 225.
2) Berl. klin. Wchschr. 1877. Nr. 43. S. 636. — 3) Arch. d. Heilk. X. S. 326.

III. Specielles Verfahren bei der percussorischen Grenzbestimmung der Organe. Starke und schwache Percussion. Oberflächliche und tiefe Percussion.

Setzen wir die Theorie des Percussionsschalles und die Methoden der Percussion als bekannt voraus, so sind nur noch Kenntnisse aus der topographischen Anatomie erforderlich, um das richtige Verfahren für die Grenzbestimmung der einzelnen Organe finden zu lassen. Zunächst werden sich durch die Percussion die Grenzen zwischen zwei wandständigen Organen feststellen lassen, von denen das eine lufthaltig, das andere luftleer ist. Wo wir solche Linien aufzusuchen haben, darüber belehrt uns die topographische Anatomie. Eine derartige Linie, über welcher Lunge, unter welcher Leber der Brustwand anliegt, findet sich z. B. entsprechend dem Zuge des unteren Randes der rechten Lunge. Die Lunge gibt hellen nicht-tympanitischen, die Leber, soweit sie der Brustwand unmittelbar anliegt, dumpfen Schall: die Punkte, an denen dumpfer in nicht-tympanitischen Schall überspringt, lassen sich zu einer dem unteren Rand der rechten Lunge entsprechenden Linie vereinigen; ebenso wird sich der dumpfe Schall, den das der Brustwand anliegende Herz liefert, vom hellen Schall der linken Lunge in einer Linie abgrenzen, die den vorderen Rand der linken Lunge wiedergibt. Die Leber stösst nach unten an die in der Regel lufthaltigen Baucheingeweide. Die Linie, an welcher der dumpfe Schall in tympanitischen überspringt, bezeichnet den unteren Rand der Leber etc.

Ferner wird aber auch die Feststellung solcher Linien durch die Percussion gelingen, in welchen ein nicht tympanitisch an ein tympanitisch schallendes Organ grenzt (Lunge an Magen), oder in denen zwei Organe aneinander stossen, die tympanitischen Schall von verschiedener Höhe liefern (Magen und Colon).

Solche Linien dagegen, in denen zwei luftleere Organe einander berühren, lassen sich durch die Percussion niemals feststellen (Herz und linker Leberlappen).

Um die Grenzen der Organe bei der Percussion aufzufinden, percutirt man in verschiedenen geraden Linien, die senkrecht auf der zu erwartenden Grenzlinie stehen; will man z. B. den unteren Rand der rechten Lunge durch die Percussion fest-

stellen, so muss man, da derselbe im Allgemeinen einer horizontal
um den Thorax verlaufenden Linie folgt, in verschiedenen Verticallinien (Parasternal-, Mammillar-, Axillarlinie etc.) am Thorax her-
unterpercutiren. Die Punkte, an welchen in diesen einzelnen Linien
der helle nicht-tympanitische in dumpfen Schall übergeht, lassen
sich dann zu einer den Lungenrand wiedergebenden Linie com-
biniren.

Was das speciellere Verfahren zur Abgrenzung differenter
Schallräume betrifft, so kann man hier auf verschiedene Weise möglichst exacte Resultate erzielen. Die bereits beschriebenen Methoden
linearer Percussion sind im Allgemeinen entbehrlich. Man kann mittelst Percussion auf einen nicht allzubreiten Finger oder ein schmales (2 Ctm. breites) Plessimeter von ovaler Gestalt, das keine Rand-
leisten, sondern nur an den Enden des Ovals zwei Handhaben trägt,
fast ebenso genaue Abgrenzung erzielen. Indem man den Finger
oder das Plessimeter allmählich aber jedesmal mindestens um Fin-
ger- oder Plessimeterbreite vorrücken lässt, findet man die letzte
hell-, die erste dumpfschallende Fingerbreite. Die Grenze liegt dann
am Rande oder noch innerhalb der letzten hellschallenden Breite,
da bei Percussion auf die Mitte des Fingers oder Plessimeters sämmtliche von demselben bedeckten Theile in Erschütterung gerathen, somit, wenn dasselbe auch nur mit einem kleinen Theile seiner Fläche
auf lufthaltigen Theilen aufliegt, nicht dumpfer, sondern heller Schall
erhalten wird. Innerhalb dieses vorläufig bestimmten Raumes (bei
meinem Plessimeter ist er 2, bei meinem Finger weniger als 2 Ctm.
breit) wird dann die genauere Grenze entweder mittelst linearer Percussion oder in der Weise festgestellt, dass man den Raum halbirt
und den Schall über und unter der Halbirungslinie vergleicht etc. —
oder endlich man rückt, immer auf die Mitte des Fingers oder Plessimeters percutirend, dasselbe linienweise von dem dumpf schallenden
Raume gegen den hell schallenden vor und markirt den nach letzterem gerichteten Rand des Fingers oder Plessimeters, sobald der
zuvor dumpfe Schall etwas Helligkeit bekommt. Die Grenze ist dann
wenige Linien von der so gefundenen Marke entfernt nach der Seite
des dumpfen Schallraumes hin gelegen. — Diese Methoden sind jener
anderen vorzuziehen, wobei man durch Beklopfen verschiedener
Punkte eines grösseren Plessimeters, das zum Theil dem dumpf, zum
Theil dem hell schallenden Bezirk aufliegt, die Grenzlinie festzustellen sucht. Denn wenn es auch richtig ist, dass, wie Seitz betont, vorzugsweise derjenige Körpertheil schallt, welcher senkrecht
unter der vom Finger oder Hammer getroffenen Stelle des Plessi-

meters liegt, so betheiligen sich doch auch die von dem übrigen Plessimeter bedeckten Theile an dem Percussionsschalle. Es würde sonst nicht, wenn über derselben Stelle der Lunge das eine Mal auf einem grossen, das andere Mal auf einem kleinen Plessimeter gleich stark percutirt wird, der Schall im ersten Falle ungleich lauter ausfallen.

Um im speciellen Theile zahlreiche Wiederholungen vermeiden zu können, wird es zweckmässig sein, an dieser Stelle schon die Grundsätze zu erörtern, nach denen sich im einzelnen Falle sicher entscheiden lässt, ob die festzustellenden Grenzen leichter und richtiger bei starker oder schwacher Percussion gefunden werden. Nachdem die verschiedensten Autoren sich gelegentlich darüber ausgesprochen hatten, dass in dem Falle die starke, in jenem die schwache Percussion vorzuziehen sei, nachdem namentlich P. NIEMEYER die Differenzen zwischen starker und schwacher Percussion in klares Licht gestellt hatte[1]), habe ich in einer früheren Arbeit[2]) die Abgrenzung der Fälle, für welche die starke Percussion passt, von jenen, in welchen die schwache angezeigt ist, von einheitlichem Gesichtspunkte aus versucht. — Bei der schwachen Percussion werden im percutirten Finger oder Plessimeter nur kleine Excursionen erregt, die sich sowohl nach der Tiefe als nach der Fläche nur wenig ausbreiten und deshalb nur in den zunächst hinter der percutirten Stelle gelegenen Theilen kleine Excursionen hervorrufen. Bei starker Percussion dagegen werden nicht nur in den oberflächlich gelegenen Gebilden stärkere Excursionen ausgelöst, sondern es breitet sich auch die mechanische Erschütterung weiter in die Tiefe und nach der Fläche aus, als bei schwacher, so dass weiter von der percutirten Stelle entfernte Partien noch in Schwingungen gerathen, Partien, die bei schwacher Percussion nicht mitschwingen würden, mit anderen Worten: die starke Percussion vergrössert sowohl die akustische Wirkungssphäre des Percussionsstosses, als die Schwingungsamplitude der in Schwingung gerathenden Masse. Mittelst dieser und der über die Intensität des Percussionsschalles angeführten Sätze (s. oben S. 10 ff.) gelingt es leicht, das Gebiet für starke und schwache Percussion abzustecken. Von vereinzelten Ausnahmefällen abgesehen, kommt es uns nicht darauf an, an einer Stelle einen möglichst lauten Schall hervorzurufen, sondern die Differenz im Percussionsschalle zweier mit einander verglichenen

---

1) l. c. S. 136 ff.
2) Deutsch. Arch. f. klin. Med. XVII. Bd. 1876. S. 448 ff.

Starke und schwache Percussion.

Stellen zur deutlichsten Wahrnehmung zu bringen. Darauf beruht nicht nur die vergleichende Percussion im engeren Sinne, die für die Untersuchung der Lungen von so hohem Werthe ist, sondern auch die ganze topographische Percussion. Es wird also zum Zwecke der Grenzbestimmung diejenige Methode der Percussion den Vorzug verdienen, bei welcher die gesuchten Schalldifferenzen am deutlichsten hervortreten. Ob dies im Einzelfalle bei starker oder schwacher Percussion der Fall, wird sich am Klarsten ergeben, wenn wir die Einzelfälle, je nachdem hinter der percutirten Stelle lufthaltige oder luftleere Organe oberflächlich oder in der Tiefe gelegen sind, gruppiren, und die so gebildeten Gruppen einer gesonderten Betrachtung unterziehen. Hinter der percutirten Stelle der Brust- oder Bauchwand liegen — von dieser selbst abgesehen — im Bereich der Tiefe, bis zu welcher überhaupt die Percussionserschütterung noch vordringen kann, entweder lufthaltige oder luftleere Theile, oder es alternirt lufthaltiges mit luftleerem Parenchym. Im letzteren Falle liegt entweder das luftleere Organ oberflächlich, das lufthaltige in der Tiefe oder umgekehrt.

1. Setzen wir zunächst den Fall, es liege hinter der percutirten Stelle der Körperwand ein **lufthaltiges Organ**, das daselbst auch eine bedeutende Tiefenausdehnung besitzt. Percutirt man an einer solchen Stelle, z. B. rechts vorne im ersten oder zweiten Intercostalraum **schwach**, so kommt ein wenig intensiver Schall zu Stande, weil nur in den zunächst hinter der percutirten Stelle gelegenen Lungenabschnitten Schwingungen und zwar von geringer Amplitude erregt werden. Bei **starker** Percussion an derselben Stelle resultirt ein viel lauterer Schall, weil dabei sowohl die **Schwingungsamplitude** des nächstliegenden Lungengewebes, als auch in Folge weiterer Ausbreitung der Percussionserschütterung nach der Fläche und Tiefe die **Schwingungsmasse** eine grössere wird.

2. An einer Stelle, hinter welcher ein **luftleeres Organ** von bedeutender Dicke der Körperwand anliegt, wird im Allgemeinen sowohl bei schwacher als starker Percussion absolut dumpfer Schall erhalten; nur in der Nähe der Grenzlinie, welche das luftleere Organ von einem gleichfalls wandständigen lufthaltigen scheidet, wird bei schwacher Percussion der dem luftleeren, bei starker der dem lufthaltigen Organe entsprechende Schall wahrgenommen. Ein naheliegendes Beispiel bietet die Lebergegend. Percutirt man in der rechten Mammillarlinie im 7. oder 8. Intercostalraume, also ziemlich weit vom Lungenrand entfernt, so bekommt man sowohl bei schwacher als starker Percussion den dumpfen Schall der Leber;

percutiren wir dagegen unmittelbar unter dem bei schwacher Percussion an der 6. Rippe gefundenen Rande der Lunge stark, so tritt jetzt an derselben Stelle nicht mehr absolut dumpfer, sondern ein allerdings gedämpfter Lungenschall auf. Die Erklärung ist die, dass bei schwacher Percussion die Erschütterung auf die allernächste Umgebung der Percussionsstelle beschränkt bleibt (6. Intercostalraum); bei starken Percussionsschlägen dagegen geräth nicht nur der 6. Intercostalraum, sondern auch die angrenzenden Partien der Brustwand (6. Rippe, 5. Intercostalraum), hinter denen noch Lunge gelegen ist, in Schwingungen, die sich der Lunge mittheilen. Es wird also bei starker Percussion die Grenze zu weit nach der Seite des luftleeren Organes hin gefunden, so dass das lufthaltige Organ zu gross, das luftleere zu klein angenommen wird. Dieselbe Erscheinung wiederholt sich überall da, wo die Grenzlinie zwischen einem luftleeren und lufthaltigen Organe verläuft, deren jedes der Körperwand unmittelbar anliegt. Daraus folgt der wichtige Satz, dass zur Abgrenzung lufthaltiger von luftleeren Organen, wenn beide wandständig sind, die schwache Percussion den Vorzug verdient. Hierher gehört die percussorische Bestimmung der unteren Lungenränder, der vorderen inneren Lungenränder oder was dasselbe ist, der Grenzen der absoluten Herzdämpfung, ferner des unteren Leberrandes; desgleichen gelingt die Grenzbestimmung zwischen einem pleuritischen Exsudate und der noch lufthaltigen Lunge oder zwischen ascitischer Flüssigkeit und den lufthaltigen Gedärmen sicherer bei schwacher als starker Percussion. In allen diesen Fällen wird die Grenze zwischen luftleerem und lufthaltigem Organ nicht nur richtiger, sondern auch leichter bei schwacher Percussion gefunden, als bei starker. Der durch schwache Percussion dem lufthaltigen Organ entlockte, an sich wenig intensive Schall unterscheidet sich von dem bei schwacher Percussion des luftleeren überhaupt kaum wahrnehmbaren Schall aufs deutlichste. Unser Ohr fasst leichter die Differenz zwischen Nichts und Etwas auf, als zwischen mehr oder weniger laut. — Die Frage, wie stark in jedem einzelnen der Fälle zu percutiren sei, für die im Allgemeinen die schwache Percussion angezeigt ist, lässt sich dahin beantworten, dass die Percussion so stark sein muss, dass über dem lufthaltigen Organ der Schall desselben noch deutlich erkannt wird. Das Maass der hierzu erforderlichen Stärke des Anschlages richtet sich, wie wir gleich sehen werden, nach der Dicke der Brust- oder Bauchwand.

3. Als dritte Möglichkeit haben wir angenommen, dass — von

der Körperwand selbst abgesehen — zunächst hinter der percentirten Stelle ein luftleeres, hinter diesem ein lufthaltiges Organ gelegen ist. Das am nächsten liegende Beispiel bietet die Percussion des Epigastriums; hier ist zwischen den lufthaltigen Magen und die Bauchwand der luftleere linke Leberlappen eingeschoben. Percutiren wir hier schwach, so erhalten wir den dumpfen Schall der Leber; percutiren wir stark, den gedämpft tympanitischen Schall des Magens. Nur bei starken Percussionsschlägen geräth der ziemlich weit von der percutirten Stelle entfernte Magen in Schwingungen, während die durch schwache Percussion hervorgerufenen Excursionen des Plessimeters oder Fingers sich gar nicht bis zu solcher Tiefe fortpflanzen. Liegt also zunächst hinter der percutirten Stelle luftleeres, in der Tiefe lufthaltiges Parenchym, so kann durch starke Percussion der dämpfende Einfluss des luftleeren auf das lufthaltige Gewebe verringert werden. Man kann dies auch so ausdrücken, dass **bei der jetzt öfter erwähnten Anordnung der Theile die schwache Percussion den Schall des oberflächlichen, die starke den des tiefer gelegenen Organes liefert.** Auch dieser Satz lässt für die Praxis zahlreiche Anwendungen zu. Streng genommen gehören hierher auch die Fälle, in denen unmittelbar hinter der Körperwand ein lufthaltiges Organ liegt; denn zwischen das letztere und den percutirten Finger ist ja beim Lebenden stets ein luftleerer Körper eingeschoben, nämlich die **Wandung der Körperhöhlen.** Der dämpfende Einfluss der Körperwand auf den Schall der dahinter gelegenen lufthaltigen Organe ist um so bedeutender, je dicker die Wandung. Es ist daher z. B. der Schall über den Lungen nicht nur bei mageren Individuen lauter als bei fettleibigen, sondern auch bei einem und demselben Individuum an den verschiedenen Stellen des Brustkorbes um so weniger intensiv, je dicker die Brustwand. Wo die Dicke der letzteren eine bedeutende ist, bedarf es stärkerer Percussion, um ihren dämpfenden Einfluss so weit zu überwinden, dass der Schall des lufthaltigen Theiles wahrnehmbar wird. Diess der Grund der schon erwähnten Thatsache, dass zur Abgrenzung eines luftleeren und lufthaltigen Organs um so schwächere Percussion genügt, je dünner die an der Grenzlinie vorhandene Körperwand ist. Wo die Körperwand eine bedeutende Dicke besitzt, ist deshalb eine derartige Grenzbestimmung viel unsicherer. — Es folgt aus jenem Satze aber auch ohne Weiteres, **dass wir kleine pleuritische Exsudate, desgleichen peripherisch gelagerte Infiltrate der Lungen durch schwache Percussion nachzu-**

weisen haben, während uns die starke Percussion in diesen Fällen über das Verhalten des jenseits der dämpfenden Medien gelegenen lufthaltigen Parenchyms Aufschluss gibt. Gerade solche kleine Exsudate und periphere Infiltrate werden häufig übersehen, wenn man sich mit der starken Percussion genügen lässt. Es befinde sich z. B. in der linken Pleurahöhle ein kleines Exsudat, das nur wenige Centimeter hoch gestiegen ist und eine geringe Dicke besitzt. Percutirt man stark, so erschüttert man durch die Flüssigkeit hindurch die dahinter gelegene lufthaltige Lunge, und der Schall wird sich von dem der rechten Seite nur wenig oder gar nicht unterscheiden; bei schwachen Percussionsschlägen dagegen, welche rechts die oberflächlichen Schichten der lufthaltigen Lunge, links nur die Flüssigkeit erschüttern, tritt die Differenz sofort aufs Deutlichste hervor. Genau so verhält es sich mit peripheren Infiltraten der Lunge. Es folgt daraus, dass man bei bestehendem Verdacht auf ein Exsudat oder Infiltrat, wenn starke Percussion keine Anomalie ergibt, die schwache versuchen solle. Umgekehrt wird man sich, wenn schwache Percussion irgendwo eine Dämpfung hat erkennen lassen, häufig durch starke Percussion Aufschluss über das Verhalten der in der Tiefe gelegenen Theile verschaffen können. So nimmt beispielsweise über den oberen Abschnitten der Lunge mitunter der bei schwacher Percussion dumpfe Schall bei starker einen tympanitischen, selbst metallischen Charakter an und lässt sich dann zuweilen als Cavernenschall oder als WILLIAMS'scher Trachealschall richtig deuten.

4. Auch auf die vierte noch zu besprechende Anordnung der Theile, wobei zwischen ein in der Tiefe gelegenes luftleeres Organ (Herz, Leber, Milz) und die percutirte Stelle der Brustwand ein lufthaltiges (Lunge) sich einschiebt, hat man den Satz anwenden zu dürfen geglaubt, dass die schwache Percussion den Schall der oberflächlichen, die starke den der tiefer liegenden Organe zur Wahrnehmung bringe. Es fusste diese Anschauung auf der leicht anzustellenden Beobachtung, dass die sogenannte relative Herz- und Leberdämpfung (s. S. 41 u. 47) nur bei starker Percussion erkannt wird. Man erklärte sich dies in der Weise, dass nur „starke Schwingungen der Brustwand die lufthaltige Lungensubstanz durchdringen und zu dem unter ihr vergrabenen Herzen gelangen können" (CONRADI). Wir haben bereits (S. 48) auseinandergesetzt, dass der an die absolute Herz- und Leberdämpfung sich anschliessende relativ gedämpfte Schallbezirk mit diesen Organen

an sich direct nichts zu thun hat, seine Entstehung vielmehr anderen Momenten (Verkleinerung der Schwingungsmasse und der schwingenden Thoraxplatte) verdankt. Es bleibt also nur noch zu erörtern, warum die relative Herz- und Leberdämpfung nur bei starker Percussion hervortritt. Die Betrachtung der nebenstehenden Figur, welche einen in der Mammillarlinie vollführten senkrechten Schnitt (Sagittalschnitt) durch die Brustwand AB mit ihren Rippen (3 bis 9), durch das Zwerchfell CD, die Lunge E und Leber F darstellt, mag zur Erläuterung dessen dienen. Percutirt man im 4. und 5. Intercostalraum schwach, so wird sich an beiden Localitäten die Erschütterung nur wenig nach der Fläche und in die Tiefe ausbreiten (etwa bis h und e); der über beiden Stellen erhaltene wenig intensive Schall ist daher gleich laut. Percutirt man dagegen stark, so werden sich die Schwingungen im 5. Intercostalraum wiederum nur bis e ausbreiten können, weil eben an dieser Stelle nicht mehr Lunge zur Verfügung steht; im 4. Intercostalraum dagegen kann das Parenchym bis in grössere Tiefe erschüttert werden, vielleicht bis g. Es wird daher bei starker Percussion zwar sowohl im 4. als 5. Intercostalraum der Schall lauter werden, als an jedem dieser Punkte bei schwacher (wegen der grösseren Schwingungsamplitude des oberflächlich gelegenen Parenchyms); er wird aber im 4. Intercostalraum eine grössere Zunahme seiner Intensität erfahren, als im 5., weil im 4. ausser der durch die stärkere Percussion bedingten Zunahme der Schwingungsamplitude auch noch die Grössenzunahme der Schwingungsmasse die Lautheit des Schalles steigert, ein Moment, das im 5. Intercostalraum nicht in Wirksamkeit treten kann. Der Schall erscheint daher bei starker Percussion im 4. Intercostalraum lauter, als im 5. **Es folgt daraus, dass wir zur Feststellung der relativen Herz- und Leberdämpfung die starke Percussion in Anwendung ziehen müssen.**[1]) Natürlich gestatten

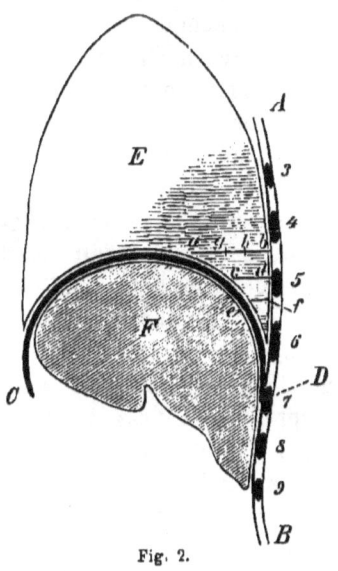

Fig. 2.

---

[1]) Ganz ähnliche Betrachtungen lassen sich auch für den Nachweis in der Tiefe gelegener pneumonischer Infiltrate anstellen.

Differenzen in der Intensität des an zwei verschiedenen Stellen erhaltenen Schalles nur dann einen Rückschluss auf die Grösse der Schwingungsmasse, wenn die Dicke der äusseren Weichtheile an den verglichenen Stellen nicht wesentlich differirt.

Das über schwache und starke Percussion Gesagte lässt sich in folgende Sätze zusammenfassen:

1. Die schwache Percussion verdient den Vorzug:

a) Zur Auffindung jener Linien, in denen sich wandständig gelegene luftleere und lufthaltige Organe von einander abgrenzen. Hierher gehört unter anderen die Feststellung der unteren und vorderen Lungenränder, des unteren Leberrandes, die Abgrenzung der in Pleura- oder Peritonealhöhle enthaltenen Flüssigkeiten von lufthaltigem Lungengewebe, lufthaltigen Gedärmen oder frei in jene Höhlen ergossenen Gasen.

b) Zum Nachweis kleiner pleuritischer Exsudate und peripher gelagerter Infiltrate der Lungen.

In allen unter a. und b. erwähnten Fällen führt um so schwächere Percussion zum Ziele, je dünnere Wandungen das lufthaltige Organ vom Finger oder Plessimeter trennen; bei dickerer äusserer Wandung dagegen tritt der Schall des lufthaltigen Theiles erst bei stärkerem Anschlag deutlich hervor.

2. Die starke Percussion dagegen ist geeignet:

a) Den Schall lufthaltiger Organe, die von der Körperwand durch luftleere getrennt sind, zur Wahrnehmung zu bringen, den dämpfenden Einfluss der letzteren zu verringern. Es kann in dieser Weise z. B. der hinter der Leber gelegene Magen, oder hinter einem Infiltrate gelegenes lufthaltiges Lungenparenchym, oder ein hinter luftleerem Gewebe in der Tiefe vorhandener Hohlraum (Caverne, Trachea, Bronchus) nachgewiesen werden.

b) Gestattet die starke Percussion durch Vergleichung der Schallintensität verschiedener Stellen, an welchen die äussere Wandung annähernd dieselbe Dicke besitzt, einen Schluss auf die Grösse der Schwingungsmasse, d. h. die Dicke des lufthaltigen Parenchyms; sie ermöglicht so, indirect wenigstens, eine annähernde Schätzung der Grösse und Lage von in der Tiefe vorhandenen luftleeren Organen. Die Auffindung der relativen Herz- und Leberdämpfung, ferner der Nachweis tief gelegener Infiltrate der Lungen gehört in dieses Gebiet.

Während sich die Unterschiede zwischen starker und schwacher Percussion auf die Kraft des Stosses beziehen, der mit dem percutirenden Finger oder Hammer ausgeübt wird, kann man jene Unterschiede der Methode, welche darauf beruhen, dass das Plessimeter oder der percutirte Finger der Körperwand entweder nur oberflächlich aufgelegt oder mit tiefem Druck angepresst wird, als **oberflächliche und tiefe Percussion** bezeichnen. Diese Unterschiede sind von der Stärke des Anschlags völlig unabhängig; sowohl die oberflächliche als die tiefe Percussion kann mit starkem oder schwachem Anschlag ausgeübt werden; auf einer richtigen Combination der oberflächlichen oder tiefen mit der starken oder schwachen Percussion beruht theilweise eine richtige Technik der Percussion. Es ist auffallend, dass die Unterschiede zwischen oberflächlicher und tiefer Percussion, die doch gewiss den meisten Untersuchern in praxi geläufig sind, in den Lehr- und Handbüchern der Diagnostik wenig Berücksichtigung gefunden haben. Ich selbst bin auch erst vor kurzem durch Herrn Geh. Hofrath CZERNY bei Gelegenheit der Untersuchung von Kranken mit Ascites und Ovarialtumoren zu einem eingehenderen Studium der oberflächlichen und tiefen Percussion angeregt worden. Die diagnostische Tragweite dieser Methode wird sich erst an der Hand fortgesetzter systematischer Untersuchungen ergeben; die principiellen Unterschiede zwischen oberflächlicher und tiefer Percussion dürften jetzt schon festzustellen sein.

Percutirt man irgend eine Stelle der Brustwand, hinter der Lunge gelegen ist, mit gleich starkem Anschlag zuerst oberflächlich, dann tief, so wird im letzteren Falle der Schall lauter und tiefer; **der Schall erscheint bei oberflächlicher Percussion gedämpft.** Bei oberflächlicher Percussion hemmen die Weichtheile (Haut, Fett, Muskelfleisch u. s. w.) die Verbreitung der Molecularerschütterung in hohem Grade, weil die lebendige Kraft des Stosses grösstentheils dazu verwendet wird, dass jene Körper in ihrer Form verändert oder aus ihrer Stelle vertrieben werden (SEITZ, l. c. S. 36); bei tiefer Percussion dagegen kann man die Weichtheile so weit comprimiren, dass sie für die Molecularerschütterung hinreichend leitungsfähig werden. **Zur Untersuchung der Lungen empfiehlt sich daher im allgemeinen die tiefe Percussion. Bei der vergleichenden Percussion zweier Stellen muss mit grosser Sorgfalt darauf geachtet werden, dass an beiden der Finger gleich stark angedrückt wird.** Percutirt man mit gleicher Stärke von zwei Stellen, die bei völlig gleichmässiger Behandlung denselben Schall liefern, die eine tief, die andere oberflächlich, so gibt die letztere gedämpften Schall.[1] — An

---

[1] Zur Ausführung percussorischer Kunststücke gibt es keine bessere Methode, als das verschieden starke Aufdrücken des Fingers oder Plessimeters; es lassen sich dadurch Dämpfungen hervorrufen, wo keine sind, und wirklich vor-

jenen Stellen der Brustwand, hinter denen ein tympanitisch schallendes Organ, z. B. der Magen, seine Lage hat, ist gleichfalls der Schall bei tiefer Percussion lauter, als bei oberflächlicher. Dasselbe gilt für den nicht-tympanitischen (oder tympanitischen) Schall des Pneumothorax, sowie für den tympanitischen Schall der retrahirten Lunge. — An solchen Stellen, wo der Lungenschall durch zwischen Lunge und Brustwand eingelagerte Flüssigkeit oder durch Verdichtung des Lungengewebes pathologisch gedämpft ist, wird unter Umständen bei oberflächlicher Percussion absolut dumpfer, bei tiefer relativ gedämpfter Schall erhalten. Es treten also, soweit die Körperorgane vom knöchernen Thorax umschlossen sind, bei oberflächlicher und tiefer Percussion dieselben Unterschiede des Schalles auf, wie bei schwacher und starker; in der That wird in Bezug auf die in dem lufthaltigen Organ erregten Schwingungen die Percussion durch oberflächliches Anlegen des Fingers zu einer schwachen, durch tiefes Eindrücken desselben zu einer starken umgewandelt, weil im ersten Falle die Percussionserschütterung schlecht, im zweiten gut durch die bedeckenden Weichtheile nach der Tiefe fortgepflanzt wird. Aus diesem Grunde wird auch die Feststellung der relativen Herz- und Leberdämpfung, die eine möglichst ausgedehnte Fortpflanzung der Percussionserschütterung nach der Tiefe voraussetzt, bei tiefer Percussion leichter gelingen, als bei oberflächlicher.

Während somit am Thorax die Differenzen des Schalles bei oberflächlicher und tiefer Percussion auf die verschieden günstige Fortleitung der Percussionserschütterung nach der Tiefe sich zurückführen lassen, und im wesentlichen mit den bei schwacher und starker Percussion auftretenden Unterschieden zusammenfallen, sind die Verhältnisse am Abdomen viel complicirter. Hier kann durch tiefes Eindrücken des Fingers oder Plessimeters auch die Form der Körperwand und der dahinter gelegenen, Luft oder Flüssigkeit führenden Hohlorgane verändert werden; ferner liegt die Möglichkeit vor, durch tiefes Eindrängen des Plessimeters oberflächlich gelagerte Flüssigkeit zu verdrängen, oder gashaltige Eingeweide zu comprimiren. Diese Differenzen sind viel auffälliger und von grösserer praktischer Bedeutung; auf sie beziehen sich die von einzelnen Autoren gemachten Angaben.[1])

---

handene latent machen. — Kranken Kollegen gegenüber wird auch der ehrlichste und objectivste Untersucher zuweilen zu derartigen Manipulationen seine Zuflucht nehmen müssen.

1) So äussert sich CHROBAK (BILLROTH's Handbuch der Frauenkrankheiten.

Bevor man indessen diese Unterschiede zur Diagnose pathologischer Zustände verwerthet, ist es erforderlich, die am Unterleibe unter normalen Verhältnissen bei oberflächlicher und tiefer Percussion auftretenden Schalldifferenzen zu betrachten. — Man wird fast bei jedem Untersuchungsobjecte finden, dass **über den lufthaltigen Unterleibsorganen bei oberflächlicher Percussion, wenn Finger oder Plessimeter der Bauchwand nur eben luftdicht aufliegt, der Schall weniger laut und weniger deutlich tympanitisch erscheint, als bei mässig tiefer Percussion.** Geht man von mässig tiefer Percussion zu noch stärkerem Druck mit Plessimeter oder Finger über, so bleibt entweder der Schall ungeändert, so tief man auch das Plessimeter und mit ihm die Bauchwand eindrücken mag, oder aber es tritt bei möglichst tiefer Percussion eine abermalige Aenderung des Schalles in dem Sinne ein, dass er wieder weniger deutlich tympanitisch und gleichzeitig gedämpft wird. Dass der Schall bei mässig tiefer Percussion lauter und deutlicher tympanitisch getroffen wird, als bei oberflächlicher, möchte ich daraus erklären, dass durch den Druck des Plessimeters die Bauchdecken comprimirt, in mässigem Grade gespannt und dadurch zur Fortpflanzung der Molecularerschütterung geeigneter werden; ferner wird aber auch durch mässigen Druck die Convexität der Bauchwand und der hinter ihr gelegenen luftführenden Hohlorgane abgeflacht, und damit ein Hinderniss für die Fortpflanzung des Stosses nach der Tiefe und für das Heraustreten der in jenen Lufträumen erregten Schallwellen entfernt. Die abermalige Dämpfung, welche der Schall bei möglichst tiefer Percussion in manchen Fällen erleidet, oft unter gleichzeitiger Einbusse an tympanitischem Timbre, kann in zwei Momenten ihren Grund haben, in einer allzustarken Spannung der Bauchdecken und der Magen- oder Darmwand, oder auch darin, dass bei sehr starkem Drucke die unter dem Plessimeter befindlichen, einander gegenüberliegenden Wandungen der luftführenden Hohlorgane einander genähert werden, wo-

---

1. Abschnitt. Die Untersuchung der weiblichen Genitalien und allgemeine gynäkologische Therapie. Stuttgart. 1579. S. 24) folgendermaassen: „Auch die Verschiedenheit in der Stärke des Andrückens des Plessimeters oder Fingers gibt verschiedene Resultate. Bei leicht aufgelegtem Plessimeter oder Finger versetzt man die unmittelbar darunter gelegenen Theile in Schwingungen; dadurch, dass der aufgelegte Finger aber stärker angedrückt wird, kann man die beweglichen Darmpartien bei Seite schieben und tiefer gelegene Dämpfungen entdecken; ebenso gelingt es uns, durch stärkeres Andrücken dämpfende Flüssigkeitsschichten zu entfernen und dort Darmton zu bekommen, wo eben früher durch die Flüssigkeit bedingter leerer Schall war."

durch das für die Helligkeit des Percussionsschalls gleichfalls in Betracht kommende Volumen der schwingenden Luft eine Verkleinerung erfährt. Es ergibt sich daraus die praktische Consequenz, für die Untersuchung des Unterleibs, speciell für die Abgrenzung der parenchymatösen von den Hohlorganen, und der letzteren von einander, eine mässig tiefe Percussion anzuwenden. Man findet rasch in jedem Einzelfalle diejenige Stellung des Fingers oder Plessimeters heraus, bei welcher der tympanitische Schall am lautesten und deutlichsten anspricht.

In pathologischen Fällen hat die oberflächliche und tiefe Percussion des Unterleibs hauptsächlich nach zwei Richtungen hin eine gewisse diagnostische Bedeutung: zum Nachweis lufthaltiger Theile, welche zwischen einen luftleeren Körper und die Bauchwand eingelagert sind, und für die differentielle Diagnose zwischen Ascites und Ovarialcyste. Ist ein luftleeres Organ durch lufthaltige Eingeweide von der Bauchwand getrennt, so erhält man bei oberflächlicher Percussion den tympanitischen Schall des Darmstückes, bei tiefer den dumpfen Schall des luftleeren Körpers; durch tiefes Eindrücken des Fingers, oder noch besser eines grossen Plessimeters gelingt es, das lufthaltige Darmstück zur Seite zu schieben, oder zu comprimiren. In dieser Weise ist man zuweilen in der Lage, das Vorhandensein von Darmschlingen zwischen Blase, dem schwangeren Uterus, der Leber, irgend einem festen oder cystischen Tumor einerseits, der Bauchwand andererseits nachzuweisen. — Die Bedeutung der oberflächlichen und tiefen Percussion für die Unterscheidung des freien Ascites von Ovarialtumor wird bei Besprechung des Ascites eingehender gewürdigt werden.

IV. Dermographie; bildliche Darstellung percussorischer Grenzen.

Um ein klares Bild von den percussorischen Grenzen der Körperorgane zu gewinnen, ist es zweckmässig, die gefundenen Grenzen auf der Haut des Untersuchten anzuzeichnen. Wo es irgend auf grössere Genauigkeit ankommt, wo es uns darum zu thun ist, das gegenseitige Lageverhältniss benachbarter Organe zu klarer Anschauung zu bringen, die Grösse der Organe oder die Verschiebungen, welche dieselben bei den Athembewegungen oder Lagever änderungen erleiden, zu messen, oder die heute gefundenen Resultate mit den Ergebnissen späterer Untersuchungen zu vergleichen, da sollte diese Methode, die zu Unterrichtszwecken allgemein geübt wird, auch vom praktischen Arzte nicht vernachlässigt werden. Das Verfahren, die percussorischen Grenzen der Organe auf der Haut anzuzeichnen (Dermographie, Organographismus), rührt von Piorry her. Die Wichtigkeit und Unentbehrlichkeit dieser Methode für die klinische Beobachtung sowohl, als namentlich für den klinischen Unterricht hat Ziemssen [1]) in gebührender Weise betont. Handelt es sich nur darum, die gefundenen Grenzen für den Augenblick zur Anschauung zu bringen, so bedient man sich der Tusche, Kohle, farbigen Bleistifte, am besten aber der violetten Tintenstifte; wünscht man die Linien für längere Zeit zu fixiren, so ist dazu der Höllensteinstift das geeignetste Mittel.

Hat man durch Percussion auf die Mitte eines Plessimeters oder des Fingers eine Grenze bestimmt, so passirt es leicht, dass man nach Entfernung der Platte die gefundene Grenzlinie aus den Augen verloren hat, und um sie aufzeichnen zu können, von neuem percutiren muss. Diesem Uebelstande lässt sich leicht abhelfen, wenn man ein etwa 2½ Ctm. breites, 4 Ctm. langes Plessimeter von ovaler Gestalt, mit Handhaben an den schmalen Enden des Ovals, benützt, **dessen Platte in der Mitte einen 3 Millimeter breiten Ausschnitt trägt**. Dieser Ausschnitt, welcher sich durch die ganze Länge des Plessimeters und auch noch auf die unteren Abschnitte der Handhaben erstreckt, zertheilt das Plessimeter in zwei schmale Plessimeter, welche nur durch die oberen Theile der Handhaben mit einander verbunden sind, so dass bei Percussion auf die eine Hälfte die unter der anderen gelegenen Theile nicht in Erschütterung gerathen. Will man nun z. B. die Grenzen zwischen einem lufthaltigen und luftleeren Organe bestimmen, so verschiebt man das Plessimeter so lange, bis die eine Hälfte dumpfen, die andere hellen Schall liefert. Die Grenze liegt dann an der Stelle des Ausschnittes und kann in diesem angezeichnet werden, ohne dass das Plessimeter von der Stelle gerückt wird.

Hat man die Grenzen eines Organes auf die Haut aufgezeichnet, so ist es leicht, die absolute Grösse des gefundenen Schallbezirkes in verschiedenen horizontalen und verticalen Linien, ebenso das Lagerungsverhältniss der Grenzen zu den knöchernen Theilen des Thorax anzugeben. Um die Höhe zu bezeichnen, in welcher eine

---

1) Pleuritis und Pneumonie im Kindesalter. Berlin. 1862. S. 21.

Grenze sich findet, benützt man, den Breitegraden auf der geographischen Karte entsprechend, an der Vorder- und Seitenfläche des Thorax die Rippen und Intercostalräume, hinten an den unteren Abschnitten der Brust gleichfalls die Rippen, höher oben die Schulterblätter und Brustwirbel. Bei der Zählung der Rippen hat man vorn von der ersten oder zweiten, hinten von der zwölften Rippe auszugehen, während die Bestimmung der Rippen in der Seitenwand des Thorax in der Weise vollführt wird, dass man die betreffende Rippe nach vorn oder hinten verfolgt und dort ihre Zahl feststellt.
— Um die Breite, in welcher eine Grenze getroffen wird, genauer angeben zu können, hat man eine Anzahl von senkrechten Meridianen gezogen, die als Mittellinie, Sternal-, Parasternal-, Mammillar-, vordere, mittlere, hintere Axillar-, Scapularlinie bekannt sind. Diese Linien verlaufen folgendermaassen: Die Mittellinie von der Mitte der incis. semilun. sterni senkrecht nach unten; die lin. sternal. dem Rande des Brustbeines entsprechend, die lin. mammillar. oder papillar. senkrecht durch die Brustwarze, die lin. parasternal. in der Mitte zwischen lin. sternal. und mammillar., beiden parallel; die vordere, mittlere, hintere Axillarlinie vom vorderen Rande, der Mitte, dem hinteren Rande der Achselhöhle senkrecht nach abwärts; die Scapularlinie senkrecht durch den unteren Winkel der Scapula.[1]

Um nun den Verlauf einer Grenzlinie genau zu beschreiben, braucht man nur anzugeben, in welcher Höhe sie die genannten Verticallinien schneidet. Der untere Rand der rechten Lunge z. B. verläuft in der Mammillarlinie an der 6. Rippe, in der Axillarlinie im 7. Intercostalraum etc. — Ein Verfahren, das bei richtiger Anwendung in vortrefflicher Weise geeignet ist, eine möglichst klare Vor-

---

[1] Zwei von diesen Linien kann man mit Recht den Vorwurf machen, dass sie durch Punkte bestimmt werden, deren Lage eine äusserst variable ist. Der Sitz der Brustwarze unterliegt schon bei Männern, mehr noch bei Weibern den hochgradigsten Schwankungen. Aber die Versuche, die Mammillarlinie durch Linien zu ersetzen, welche entweder von der Mitte, oder von der Grenze des mittleren und äusseren oder mittleren und inneren Drittheils der Clavicula nach abwärts ziehen, führten ebensowenig zu exacten Resultaten. Abgesehen davon, dass es nicht gerade leicht ist, einen S förmig gekrümmten Knochen, dessen Enden man erst aufsuchen muss, nach dem Augenmaasse auch nur annähernd richtig in 2 oder 3 gleiche Theile zu theilen, steht die Länge der Clavicula in keinem constanten Verhältniss zur Breite des Thorax. — Die Scapularlinie lässt sich nur dann als Meridian verwerthen, wenn die Haltung der Arme bekannt ist, bei deren wechselnder Stellung auch das Schulterblatt Verschiebungen erleidet. Meine Angaben beziehen sich auf die Scapularlinie bei herabhängenden, oder mässig übereinandergeschlagenen Armen.

stellung der in einem gegebenen Falle durch die Percussion gefundenen und auf die Haut gezeichneten Grenzen zu erwecken und für die Dauer zu erhalten, ist die bildliche Darstellung dieser Grenzen. Diese ebenfalls von Piorry zuerst angewandte Methode wurde später von Bennet, in Deutschland von Bock, Gerhardt und Anderen versucht. Sie hat sich bisher keiner besonderen Beliebtheit erfreut, wie ich glaube, aus dem Grunde, weil die seitherigen Abbildungen den Beschauer gerade über die allerwichtigsten Punkte völlig im Unklaren lassen. Soll die bildliche Darstellung der am Lebenden durch die Percussion gefundenen Grenzen der Organe etwas leisten, so müssen einmal die Figuren so gross sein, dass auch geringe Abweichungen von der Norm leicht erkannt werden; ferner muss das Verhältniss der Grenzen zu den knöchernen Wandungen des Thorax, nach denen wir ja am Lebenden stets den Verlauf der Grenzen bestimmen, ohne weiteres in die Augen springen. Beiden Anforderungen glaube ich durch die meinem Buche beigegebenen Tafeln gerecht geworden zu sein. Zuerst wurden die vier in sämmtlichen Tafeln wiederkehrenden „Percussionsschemata" nach meiner Angabe gezeichnet und lithographirt. Dieselben stellen Brust und Bauch von vorne, hinten und den beiden Seiten dar und sind in der Weise entworfen, dass nicht nur die Umrisse des Körpers wiedergegeben sind, sondern auch die knöchernen Theile, so weit sie für die Percussion in Betracht kommen, durch die Weichtheile deutlich durchschimmern. In diese Schemata wurden die im Einzelfalle gefundenen percussorischen Grenzen der Organe mit verschiedenen Farben eingezeichnet. Ein Blick auf die in dieser Weise entstandenen Abbildungen lässt sofort Alles erkennen, worauf es bei der topographischen Percussion ankommt.

Specieller Theil.

I. Inhalt der topographischen Percussion im Speciellen.

Es wurde bereits S. 1 u. S. 62 ff. im Allgemeinen der Rahmen abgesteckt, innerhalb dessen sich alle percussorischen Grenzbestimmungen bewegen müssen. Trotz der geringen Zahl der dort namhaft gemachten Combinationen, welche überhaupt eine Anwendung der topographischen Percussion gestatten, lassen sich dennoch die folgenden Organe theilweise oder allseitig durch die topographische Percussion umgrenzen: Lungen, Herz, Leber, Milz, Magen, nach der Meinung mancher auch die Nieren. Mit den Grenzen der genannten Organe ist auch ihre Grösse, Lage, Form gegeben. Die Respirationsbewegungen, ebenso Lageveränderungen des Untersuchten sind im Stande, einen Theil der erwähnten Grenzen zu verschieben. Die Grösse dieser Verschiebung dient als Maass der activen und passiven Mobilität (P. NIEMEYER) der betreffenden Organe. — Die normale Grösse, Lage, Form, Verschiebbarkeit des einem Organe entsprechenden Schallbezirkes lassen sich durch zahlreiche Untersuchungen an Gesunden feststellen. — Pathologische Zustände können sich in verschiedener Weise geltend machen: der einem Organe entsprechende dumpfe, tympanitische oder nicht-tympanitische Schallbezirk kann grösser oder kleiner sein, als in der Norm (z. B. Schrumpfung der Lunge, Vergrösserung, Verkleinerung der Leber, Hypertrophie des Herzens, Dilatation des Magens), oder er kann an der normalen Stelle ganz oder theilweise fehlen, dafür aber an einer anderen sich vorfinden (Dislocation der Leber nach oben, unten, des Herzens nach rechts, links), oder endlich es kann die Mobilität der Grenzen beschränkt oder aufgehoben sein. — Mit den obengenannten Organen ist die Zahl derjenigen erschöpft, deren Grösse und Lage unter gewöhnlichen Verhältnissen durch die Percussion festzustellen sind. Wenn PIORRY in seinem Traité de plessimétrisme nicht nur die Grenzen der Aorta, der Vena cava, der grossen Bronchien etc., wie sie durch Percussion jederzeit leicht aufzufinden seien, bespricht und abbildet, sondern sogar allen Ernstes von der Percussion der Speiseröhre, des Pankreas, der Nebennieren handelt, so sind das Ueberspanntheiten, die einer eingehenden Discussion zu entziehen eine Pflicht des Dankes und der Pietät ist, die wir dem Erfinder der mittelbaren und dem Begründer der topographischen Percussion für seine wirklichen Errungenschaften schulden. — Ausser der Umgrenzung der Lungen, des Herzens etc. unter normalen und pathologischen Verhältnissen gehört aber noch eine Anzahl von krankhaften Zuständen vor das Forum der topographischen Percussion, bei denen neue Schallbezirke auftreten, die eine scharfe percussorische Abgrenzung zulassen. Solche Schallbezirke entsprechen pathologischen Ansammlungen von Flüssigkeit oder Luft in Pleura-, Pericardial- oder Peritonealhöhle (Pleuritis, Pneumothorax, Pericarditis, Ascites etc.) und liefern demgemäss bald dumpfen, bald hellen tympanitischen oder nicht-tympanitischen Schall. Die genannten Erkrankungen gehören so recht eigentlich in das Gebiet der topographischen Percussion, weil bei den meisten derselben, abgesehen von dem Auftreten eines pathologischen Schallbezirks die Topographie der Mehrzahl der bei der Percussion in Betracht kommenden Organe charakteristische Veränderungen erleidet. Eine derartige Umgestaltung der ganzen topographischen Physiognomie findet auch bei den höheren Graden des Emphysems statt. Aus diesem Grunde wird auch das Emphysem, trotzdem es sich dabei nicht um das Auftreten eines neuen, sondern um Vergrösserung des den Lungen entsprechenden Schallbezirkes handelt, nicht bei der Percussion der Lungen, sondern erst an einer späteren Stelle besprochen werden, an der die Kenntniss der einzelnen Organgrenzen vorausgesetzt werden kann.

II. Die Percussion der Lungen.

AUENBRUGGER, Inventum novum ex percussione thorac. etc. Vindobonae 1761. — PIORRY, De la percussion médiate et des signes obtenus à l'aide de ce nouveau moyen d'exploration dans les maladies des organes thoraciques et abdominaux. Paris. 1827. p. 101. — Idem, Traité de plessimétrisme et d'organographisme. Paris. 1866. p. 220. — SKODA, Abhandlung über Percussion u. Auscultation. 1. Aufl. 1839. 6. Aufl. 1864. S. 244. — ZEHETMAYER, Lehrbuch der Percussion und Auscultation etc. Wien. 1842. 3. Aufl. 1854. — SIEBERT, Technik der medicin. Diagnostik. Erlangen. 1844—45. — LEICHSENRING, Die physikalische Exploration der Brusthöhle. Leipzig. 1843. II. Aufl. 1853. S. 4. — CONRADI, J. Fr., Ueber die Lage und Grösse der Brustorgane, der Leber und Milz beim gesunden Manne, und ihre Bestimmung durch die Percussion. Inaug.-Dissert. Giessen. 1848.

— ALBERS, Die Erkenntniss der Krankheiten der Brustorgane aus physikalischen Zeichen. Bonn. 1850. S. 43 ff. — STREMPEL, A., Beiträge zur physikalischen Diagnostik. Habilitationsschrift. Rostock. 1852. — WINTRICH, M. A in Virch. spec. Pathol u. Therap. Bd. V, 1. 1854. — PIRSCH, Untersuchungen über die Verschiedenheiten des Percussionsschalles an den differenten Brustregionen im normalen Zustande. Inaug.-Dissert. Giessen. 1859. — SEITZ, Die Auscultation u. Percussion der Respirationsorgane. Nebst einer theoretisch-physikalischen Einleitung von Dr. Fr. ZAMMINER. Erlangen. 1860. — GERHARDT, Der Stand des Diaphragmas. Physikalisch-diagnostische Abhandlung. Tübingen. 1860. — Idem, Lehrbuch der Auscultation und Percussion. Tübingen. 1866. III. Aufl. 1876. S. 133. — HEYER, Ueber die percussorische Grenzbestimmung der Lungenspitze, mit besonderer Rücksicht auf die bei Lungentuberkulose vorkommenden Abweichungen. Inaug.-Dissert. Giessen. 1863. — C. SCHMIDT, Ueber die abweichenden Verhältnisse der unteren Lungengrenzen in verschiedenen Lebensaltern nach den Ergebnissen der Percussion. Inaug.-Dissert. Giessen. 1865. — SALZER, Die Lungenexcursionen bei gesunden und krankhaft veränderten Brustorganen nach den Ergebnissen der Percussion. Inaug.-Dissert. Giessen. 1866. — GUTTMANN, Lehrbuch der klin. Untersuchungsmethoden etc. Berlin. 1872. 3. Aufl. 1878. S. 120. — LEICHTENSTERN, Physikalisch-diagnostische Bemerkungen zu H. v. LUSCHKA's Lage der Bauchorgane des Menschen. Deutsche Klinik. 1873. No. 26—36. — FERBER, Situsphantom der Organe der Brust und oberen Bauchgegend. Bonn. 1877. S. 3 ff. S. 14 ff. — STERN, Diagnostik der Brustkrankheiten etc. Wien. 1877. S. 317.

Anatomische Vorbemerkungen.

Um für die Grenzen der Lungen, wie sie sich bei ruhigem Athmen durch die Percussion feststellen lassen, und die Excursionen, welche dieselben bei tiefen Respirationsbewegungen oder Lageveränderungen ausführen, ein richtiges Verständniss anzubahnen, sind einige Vorbemerkungen unerlässlich, die sich auf die Anatomie der Lungen, der Pleurasäcke, und da diese zu dem Zwerchfell in eigenthümlichen Beziehungen stehen, auf das Zwerchfell beziehen. Eine kurze Besprechung der für die physikalische Diagnostik wichtigsten Punkte aus der Anatomie des Diaphragma ist schon deshalb unerlässlich, weil der „Stand des Diaphragma" seit den betreffenden Arbeiten GERHARDT's eine so ausserordentlich wichtige Rolle in der topographischen Percussion spielt.

Das Zwerchfell stellt eine bewegliche, zwischen Brust- und Bauchhöhle ausgespannte kuppelförmige Scheidewand dar, deren Convexität nach oben gerichtet ist. Uns interessirt hauptsächlich der Ursprung des Rippen- und Sternaltheiles, ferner die Höhe, in welcher sich die Kuppel rechts und links befindet. Der Rippentheil entspringt jederseits von der Innenfläche der Knorpel, theilweise auch der Knochen der 6 unteren Rippen, steigt zuerst gerade in die Höhe und wendet sich dann einwärts, um in den vorderen und seitlichen Rand der mittleren Sehne überzugehen. Sein Ursprung erstreckt sich in einer bogenförmigen, mit der Convexität nach abwärts gekehrten Linie von der Mitte des 7. Rippenknorpels bis zur

Spitze der 12. Rippe (vgl. Luschka, Die Brustorgane des Menschen in ihrer Lage etc. Tübingen. 1857. Taf. II, *ee*, und Luschka, Die Lage der Bauchorgane des Menschen. Carlsruhe. 1873. Taf. III, 10). Der Sternaltheil entspringt von der Innenfläche des Schwertfortsatzes, zunächst der Spitze desselben. Ein grosser Theil des Zwerchfelles steigt parallel der inneren Fläche der Thoraxwandung empor. Die lateralen, durch die Rippenportionen gebildeten Abschnitte desselben begrenzen im Vereine mit den Rippenbezirken der Bauchwand enge gegen den Brustraum zu sich erweiternde Räume (**sinus phrenicocostales**), die in ihrem oberen Abschnitte von den sich berührenden Theilen der pars costalis und phrenica der Pleura ausgekleidet werden (sinus phrenicocostales, disponible Räume, Complementärräume der Brustfelle). — Ueber die Höhe, in welcher die Kuppel des Zwerchfelles rechts und links sich findet, differiren die Angaben der einzelnen Anatomen. Nach Luschka (Bauchorgane S. 8) erhebt sich der Scheitel des Diaphragma in der Exspirationsstellung (an der Leiche) rechts bis zu einer horizontalen Ebene, welche durch den oberen Rand der Sternalenden des 4. Rippenpaares gelegt wird, während er links um die Breite jenes Rippenpaares tiefer liegt. Dieser im Texte S. 8 sich vorfindenden Angabe entspricht aber nicht die auf Taf. I und III der Bauchorgane gegebene Abbildung, die den höchsten Punkt des Zwerchfelles gegenüber der Insertion des 5. Knorpels liegend erscheinen lässt. Mit der erwähnten Zeichnung Luschka's stimmen auch die Angaben Henle's[1]) überein. Rüdinger[2]) gibt an, dass an männlichen Leichen mit gut gebautem Thorax die Kuppel des Zwerchfells rechterseits zwischen 4. und 5., linkerseits zwischen 5. und 6. Rippenknorpel getroffen wird.

Von der Anatomie der **Pleura** interessirt uns für die Zwecke der Percussion hauptsächlich der Verlauf des parietalen Blattes, insbesondere die Kenntniss der Linien, in welchen die Pleura costalis die Brustwand verlässt, um als mediale Wand des Pleurasackes (Mittelfell, Mediastinalblatt) nach rückwärts gegen die Wirbelsäule zu treten (**innere Grenze des Pleurasackes**), oder als pars phrenica die obere Fläche des Zwerchfelles zu überziehen (**untere Grenze des Pleurasackes**). Die **Spitze** des Pleurasackes überragt vorn und seitlich die obere Apertur des Brustkorbes. In Bezug auf die absolute Höhe dieser Ueberragung und ihr Verhalten auf beiden Seiten differiren die Angaben verschiedener Anatomen. Wäh-

---

1) Handbuch der Muskellehre des Menschen. Braunschweig. 1858. S. 83.
2) Topograph.-chirurgische Anatomie des Menschen. Stuttgart. 1873—78. S. 35.

rend RÜDINGER (l. c. S. 39) die linke Lungenspitze weiter hinauf reichen lässt, als die rechte, findet sich bei BRAUNE[1]) die entgegengesetzte Darstellung. Die Voraussetzung des letzteren, dass man „sonach bei muskelkräftigen jungen Individuen oberhalb der Schlüsselbeine rechts einen volleren Percussionston erwarten kann, als links" wird indessen durch die klinische Erfahrung nicht bestätigt. Die pars costalis des Pleurasackes oder das Rippenfell im engeren Sinne überkleidet die Innenfläche der Rippen und Intercostalräume, erstreckt sich aber auch noch hinter das Brustbein. Die innere Grenze der pleura costalis, d. h. diejenige Linie, an welcher dieselbe das Brustbein, links auch die Rippen verlässt, um als Mittelfell nach hinten zu ziehen, verläuft rechts und links verschieden. Diese medialen Ränder des rechten und linken Pleurasackes convergiren hinter dem Handgriff des Brustbeines herablaufend so, dass sie sich beim Erwachsenen in der Höhe des 2. Rippenknorpels fast unmittelbar berühren (Taf. I, *ab* und *cd*). So einander berührend, verlaufen sie dann links von der Mittellinie, hinter dem Körper des Brustbeines bis zur Höhe des 4. Rippenpaares. Von da an divergiren sie in der Weise, dass das rechte Blatt viel weniger nach aussen abweicht als das linke und an seiner Uebergangsstelle in die pars diaphragmatica noch ganz hinter dem Brustbeine liegt; das linke Blatt dagegen zieht vom unteren Rande des Sternalendes der 4. Rippe an in einer mit der Convexität nach aussen gekehrten Bogenlinie zum äusseren Dritttheil des 6. Rippenknorpels in der Weise nach unten und aussen, dass es mit einem verschieden langen medialen Segmente des Knorpels der 5. und 6. Rippe gar keine Verbindung eingeht. So kommt es, dass eine dreieckige Stelle am vorderen Umfange des Herzbeutels vom Brustfelle nicht überzogen wird.[2]) — Als untere Grenze der pars costalis und damit als untere Grenze des Pleurasackes sind diejenigen Stellen anzusehen, an denen die Pleura von den Rippen aus auf die Oberfläche des Zwerchfells tritt. Diese Grenze folgt einer mit der Convexität

---

[1] Topographisch-anatomischer Atlas. Leipzig. 1872. Taf. VIII.
[2] Anmerkung: Von dem geschilderten, als Regel anzusehenden Verlauf kommen indessen gar nicht selten nach verschiedener Richtung hin Abweichungen zur Beobachtung. Bald erreichen sich die beiden Pleurasäcke auch in der Höhe des 2. bis 4. Rippenknorpels überhaupt nicht bis zur gegenseitigen Berührung, so dass auch hier verschieden breite „Mittelfellräume" vorhanden sind (RÜDINGER. l. c. S. 37); bald erstreckt sich die rechte Costalpleura, die ganze hintere Sternalfläche überziehend, bis zum linken Sternalrand, oder seltener nur bis zum rechten Sternalrand; im ersten Falle reicht die linke Costalpleura weniger weit, im zweiten weiter nach rechts, als gewöhnlich.

abwärts gekehrten Bogenlinie, die auf der linken Seite hinter dem äusseren Dritttheil des Knorpels der 6. Rippe beginnt, die Axillarlinie an der 10. Rippe schneidet und an der Mitte des Knochens der 12. Rippe endigt. (Taf. II, *a c*; Taf. III, *c*; Taf. I, der untere Abschnitt von *c d*.) Der genauere Verlauf der unteren Pleuragrenze ist ein derartiger, dass auf der linken Seite das Rippenfell hinter dem äusseren Dritttheil des 6. und 7. Rippenknorpels hinwegzieht, dagegen den Knorpel der 8.—12. Rippe gar nicht berührt, und von dem an diese Knorpel angrenzenden Knochen der betreffenden Rippe ein um so grösseres Stück freilässt, je weiter nach abwärts und rückwärts dieselbe verläuft. — Rechts weicht die untere Pleuragrenze darin vom Verhalten auf der linken Seite ab, dass sie von dem unteren hinter dem Sternum gelegenen Ende des rechten Mittelfelles aus hinter dem ganzen Knorpel der 6. Rippe (oder 7. Intercostalraum) schief zum äusseren Drittel des 7. Rippenknorpels herabläuft; von da aus verhält sie sich im wesentlichen wie links, nur dass sie mitunter sich etwas weniger weit nach abwärts ausbreitet. — Aus dieser Darstellung folgt, dass die Pleurasäcke nicht bis zur unteren Grenze des Zwerchfelles herabreichen, dass vielmehr der unterhalb der Pleuragrenze gelegene Theil des Diaphragmas eines serösen Ueberzuges entbehrt. Dieser Theil des Zwerchfelles ist durch die Vermittelung einer Binde an die betreffenden inneren Intercostalmuskeln angeheftet.

Der Verlauf der **Lungenränder** erfordert deshalb eine gesonderte Besprechung, weil sowohl der vordere Rand der linken, als namentlich der untere Rand beider Lungen bei ruhiger Respiration die Grenzen des Pleurasackes nicht erreichen, so dass zwischen Lungenrand und Pleuragrenze ein Raum übrig bleibt, innerhalb dessen sich entweder pleura costalis und phrenica (unterhalb des unteren Lungenrandes) oder pleura costalis und mediastinalis (medianwärts vom vorderen Rand der linken Lunge) berühren. Diese Räume, jederzeit bereit, bei tiefen Inspirationen den entsprechenden Lungenrand aufzunehmen, heissen **disponible** oder **Complementärräume** (sinus phrenicocostales und mediastinocostalis) der Pleurasäcke. — Die anatomische Darstellung des Verlaufes der Lungenränder, wie sie uns LUSCHKA auf Taf. I, II, III gegeben hat, entspricht der Leichenexspirationsstellung. Bei dieser aber steht der Rand der Lunge etwa um 1 Ctm. höher, als bei ruhiger Exspiration während des Lebens (LEICHTENSTERN). Der **vordere Rand** der rechten und linken Lunge bis zur Höhe des 4. Rippenknorpels erreichen die Grenze des Pleurasackes; von diesem Puukte an dagegen weicht der vordere Rand der linken Lunge noch weiter nach aussen zurück als die Pleuragrenze (s. Taf. I). In der Höhe des inneren Endes der 4. Rippe liegt er noch hinter dem Brustbein, läuft aber dann schief, einen halbmondförmigen Ausschnitt darbietend (incisura cardiaca) hinter dem 4. Rippenknorpel, dann durch den vierten Intercostalraum nach aussen, um sich hinter dem 5. Rippenknorpel dem Brustbein wieder zu nähern und am 6. Rippenknorpel nach Bildung eines zungenförmigen Fortsatzes in den unteren Rand der Lunge überzugehen.

Der untere Rand der Lunge verläuft links etwas tiefer wie rechts und zwar ist dieser Unterschied hauptsächlich zwischen Mammillar- und Parasternallinie hervortretend, wo er etwa 1½ Ctm. beträgt. Die genaueren Daten in Bezug auf den Verlauf des unteren Randes der rechten und linken Lunge, wie ihn die Betrachtung der LUSCHKA'schen Tafeln I, II, III kennen lehrt, sind folgende. Derselbe findet sich rechts in der Parasternal- und Mammillarlinie am oberen Rande der 6., in der Scapularlinie an der 10. Rippe, links in der Mammillarlinie am unteren Rande der 6., in der Axillarlinie an der 7., in der Scapularlinie an der 10., neben der Wirbelsäule an der 11. Rippe. Die Linie, die aus der Verbindung dieser Punkte resultirt und den Gesammtverlauf des unteren Lungenrandes darstellt, zieht im allgemeinen horizontal um den Thorax, genauer betrachtet aber in einem mit der Convexität nach unten gerichteten Bogen, dessen tiefster Punkt sich in der Scapularlinie findet (Taf. I, II, III).

Hält man den Verlauf des unteren Lungenrandes mit dem Verlauf der Pleuragrenze zusammen und misst man an den LUSCHKA-schen Tafeln I, II, III den Abstand beider in verschiedenen Verticallinien, so bekommt man die Höhe des Complementärraumes in diesen Linien.[1])

Sie beträgt in der lin. parastern. rechts 2½ Ctm., links 3 Ctm.
" mammill. " 6 " " 6 "
" axillar. " 10 " " 10 "
" scapular. " 4—5 " " 4—5 "
neben der Wirbelsäule " 4—5 " " 4—5 "

Ebenso wichtig, wie die sinus phrenicocostales für die Excursionen des unteren Lungenrandes, ist ein zweiter Complementärraum, der sich zwischen der linken inneren Pleuragrenze und der incisura cardiaca der linken Lunge findet, für die Excursionen des vorderen linken Lungenrandes. Dieser Raum (Taf. I, *g*), den man passend

---

1) Zum Theil wurden diese Entfernungen nicht direct gemessen, sondern in der Weise gewonnen, dass die Pleuragrenze mit Zugrundelegung des Textes (S. 6 der Brustorgane) construirt wurde.

als sinus mediastinocostalis bezeichnen kann, weil er durch die einander berührenden Flächen der Pleura costalis und mediastinalis gebildet wird, hat eine fast halbmondförmige Gestalt; die concave Seite des Halbmondes wird durch die Pleuragrenze, die convexe durch die incisura cardiaca gebildet. Die grösste Breite des Raumes (von rechts nach links), die auf die Höhe des 4. Intercostalraumes fällt, beträgt über 3 Ctm.

Die Incisurae interlobulares beginnen beiderseits in der Höhe der Spina scapulae oder des Dornfortsatzes des 2.—3. Brustwirbels neben der Wirbelsäule und divergiren nach unten und aussen (Taf. III, *e* und *f*). Sie verhalten sich dann, entsprechend der verschiedenen Lappung der rechten und linken Lunge beiderseits verschieden. Die Incisura interlobularis der linken Lunge schneidet die Axillarlinie in der Höhe der 4. Rippe und endigt in der Mammillarlinie auf der 6. Rippe (Taf. I, *l*; Taf. II, *d e*). Die rechte Incisura interlobularis theilt sich etwa 5—6 Ctm. über dem Winkel der Scapula (bei *g* in Taf. III) in zwei Schenkel, einen oberen und einen unteren, die den Mittellappen vom Oberlappen und Unterlappen abgrenzen. Der obere Schenkel (sulc. interlob. super. dexter) verläuft in einer nur wenig absteigenden Richtung nach vorn, um in der Höhe des 4. oder 5. Rippenknorpels am vorderen Lungenrand zu endigen (Taf. I, *i*); der untere Schenkel dagegen (Taf. I, *k*) zieht stark nach unten, nur wenig nach vorn und läuft auf der 6. Rippe nahe der Mammillarlinie in den unteren Lungenrand aus. — Daraus folgt, dass wir hinten beiderseits vorwiegend Unter-, nur in der Höhe der drei oberen Brustwirbel Oberlappen, vorn auf der ganzen linken Seite nur Oberlappen, auf der rechten dagegen Ober- und Mittellappen, in der Seite endlich links Ober- und Unterlappen (Grenze auf der 4. oder 5. Rippe), rechts Ober-, Mittel- (von der 4.—6. Rippe) und Unterlappen percutiren. — Desgleichen ergibt sich aus dem geschilderten Verlauf der incisurae interlobulares, dass sich an der Bildung des vorderen Lungenrandes links ausschliesslich der Oberlappen, rechts Ober- und Mittellappen, ferner an der Zusammensetzung des unteren Lungenrandes beiderseits hauptsächlich der Unterlappen, links ausserdem ein Stück Ober-, rechts ein Stück Mittellappen betheiligen.

Die Grenzbestimmung der Lunge durch die Percussion.

Wenn Jemand, der noch niemals die Grenzen der Lungen am Lebenden durch die Percussion bestimmt hat, diese Aufgabe lösen sollte, so würde er dabei, wenn er auch mit anatomischen Kenntnissen ausgerüstet und mit Theorie und Technik der Percussion gleich vertraut wäre, dennoch auf Schwierigkeiten stossen, weil die bei der Percussion gefundenen Grenzen an einigen Stellen von den anatomischen differiren. Die Lungen geben im normalen Zustande lauten, hellen, nicht-tympanitischen Schall: wo dieser Schall aufhört, sich von einem anderen, je nach der Beschaffenheit des an die Lunge angrenzenden Organes verschiedenen Schalle abgrenzt, da liegt die Grenze der Lunge. A priori liessen sich solche Abgrenzungen erwarten für die Lungenspitze, für die vorderen Ränder, so weit sie einander nicht berühren und für den unteren Rand. In Wirklichkeit lassen sich nur die Lungenspitzen, die unteren Ränder und die incisura cardiaca des linken vorderen Randes durch die Percussion abstecken, während der vordere Rand der rechten Lunge in seinem ganzen Verlaufe, derjenige der linken bis zur Höhe des 4. Rippenknorpels sich nicht abgrenzen lässt. Der Grund dieses eigenthümlichen Verhaltens liegt darin, dass das Sternum, hinter dem sich ja die zuletzt erwähnten Abschnitte der vorderen Ränder befinden, auch auf dem Manubrium, wo nicht Lunge, sondern Trachea und grosse Gefässe, ebenso auch auf der linken Hälfte des unteren Abschnittes seines Körpers, wo derselbe unmittelbar dem Herzen anliegt, einen lauten, nicht-tympanitischen Schall liefert. Es entsteht darnach bei der Percussion der Schein, als würden sich die beiden vorderen Lungenränder von oben bis zur Höhe des 4. Rippenknorpels berühren und von da an der vordere Rand der rechten Lunge entsprechend dem linken Sternalrand bis zum Beginn des process. xiphoideus herabziehen, um daselbst beinahe rechtwinklig in den unteren Rand umzubiegen (Taf. IV). Man pflegt diese Erscheinung aus einer besonderen Schwingungsfähigkeit des Brustbeines zu erklären, die sich in der Weise äussert, dass bei Percussion irgend eines Theiles des Brustbeines das ganze Brustbein in Schwingungen geräth und diese den untergelegenen Lungenabschnitten mittheilt. Es ist so, als würde man auf ein grosses, über Herz und Lunge gelagertes Plessimeter percutiren; klopft man auf den dem Herzen adaptirten Theil eines solchen, so geräth das ganze Plessimeter und durch dieses auch die mit dem nicht beklopften Stück desselben in Berührung stehende Lunge in Erschütterung; das Resultat ist heller, nicht-tympanitischer Schall.

Die Qualität des Schalles, von welchem sich der nicht-tympanitische Schall der Lungen nach oben, vorn und unten abgrenzt, richtet sich ganz nach der physikalischen Constitution der an die Lunge grenzenden Organe. So grenzt sich der nicht-tympanitische

Schall der Lungenspitze theils von dumpfem, theils von durch die Trachea bedingtem tympanitischem Schall ab; der incisura cardiaca des vorderen Randes der linken Lunge entspricht eine Linie, an welcher nicht-tympanitischer Schall (der Lunge) in dumpfen Schall (des Herzens) übergeht. Am unteren Lungenrande grenzt sich der Lungenschall rechts von dem durch die Leber bedingten dumpfen Schall ab (Lungenlebergrenze), während er links von der Mammillar- bis an die Axillarlinie an den tympanitischen, oder (bei Füllung desselben mit festen und flüssigen Substanzen) dumpfen Schall des Magens (Lungenmagengrenze), von der Axillarlinie nach hinten bis in die Nähe der Wirbelsäule an den dumpfen Schall der Milz anstösst (Lungenmilzgrenze).

Ehe wir das genauere Lagerungsverhältniss aller dieser Grenzen bei Gesunden und Kranken verschiedenen Alters angeben, sei in Kürze daran erinnert, dass der Stand der unteren und auch der vorderen linken Lungengrenze bei In- und Exspiration fortdauerndem Wechsel unterworfen ist. Während die Differenz zwischen den bei tiefster Inspiration und möglichst vollständiger Exspiration gefundenen Grenzen des unteren Lungenrandes namentlich in den Seitenlinien des Thorax eine überraschend grosse ist (in der Axillarlinie beträgt sie beispielsweise 9—10 Ctm.), sind die Excursionen des Lungenrandes bei ruhiger Respiration so unbedeutend (höchstens 1 Ctm.), dass die bei ruhiger Exspiration festgestellten Grenzen sich kaum von den bei ruhiger Inspiration gefundenen trennen lassen. Wir begehen darum keinen erheblichen Fehler, wenn wir für die Zwecke der Percussion die Grenzen der Lungen bei ruhiger Respiration als feststehende, stabile betrachten. Diese stabile Grenze heisst Lungengrenze schlechtweg oder mittlerer Stand des Diaphragma. Die Verschiebung, welche die Lungengrenze bei möglichst tiefen Athemzügen erleidet, wird als inspiratorische und exspiratorische bezeichnet. Ausser dieser activen Mobilität (P. NIEMEYER) erleiden aber einige Lungengrenzen auch bei Lageveränderungen des Untersuchten eine Verschiebung. Mit Rücksicht auf diese passive Mobilität ist es nothwendig, für die einzelnen Lungengrenzen anzugeben, bei welcher Lage und Haltung des Untersuchten sie gefunden wurden.

Bestimmung der oberen Lungengrenze. Zur percussorischen Begrenzung der Lungenspitze kann man sich der verschiedensten Methoden bedienen. Die Fingerpercussion führt, wenn der Finger schmal ist, leicht zum Ziel; andernfalls wendet man mit Vortheil ein schmales elfenbeinernes oder das SEITZ'sche Doppel-

plessimeter, oder eins der linearen Percussionsverfahren an. Zur
Bestimmung der oberen Lungengrenze an der hinteren Seite bietet
wegen der bedeutenden Dicke der Weichtheile die Hammerpercussion besondere Vortheile. Der zu Untersuchende steht oder sitzt
und hält den Kopf gerade. Die Gipfel der Lungen ragen nach den
Angaben verschiedener Autoren verschieden weit über die Schlüsselbeine an die seitlichen Halspartien hinauf. Die Höhe des durch die
Percussion nachweisbaren, das Schlüsselbein überragenden Lungenkegels beträgt nach SIEBERT $2\frac{1}{3}-3$, nach STREMPEL $3\frac{1}{2}-5$, nach
SEITZ 3—5 Ctm. Nach STREMPEL verläuft die obere Grenze der
Lungen hinten in einer durch die Spitze des proc. spinos. des 7.
Halswirbels gelegten Horizontalen. Die eingehendsten Untersuchungen über die Höhe der Lungenspitzen und über den Verlauf der sie
vorn und hinten begrenzenden Linien verdanken wir HEYER, dessen
Angaben ich in allen wesentlichen Punkten bestätigen kann. An der
vorderen Seite kann man einen oberen und einen inneren Rand unterscheiden; der obere beginnt am vorderen Rande des Cucullaris,
zieht schräg nach vorn und unten durch das Dreieck, das nach aussen
vom vorderen Rande des Cucullaris, nach innen vom hinteren Rande
des Sternocleidomastoideus, nach unten von der Clavicula begrenzt
wird. Nahe dem Aussenrande des Sternocleidomast. geht der obere
unter einer sanften Biegung in den vorderen inneren Rand über, der
mehr senkrecht nach unten bis zur Clavicula zieht, wobei er den
Aussenrand des Sternocleidomast. bald kaum erreicht, bald wesentlich überschreitet (Taf. IV, *g* u. *h*). Eine das untere Ende der beiderseitigen inneren Ränder verbindende Linie entspricht dem oberen
Rande der Schlüsselbeine und des Brustbeingriffes. Oberhalb derselben findet sich der tympanitische Schall der Trachea, unterhalb
nicht-tympanitischer Schall. In der durch den oberen und inneren
Rand gebildeten, im Ganzen S förmigen Linie grenzt sich der nichttympanitische Schall der Lunge nach oben und innen von dem gedämpften oder tympanitischen Schall der Seitentheile des Halses
leicht ab, namentlich, wenn man den Untersuchten den Mund weit
öffnen lässt, wobei der tympanitische Schall der Trachea lauter (und
höher) wird. Die Höhe der Lungenspitze an der vorderen Seite
(vom höchsten Punkte des oberen Randes derselben bis zum oberen
Rande des Schlüsselbeines gemessen) wird bei Gesunden beiderseits
gleich gefunden, sie schwankt zwischen 3 und 5 Ctm. Sie ist im
allgemeinen bedeutender bei Männern als Weibern, bedeutender bei
grosser Statur, langem Thorax und langem Halse, als bei untersetztem Körperbau und kurzem dickem Halse. — Auch an der hinteren

Seite verläuft die obere Lungengrenze beiderseits gleich hoch, vom vorderen Rande des Cucullaris in einem nach unten convexen Bogen zum proc. spinosus des 7. Halswirbels (Taf. VII, *ab*). — Praktisch wichtig sind die Abweichungen, welche die obere Lungengrenze bei Tuberculose oder chronischer Pneumonie erleidet.

Bedeutungsvoller und viel leichter richtig zu beurtheilen als die beiderseitige absolute Verminderung der Höhe des über die Claviculae emporragenden Stückes ist ein asymmetrisches Verhalten der beiden Lungenspitzen. Man findet sehr häufig in Fällen, in denen die in gewöhnlicher Weise ausgeübte vergleichende Percussion keine Schalldifferenzen zwischen rechter und linker Supraclavicular-Gegend erkennen lässt, bei genauer Percussion der oberen Lungengrenze, dass dieselbe auf der erkrankten Seite sich weniger weit nach oben und innen erstreckt, als auf der absolut oder relativ gesunden. Besser als jede Beschreibung vermag ein Blick auf die Taf. XII, *k* und VII, *op* ein derartiges Verhalten zur Anschauung zu bringen. In Taf. XII, *k* ist die Verkürzung der linken oberen Lungengrenze an der vorderen, in Taf. VII, *op* eine solche der rechten oberen Lungengrenze an der hinteren Seite dargestellt. — Bei Lungenemphysem fand ich so häufig eine ungewöhnliche Höhe beider Lungenspitzen (5—6 Ctm.), dass ich darin mehr als ein zufälliges Zusammentreffen erblicken möchte.

Die Begrenzung der vorderen inneren Lungenränder. Dieselbe gelingt wegen der oben erwähnten eigenthümlichen Percussionsverhältnisse des Brustbeines bei normaler Lagerung der Lungen und des Herzens nur in sehr unvollkommener Weise. Weil das manubrium und corpus sterni allenthalben lauten, nicht-tympanitischen Schall geben, lassen sich bis zur Höhe des 4. Rippenknorpels die vorderen Ränder beider Lungen gar nicht verfolgen. Von dem erwähnten Punkte an lässt sich zwar der stark nach aussen abweichende Rand der linken Lunge durch schwache Percussion feststellen; man findet ihn in einer Linie (Taf. IV, *abd*), in welcher nicht-tympanitischer an dumpfen Schall grenzt (obere und linke Herzlungengrenze). Dagegen scheint nach den Resultaten der Percussion der Rand der rechten Lunge von der Höhe des 4. Rippenknorpels ab am linken Sternalrand senkrecht nach unten zu verlaufen (rechte Herzlungengrenze), um in der Höhe des 6. Rippenknorpels fast rechtwinklig in den unteren Lungenrand überzugehen (Taf. IV, *ac*), ein Verhältniss, das der anatomischen Lagerung des rechten vorderen Lungenrandes keineswegs entspricht (vgl. Taf. I). — Genauere Angaben über die Percussion der vorderen Lungenränder, über ihre active und passive Mobilität, über die Lageveränderungen, welche sie unter pathologischen Verhältnissen erleiden, finden passender bei der Percussion des Herzens ihre Stelle. Denn den vorderen Rand der linken und rechten Lunge percutiren heisst nichts anderes, als die Grenzen der absoluten Herzdämpfung nach oben, links und rechts feststellen.

Die Percussion der unteren Lungengrenze. Ueber den Verlauf dieser Grenze besitzen wir eine grosse Zahl von Untersuchungen, die theils aus der allerersten Zeit der Percussion herrühren, theils erst in den letzten Jahren angestellt wurden. Die folgende Tabelle, die auf Vollständigkeit keinen Anspruch erhebt, mag zeigen, wie weit die Angaben der einzelnen Autoren bezüglich der Höhe, in welcher sie den Lungenrand in den verschiedenen Verticallinien gefunden haben, von einander differiren. Der untere Lungenrand findet sich

		i.d.lin. mammill.		lin. axillar.		lin. scapul.		Neben der Wirbelsäule	
		Rechts	Links	Rechts	Links	Rechts	Links	R.	L.
nach	*Auenbrugger* an der	6. R.	—	7. R.	7. R.	9—10.	9—10.	—	—
„	*Skoda* „ „	6.	—	6.	6.	10—11.	10—11.	—	—
„	*Conradi* „ „	6.	6.	8.	8.	11—12.	11—12.	—	—
„	*Zehetmayer* „ „	6.	—	—	—	—	—	—	—
„	*Leichsenring* „ „	6.	—	—	—	10	11.	—	—
„	*Strempel* „ „	6—7.	—	7. I.-C.	7. I.-C.	9. I.-C.	9. I.-C.	11.	11.
„	*Gerhardt* „ „	7.(oberer R.)	7.(oberer R.)	7. (unterer Rand)	7. (unterer Rand)	9.	9.	11.	11.
„	*Wintrich* „ „	6.	—	—	—	—	—	—	—
„	*Guttmann* „ „	6.	6.	8.	8.	9.	9.	10.	10.
„	*Leichtenstern* „ „	6.	—	7.R.-7.I.C.	7.R.-7.I.C.	10—11.	10—11.	—	—

Ein Blick auf diese Tabelle lehrt uns, dass die Grenze in der rechten Mammillarlinie zwischen 6. Rippe und oberem Rande der 7., in beiden Axillarlinien zwischen 6. und 8., in der Scapularlinie zwischen 9. und 12., neben der Wirbelsäule zwischen 10. und 11. Rippe schwankt. Während von den meisten Autoren die Grenzen rechts und links gleich hoch gefunden wurden, lassen ZEHETMAYER, LEICHSENRING und Andere die Lungenmilzgrenze tiefer stehen, als die Lungenlebergrenze. Die Differenzen in den Angaben der Beobachter mögen sich, abgesehen davon, dass einzelne entschieden falsch sind, zum Theil daraus erklären, dass die Individuen vom einen während etwas tieferer In-, vom anderen während der Exspiration, ferner bald in der Rückenlage, bald in aufrechter Stellung percutirt wurden.

Auf eine sehr genaue Beschreibung des Verlaufes der unteren Lungengrenze, namentlich auch der Verschiedenheiten, die derselbe in verschiedenen Lebensaltern darbietet, stossen wir bei C. SCHMIDT. Derselbe fand im Allgemeinen die Lungengrenzen bei bejahrten Individuen tiefer stehend, als bei jugendlichen. In der Mammillarlinie wurde die Grenze jenseits des 40. Lebensjahres meist im 6. Intercostalraum oder an der 7. Rippe getroffen, bei Kindern im 5. Intercostalraum, zwischen 15 und 40 Jahren am häufigsten auf der 6. Rippe; für die Axillargrenze ergab sich kein solcher Zusammenhang mit dem Lebensalter. Dieselbe fiel rechts meistens auf die 7. Rippe oder den 7. Intercostalraum, seltener schon auf die 8. Rippe, links ein halbes Interstitium tiefer wie rechts; unmittelbar neben der Wirbelsäule stand die Grenze beiderseits gleich hoch, und zwar um so tiefer im Vergleich zu der Grenze in der Mammillarlinie, je älter das untersuchte Individuum.

Ich habe der Bestimmung der unteren Lungengrenze bei ruhiger Respiration (des mittleren Standes des Diaphragma) aus dem Grunde ganz besondere Aufmerksamkeit geschenkt, weil der Verlauf dieser Linie gewissermaassen die Basis für alle folgenden Percussionsbestimmungen bildet. Um die Grösse der activen und passiven Mobilität des Lungenrandes zu finden, muss man von diesem mittleren Stande der unteren Lungengrenze ausgehen. Ebenso setzen Grössenangaben über die Leber- und Milzdämpfung die vorherige Bestimmung des unteren Lungenrandes voraus. An den hinteren Abschnitten des Thorax kann man die untere Lungengrenze nur bestimmen, während der Untersuchte steht oder sitzt (oder auf dem Bauche liegt). Auf der Vorderfläche und in den Seitenabschnitten der Brust gelingt diese Bestimmung auch bei der Rückenlage des zu Untersuchenden. Man könnte daraus folgern wollen, dass es im Interesse einer einheitlichen Untersuchungsmethode zweckmässiger sei, den Stand des Diaphragma auch vorn und in der Seite bei aufrechter Haltung des Untersuchten zu bestimmen. Dem ist indessen nicht so. Es empfiehlt sich schon deshalb, auch Gesunde, wo es immer angeht, in der Rückenlage zu untersuchen, um für die Percussionsergebnisse bei Schwerkranken, die häufig in keiner anderen Lage längere Zeit verharren können, den richtigen Maassstab zu haben. Dazu kommt noch der weitere Umstand, dass die untere Lungengrenze gleichzeitig obere Leber-, obere Milz-, obere Magengrenze ist und dass wir die übrigen Grenzen, wenigstens der Leber und des Magens am besten in der Rückenlage des Untersuchten bestimmen können. Aus diesen Gründen und da überdies der Unterschied zwischen den bei aufrechter Haltung und Rückenlage gefundenen Grenzen der Lunge ein sehr unbedeutender ist (s. unten), werden die im Folgenden zu machenden genaueren Angaben, so weit sie sich auf den Verlauf der unteren Lungengrenze an der Vorder- und Seitenfläche des Thorax beziehen, den in der Rückenlage gefundenen Werthen entsprechen, während die Grenzpunkte in der Scapularlinie und neben der Wirbelsäule bei aufrechter Haltung des Untersuchten festgestellt wurden. Haben wir so den mittleren Stand des Diaphragma gefunden, so wird es leicht sein, die Grösse der Verschiebung zu messen, welche der untere Lungenrand bei In- und Exspiration, sowie bei Lageveränderungen erleidet.

Um den unteren Rand beider Lungen durch die Percussion festzustellen, percutirt man vorn, seitlich und hinten in den bekannten Verticallinien senkrecht herunter und markirt die Punkte, an denen der nicht-tympanitische Lungenschall in einen anders gearteten übergeht. Am leichtesten findet man die Lungenlebergrenze; sie entspricht einer dem ganzen rechten unteren Lungenrand correspondirenden Linie, in welcher nicht-tympanitischer heller an dumpfen Schall stösst. Vorn und seitlich gelingt die Abgrenzung der Lunge von der Leber am leichtesten bei ganz schwacher, hinten wegen der beträchtlichen Dicke der Weichtheile nur bei verhältnissmässig starker Percussion. Schwieriger schon ist die Auffindung der Lungenmilzgrenze in der linken Seite, weil hier der Uebergang des nicht-tympanitischen Lungen- zum dumpfen oder gedämpften Schall der Milz kein so schroffer ist, wie rechts, vielmehr dort, wo die Milz der Brustwand unmittelbar anliegt, häufig ein mehr oder weniger tympanitischer Schall getroffen wird. Am allerschwierigsten ist aber — darüber sind alle einig, die sich um die Feststellung der Lungengrenzen bemüht haben — die Auffindung der Lungenmagengrenze, d. h. die Verfolgung des linken unteren Lungenrandes von seinem zwischen Parasternal- und Mammillarlinie gelegenen medialen Ende bis an die Axillarlinie. Hier geht häufig der nicht-tympanitische Schall der Lunge so allmählich und verwaschen in den tief tympanitischen Schall des Magens über, dass eine Abgrenzung beider illusorisch wird.

Was nun speciell den Stand der Lungengrenze in verschiedenen Verticallinien betrifft, so muss ich zunächst betonen, dass hier gewisse Altersdifferenzen mit ziemlicher Constanz getroffen werden. Gehen wir vom Stande des Diaphragmas aus, wie wir ihn bei Individuen mittleren Alters (etwa vom 14. bis zum 50. Jahr) mit nor-

Die Percussion der unteren Lungengrenze.

malen Respirations- und Circulationsorganen in einer grossen Zahl von Einzelfällen sorgfältig bestimmt haben, so findet sich bei solchen der untere Rand der rechten Lunge in der Mittellinie etwa an der Basis des processus xiphoideus, in Parasternal- und Mammillarlinie an der 6. Rippe, bald ihrem oberen, bald ihrem unteren Rande mehr genähert, in der mittleren Axillarlinie an der 8. Rippe, zuweilen im 7. oder 8. Intercostalraum, in der Scapularlinie an der 10. Rippe (vgl. Taf. IV, *ce*; Taf. VI, *ab*; Taf. VII, *d*). Die Bestimmung der Rippe, an welcher die Grenze gefunden wurde, geschieht am besten durch directes Zählen, wobei man vorn von der ersten oder zweiten, hinten von der zwölften Rippe ausgeht. Das Zählen der Rippen hinten hat seine Schwierigkeiten. Doch fühlt man auch bei musculösen und fetten Individuen die Spitze der 12. Rippe durch und kann von ihr aus in der Scapularlinie nach oben zählen; nach innen von dieser Linie lassen sich die Rippen nur noch ein kleines Stück gegen die Wirbelsäule hin verfolgen; in der Nähe der letzteren sind die Rippen meist nicht durchzufühlen; ich kann daher nicht direct angeben, an der wievielten Rippe die Lungengrenze neben der Wirbelsäule getroffen wird; da aber dieselbe von der Scapularlinie ziemlich horizontal nach der Wirbelsäule verläuft, und eine die 10. Rippe schneidende Horizontale, wie die Betrachtung des Skelettes lehrt, neben der Wirbelsäule auf die 11. Rippe trifft, so geht man nicht irre, wenn man die untere Lungengrenze neben der Wirbelsäule um eine Rippe oder einen Intercostalraum tiefer setzt, als in der Scapularlinie. — Die weitgehenden Differenzen zwischen den Angaben der Autoren in Bezug auf die Scapular- und Axillargrenze haben gewiss zum Theil in der Schwierigkeit, diese Linien zu ziehen, ihren Grund. Bei dem schrägen Verlauf, den die Rippen seitlich und hinten einhalten, und dem im allgemeinen horizontalen Verlauf der untern Lungengrenze, bewirkt eine nur wenige Centimeter betragende Verschiebung der Axillar- oder Scapularlinie nach vorn oder hinten, dass die betreffende Lungengrenze an einer höheren oder tieferen Rippe gefunden wird.

Die untere Grenze der linken Lunge fand ich in der überwiegenden Mehrzahl der Fälle in derselben Höhe, wie die der rechten, also in der Axillarlinie an der 8., in der Scapularlinie an der 10., unmittelbar neben der Wirbelsäule an der 11. Rippe (Taf. IV, *df*; Taf. V, *cd*; Taf. VII, *c*). Am schwierigsten gelingt die Bestimmung desjenigen Stückes des linken unteren Lungenrandes, welches von der nach aussen von der Parasternallinie gelegenen Umbiegungsstelle des unteren Randes zum vorderen nach der Axillarlinie hinzieht (Taf. IV, *df*; Taf. V, *be*). Wie schon erwähnt, geht der tympanitische Schall des mit Luft gefüllten Magens ganz allmälig in den Lungenschall über; man findet dann die Grenze zwischen beiden am ehesten bei ganz leiser Percussion. Leichter lässt sich die Grenze auffinden, wenn der Magen wenig Gas enthält, entweder leer oder vorwiegend mit Flüssigkeit und festen Substanzen gefüllt ist. — Wo die Lungenmagengrenze überhaupt durch die Percussion festzustellen war, fand ich dieselbe in einem nach unten convexen Bogen von der Mammillar- nach der Axillarlinie sich erstreckend (Taf. IV, *do* und Taf. V, *be*). — Die Linie, welche die in den erwähnten Verticalen gefundenen Grenzpunkte mit einander verbindet, und somit dem unteren Lungenrande entspricht, verläuft im allgemeinen so ziemlich in gleicher Höhe rings um den Thorax herum, genauer betrachtet aber in einem mit der Convexität nach unten gerichteten Bogen, dessen tiefster Punkt in die Nähe der Scapularlinie fällt (vgl. Taf. IV, V, VI, VII).

Abweichungen von dem geschilderten Verhalten der unteren Lungengrenze finden sich bei völlig gesunden Kindern und Greisen so regelmässig, dass man mit Rücksicht auf die Resultate der Percussion nicht umhin kann, einen **kindlichen und senilen Typus** der unteren Lungengrenze zu statuiren. Kurz gesagt steht die untere Lungengrenze durchschnittlich bei Kindern allenthalben um ½, selbst einen ganzen Intercostalraum höher, bei Greisen um ebenso viel tiefer, als bei Individuen mittleren Alters (s. Tafel X und XI).

Den Verlauf der unteren Lungengrenze **unter pathologischen Verhältnissen** werden wir, um Wiederholungen zu vermeiden, bei Besprechung jener Erkrankungen erörtern, welche Hochoder Tiefstand des Zwerchfelles zur Folge haben (Ascites, Tumoren der Leber und Milz, Schrumpfung der Lunge, Pleuritis, Pneumothorax, Emphysem).

Respiratorische Excursionen des unteren Lungenrandes. Die Thatsache, dass der Rand der Lunge bei tiefen Athemzügen bedeutende Excursionen beschreibt, ist längst bekannt. CONRADI konnte nachweisen, dass bei kräftigen Inspirationen die Lungen um 1—2 Ctm. herab, bei kräftigen Exspirationen um ebensoweit hinaufsteigen. Aber erst WINTRICH, vor allem GERHARDT haben die Grösse der ex- und inspiratorischen Verschiebung der Lungengrenze genauer gemessen. Nach WINTRICH beträgt bei kräftigen Männern die Distanz der Grenzen am Gipfelpunkte der stärksten In- und Exspiration in der Seitengegend „zwischen 5 und 8 Ctm., bei Weibern etwa ⅕ weniger; an Knaben und Mädchen bis zum

10. Jahre ziemlich gleich um $1/4$, ja selbst $2/7$ weniger, als bei Erwachsenen". Vorn und hinten ist diese Differenz viel geringer als in der Seite. Die inspiratorische Excursion wurde stets bedeutend grösser gefunden als die exspiratorische. — Nach GERHARDT tritt die untere Lungengrenze bei tiefer Inspiration rechts in der Parasternallinie um $1 1/4 - 4$, gewöhnlich um $2 1/8$ Ctm., in der Axillarlinie um $2 1/4 - 4$, gewöhnlich um 3 Ctm. nach abwärts. Bei tiefer Exspiration tritt der untere Lungenrand um ein Geringeres, als er bei der Inspiration nach abwärts rückte, in die Höhe; auch bei dieser Bewegung ergiebt sich, dass sie ausgiebiger gegen die Axillarlinie hin gefunden wird, als in der Mittellinie. Die inspiratorische Verschiebung des unteren Randes der linken Lunge in der Axillarlinie beträgt durchschnittlich $2 1/3$ Ctm. — Zu etwas anderen Resultaten gelangte SALZER. Er fand nicht nur für die inspiratorische Verschiebung etwas grössere Werthe, nämlich beiderseits in der Mammillar -und Parasternallinie durchschnittlich $3 1/2$, in der Axillarlinie 4, neben der Wirbelsäule 3 Ctm., sondern entgegen den Angaben von WINTRICH und GERHARDT die exspiratorischen Verschiebungsgrössen bedeutender als die inspiratorischen. Die Durchschnittszahlen wurden auch hier auf beiden Seiten gleich gross gefunden, und zwar für die Mammillarlinie $4 2/3$, Axillarlinie $5 1/5$, Rückenlinie $4 1/3$ Ctm. Die Durchschnittszahl des Gesammtunterschiedes im Stande der unteren Lungengrenze bei tiefster In- und Exspiration stellt sich im Mittel für die Mammillarlinie auf $8 1/6$, für die Axillarlinie auf $9 1/5$, für die Rückenlinie auf $7 1/3$ Ctm. — Auch LEICHTENSTERN spricht sich dahin aus, dass bei der Mehrzahl der gesunden Menschen, wenigstens wenn sie genügend auf möglichst tiefe Exspiration eingeübt sind, die exspiratorische Verschiebung der Lungengrenze die inspiratorische überwiege.

Ich selbst fand bei ganz gesunden Menschen in der Regel die inspiratorischen Excursionen grösser, als die exspiratorischen. Dabei muss allerdings bemerkt werden, dass den meisten Untersuchungsobjecten viel schwerer fällt, eine vollständige Exspiration zu vollführen, als möglichst tief zu inspiriren. Die inspiratorische Verschiebung beträgt nach meinen Messungen durchschnittlich in der rechten Parasternallinie $1 1/2 - 2$, in der rechten Mammillarlinie $2-3$, in beiden Axillarlinien $3-4$, in beiden Scapularlinien etwa 2 Ctm. Die exspiratorische Verschiebung wurde meist etwas kleiner getroffen (vgl. Taf. VIII und IX).

Abweichungen vom normalen Verhalten dieser Excursionen ergaben sich namentlich bei Pleuritis und beim Emphysem. Wo bei frischer Pleuritis überhaupt eine Prüfung möglich war, fand ich auf der erkrankten Seite die Excursionen stets kleiner, als auf der gesunden. Zu einer Zeit, in der auch eine möglichst subtil ausgeführte vergleichende Percussion an der Hinterfläche des Thorax noch keine Exsudatdämpfung nachweisen liess, konnte ich in Fällen, in denen Erguss folgte, mich davon überzeugen, dass die respiratorische Mobilität der unteren Lungengrenze zwischen Wirbelsäule und Scapularlinie fast völlig mangelte, während sie vorn und seitlich noch gut ausgesprochen war. Mit Rücksicht auf die Thatsache, dass sich das pleuritische Exsudat zuerst in den hinteren Abschnitten des Complementärraumes der Pleura ansammelt (FERBER), gewinnt die mangelnde Excursion der hinteren unteren Lungengrenze einen gewissen diagnostischen Werth für den Nachweis beginnender Exsudation. Ist es nach einer Pleuritis zur Verwachsung der beiden Pleurablätter gekommen, so bleibt anfangs die Excursion der betreffenden Lungenränder eine sehr unbedeutende, nimmt aber mit der Zeit wieder erheblich zu, ohne indess derjenigen der gesunden Seite völlig gleich zu kommen. Eine derartige Beschränkung der Mobilität bleibt auch nach jenen Formen von Pleuritis sicca zurück, die jedes Stadium der Phthise so häufig compliciren. Seitdem ich bei jedem der Phthise oder der Tuberculose Verdächtigen die Excursionen der Lungenränder prüfe, bin ich von der Thatsache überrascht, wie ausserordentlich häufig schon in den allerfrühesten Stadien, oft zu einer Zeit, da die objective Untersuchung der Lungenspitzen noch völlig im Stiche lässt, die Mobilität eines oder des anderen Lungenrandes beschränkt oder aufgehoben ist. Bei der Raschheit und Sicherheit, mit der sich diese Prüfung ausführen lässt, wird man in keinem zweifelhaften Falle auf dieselbe Verzicht leisten. Bei höheren Graden des Emphysems sind die respiratorischen Verschiebungen der Lungenränder regelmässig beschränkt. Da die Lungen schon während ruhiger Athmung die Complementärräume ganz oder theilweise erfüllen, da sie gleichsam permanent in inspiratorischer Stellung verharren, so vermögen noch so forcirte Inspirationen den unteren Lungenrand wenig oder gar nicht mehr herabzurücken. Je nachdem bei ruhiger Athmung der Complementärraum in der einen oder anderen Verticallinie mehr oder weniger ausgefüllt ist, fällt die inspiratorische Excursion in diesen Linien verschieden gross aus. So fand ich bald in der Axillarlinie eine inspiratorische Verschiebung von 2—3 Ctm., während vorn und hinten die Excursionen fehlten, bald umgekehrt bei mangelnder Beweglichkeit in der Axillarlinie Herunterrücken des Lungenrandes vorn und hinten um 1—2 Ctm. — Auch die exspiratorische Verschiebung wird beim Emphysem constant kleiner gefunden, als in der Norm. Die Angabe LEICHTENSTERN's, dass sie bei mässigem Emphysem kleiner, bei hochgradigem grösser getroffen wird, als die inspiratorische, kann ich bestätigen. — Besteht neben dem Emphysem intensivere Bronchitis oder Bronchiolitis, so kann jede Beweglichkeit des unteren Lungenrandes fehlen.

Passive Mobilität der unteren Lungenränder. Die Verschiebungen, welche die untere Lungengrenze bei Lageveränderungen des Untersuchten erleidet, wurden zuerst von GERHARDT in erschöpfender Weise geschildert. Derselbe fand in der Regel die Lungenlebergrenze in der Rückenlage um 1—2 Ctm. tiefer, als bei aufrechter Haltung; doch wurden auch Ausnahmsfälle mit umgekehrtem Verhalten nicht ganz selten beobachtet. — Weit eclatantere Veränderungen im Verlaufe der unteren Lungengrenze ergaben sich beim Uebergang aus der Rücken- in die Seitenlage. Es stieg dabei in linker Seitenlage der rechte, in rechter Seitenlage der linke Lungenrand in der Axillar- und Mammillarlinie um etwa soviel herab, als während einer tiefen Inspiration. Gegen das Sternum zu vermindert sich diese Abweichung mehr und mehr und erreicht am Sternum selbst ihren Nullpunkt. Kommt nun zur Seitenlage eine tiefe Inspiration hinzu, so tritt bei linker Seitenlage der rechte, bei rechter der linke Lungenrand abermals in der Axillarlinie nach unten und zwar soweit, dass jetzt die Pleuragrenze an der 10. Rippe oder im 10. Intercostalraum erreicht wird; umgekehrt gleicht eine tiefe Exspiration, die beim Uebergang aus der Rückenlage in die Seitenlage eingetretene Verschiebung des Lungenrandes nach unten zum grössten Theile wieder aus. — SALZER's Untersuchungen führten zu ähnlichen Ergebnissen. Beim Uebergang aus der Rücken- in die Seitenlage rückte der untere Lungenrand in der Axillarlinie 3½, in der Mammillarlinie 1½—2 Ctm. herab. Die Gesammtexcursion, die in der Axillarlinie resultirt, wenn zum Uebergang aus der Rücken- in die Seitenlage eine tiefe Inspiration hinzutritt, ist nicht immer gleich der Summe der bei der Rückenlage entstehenden inspiratorischen und der bei dem Wechsel mit Seitenlage auftretenden Verschiebung, sie ist vielmehr niemals grösser, als die Entfernung, in der sich bei ruhiger Athmung und Rückenlage der Lungenrand von der Pleuragrenze befindet; als Maximum dieser Gesammtexcursion gibt SALZER 9 Ctm. an, was mit den anatomischen Daten vortrefflich übereinstimmt. Addirt man zu diesen 9 Ctm. noch den Weg, den die in der Rückenlage bei ruhiger Athmung bestimmte untere Lungengrenze in der Axillarlinie bei forcirter Exspiration nach oben vollführen kann (4—5 Ctm.), so zeigt sich die überraschende Thatsache, **dass der untere Lungenrand in den Axillarlinien einen Weg von 13—14 Ctm. zurückzulegen im Stande ist.**

Ich selbst vermag den Angaben von Gerhardt und Salzer nur wenig hinzuzufügen. Beim Uebergang des Untersuchten aus der Rückenlage zu aufrechter Haltung fand ich bald gar keine Aenderung der Grenzen, bald eine geringe Verschiebung derselben nach oben oder unten. Dagegen rückte beim Uebergang aus der Rückenzur rechten oder linken Seitenlage regelmässig der untere Lungenrand in der entgegengesetzten Axillarlinie um 3—4 Ctm. abwärts. Tafel IX veranschaulicht die passive (und active) Mobilität des unteren linken Lungenrandes, wie ich sie bei gesunden Männern mittleren Alters gefunden. Beschränkung oder völliges Fehlen der passiven Mobilität des unteren Lungenrandes fand ich bei denselben Erkrankungen, die auch die respiratorischen Excursionen beeinträchtigen, hauptsächlich bei Pleuritis und Emphysem.

III. Die Percussion des Herzens.

Auenbrugger, Inventum novum etc. 1761. — Piorry, Traité de la percussion médiate. 1827. — Idem, Traité de plessimétrisme et d'organographisme. 1866. p. 340 ff. (daselbst sind auch die früheren Arbeiten Piorry's über die Percussion des Herzens citirt). — Günzburg, Percussion und Auscultation des Herzens. Wien. 1844. — Skoda, Abhandlung über Percussion und Auscultation. 1. Aufl. 1839. VI. Aufl. 1864. S. 245. — Conradi, J. F., Ueber die Lage und Grösse der Brustorgane, der Leber und Milz beim gesunden Manne und ihre Bestimmung durch die Percussion. Inaug.-Dissert. Giessen. 1848. — Meyer, J., Ueber die Grösse und den Grad der normalen Dämpfung in der Präcordialgegend. Virch. Archiv. Bd. III. 1851. — Strempel, Beitr. z. physikal. Diagnostik. Habilitationsschrift. Rostock. 1852. — Bamberger, Lehrbuch der Krankheiten des Herzens. Wien. 1857. — Gerhardt, Ueber Herzdämpfung und die Verschiebung ihrer Grenzen bei Gesunden. Archiv d. Heilkunde. II. Bd. S. 459. 1858. — Idem, Beobachtungen aus dem Gebiete d. physiolog. Diagnostik. Arch d. Heilkunde. N. F. III. Bd. S. 486. 1859. — Idem, Der Stand des Diaphragma. Physikalisch-diagnostische Abhandlung. Tübingen. 1860. — Idem, Ueber einige Formen der Herzdämpfung. Prag. Vierteljahrschrift LXXXIV. S. 113. 1864. — Idem, Lehrbuch der Auscultation und Percussion. III. Aufl. 1876. S. 139. — Kobelt, Ueber Form und Dimensionen der Herzdämpfung. Archiv d. Heilkunde. Bd. IV. 1863. S. 310. — Friedreich, Die Krankheiten des Herzens ,in Virchow's spec. Pathologie und Therapie. V, 2. II. Aufl. 1867. S. 64. — v. Dusch, Lehrbuch der Herzkrankheiten. Leipzig. 1868. S. 43 ff. — Paul Niemeyer, Handbuch der theoretischen und klinischen Percussion und Auscultation. I. Bd. 1868. S. 149 u. 162. — Gierke, Ueber die Lage und Grösse des Herzens im Kindesalter. Jahrbuch für Kinderheilkunde und physische Erziehung. Neue Folge. II. Bd. 1869. S. 391. — A. Steffen, Beiträge zur Lehre von den Herzkrankheiten. Ibidem. III. Bd. 1870. S. 393. — Guttmann, Lehrbuch der klin. Untersuchungsmethoden etc. Berlin. 3. Aufl. 1875. S. 266. — Ebstein, Zur Lehre von der Herzpercussion. Berl. klin. Wochenschrift.

No. 35. 1876. — LÜNING, Ueber die Percussion des Herzens. Inaug.-Dissert. Göttingen. 1876. — PAUL GUTTMANN, Bemerkungen über Herzpercussion. Berl. klin. Wochenschrift. 1877. No. 6. — C. A. EWALD, Ueber einige practische Kunstgriffe bei Bestimmung der relativen Herz- und Leberdämpfung. Charité-Annalen. II. Jahrgang. 1875. Berlin. 1877. S. 191. — JOSEPH MEYER, Zur Percussion des Brustbeins, des Herzens und pericardialer Ergüsse. Ibidem. S. 377. — SCHLÄFKE, Beiträge zur Percussion des Herzens. Inaug.-Dissert. Göttingen. 1877. — FERBER, Situsphantom. Bonn. 1877. S. 23. — RAUCHFUSS, Zur physikalischen Untersuchung des Herzens im Kindesalter. GERHARDT'S Handbuch der Kinderkrankheiten. IV. Bd. Tübingen. 1878. — HEIN, Ueber die Bestimmung der Herzgrösse mittelst der Palpation. Allgem. Wien. med. Zeitung. 1878. No. 22—24. — RAUCHFUSS, Die Bestimmung der Herzfigur durch Palpation und die Diagnose geringer Mengen pericardialer Exsudate. Tageblatt der 52. Versammlung deutscher Naturforscher und Aerzte. Baden-Baden. 1879. S. 325. ROSENSTEIN in v. ZIEMSSEN's Handbuch der speciellen Pathologie u. Therapie. Bd. VI. 2. Aufl. 1879. S. 29.

Anatomische Vorbemerkungen.

Während sich die Auscultation des Herzens auf die genaue Kenntniss der Lage der einzelnen Klappen und Ostien im Verhältniss zur Brustwand gründet, setzt die Percussion des Herzens eine klare Einsicht in die Lagerung des Herzens in toto, in das Verhalten des Herzens zu der Brustwand, zu den vorderen Lungenrändern, zur Leber und dem Magen voraus. Ueber alle diese Fragen finden wir bei LUSCHKA die wünschenswerthesten Aufschlüsse.

Das Herz ruht, von seinem Beutel eingeschlossen, auf einer mässig schiefen, von oben, rechts und hinten nach unten links und vorne abfallenden durch das Diaphragma gebildeten Ebene auf, zum Theil hinter dem Brustbein, zum Theil hinter den Rippenknorpeln der rechten und linken Seite. Die höchste durch den obersten Umfang des linken Vorhofes bezeichnete Stelle entspricht einer Linie, welche die unteren Ränder der Sternalinsertion des zweiten Rippenpaares verbindet. Die tiefste Stelle fällt über die Mitte des oberen Randes vom 6. linken Rippenknorpel. Das Herz überragt die Mittellinie des Brustbeines nach links um 8—9 Ctm., nach rechts um 4 bis 5 Ctm. Wir unterscheiden am Herzen mit Rücksicht auf sein Lagerungsverhältniss zur Brustwand einen rechten, einen unteren und einen linken Rand. Der rechte Rand (Taf. I, *mn*) wird gebildet durch den rechten Vorhof, und erstreckt sich, den Körper des Brustbeines nach rechts um 2—3 Ctm. überragend, in einer leicht nach aussen convexen Linie von der Mitte des zweiten rechten Intercostalraumes bis hinter das Brustbeinende des 5. rechten Rippenknorpels. Der durch den rechten Ventrikel gebildete untere Rand (Taf. I, *no*) zieht von dem zuletzt genannten Punkte in einer leicht absteigenden Linie zum 5. linken Intercostalraum, wo er in der Mammillarlinie oder etwas nach innen von derselben mit dem linken Rand zusammentrifft. Der linke Rand (Taf. I, *po*), gebildet durch den

7*

linken Ventrikel zieht in einer nach aussen convexen Bogenlinie vom 2. linken Intercostalraum nach unten und aussen, um sich mit dem linken Ende des unteren Randes zur Herzspitze zu vereinigen. Durch diese drei Ränder ist das Lagerungsverhältniss des Herzens zur vorderen Brustwand hinlänglich gekennzeichnet. — Weitaus der grösste Theil des Herzens ist von Lunge bedeckt; nur ein ausschliesslich dem rechten Ventrikel angehörender Bezirk des Herzens, der nach unten vom unteren Rand des letzteren, nach rechts und links von den divergirenden vorderen Rändern der rechten und linken Lunge umschlossen wird, liegt der Brustwand unmittelbar an. Die Grösse und Form dieses wandständigen Theiles des Herzens richtet sich ganz nach dem Verlauf der vorderen Lungenränder, den wir an anderer Stelle (S. 83 u. 84) ausführlich beschrieben haben. Es sei nochmals kurz erwähnt, dass dieser Raum bei ruhiger Athmung eine im ganzen vierseitige Gestalt darbietet (Tafel I). Der rechte Rand des Vierecks wird gebildet durch den nahe dem linken Sternalrand verlaufenden vorderen Rand der rechten Lunge in der Höhe des 4.—6. (oder 7.) Rippenknorpels, die untere Seite durch die Grenze zwischen Herzen und linkem Leberlappen, die obere durch den hinter dem 4. linken Rippenknorpel nach aussen zum 4. Intercostalraum verlaufenden Theil der incisura cardiaca, die äussere Seite durch den mehr vertical vom 4. Intercostalraum zur 6. Rippe in einem nach aussen convexen Bogen ziehenden Abschnitt des vorderen Randes der linken Lunge. Der obere und der äussere Rand gehen ohne scharfe Grenze in einander über und unterliegen schon im Zustande ruhiger Athmung mannigfachen Verschiedenheiten des Verlaufes. Der Raum, in welchem bei ruhiger Athmung das Herz von Lunge unbedeckt liegt, wird durch den früher ausführlich geschilderten Zug der linken Pleuragrenze in zwei Abtheilungen geschieden, deren rechte des Pleuraüberzuges entbehrt, während der linke von Pleura pericardiaca überzogene Abschnitt desselben mit den angrenzenden Partien der Pleura costalis den sinus mediastino-costalis bildet.

Grenzbestimmung des Herzens durch die Percussion.

a) Normale Verhältnisse.

Schon die ältesten Autoren, die sich mit der Percussion beschäftigten, AUENBRUGGER, CORVISART, LAENNEC geben an, dass sich auf der linken Seite des Thorax nach unten vom 4. linken Rippenknorpel eine dem Herzen entsprechende Dämpfung finde, die sich auch auf den unteren Theil des Brustbeines erstrecke. Aber auch die Au-

gaben in den früheren Werken Piorry's, sowie diejenigen von
Bouillaud und Skoda entbehren der wünschenswerthen Genauigkeit.
Erst die exacten Untersuchungen von Conradi, Meyer, Strempel,
Bamberger, vor allem aber diejenigen Gerhardt's, Kobelt's, Friedreich's und v. Dusch's haben die bei der Percussion des Herzens
in Frage kommenden Verhältnisse in eingehender Weise gewürdigt.

Das Herz gibt, soweit es der Brustwand unmittelbar anliegt,
einen völlig dumpfen Schall. Die Grenzen dieses Schallraumes nach
oben, rechts und links folgen im allgemeinen dem Verlauf der vorderen Lungenränder, und entsprechen jenen Linien, an welchen der
Uebergang des nicht-tympanitischen hellen in dumpfen Schall statt
hat. Nach unten lässt sich der durch das Herz bedingte, absolut
gedämpfte Schallraum nicht durch die Percussion abgrenzen, weil
der dumpfe Schall des Herzens in den dumpfen Schall des linken
Leberlappens übergeht. Ausser diesem Raum der absoluten Herzdämpfung benutzen wir aber zur Grössenbestimmung des Herzens
nach dem Vorgange von Piorry und Conradi auch noch jenen nach
oben und aussen links, mitunter auch nach rechts an die absolute
Herzdämpfung sich anschliessenden Bezirk, in dem durch starke
Percussion zwar nicht dumpfer, wohl aber im Vergleich zu den entsprechenden Abschnitten der rechten und zu den noch höher nach
oben und weiter nach aussen gelegenen Partien der linken Thoraxhälfte relativ gedämpfter Schall hervorgerufen wird. Dieser Bezirk
der relativen Herzdämpfung entspricht jenen Stellen, wo zwischen die Brustwand und das Herz eine Lungenschichte eingeschoben
ist, deren Dicke um so mächtiger wird, je weiter man sich von den
Rändern der Lunge nach oben und aussen entfernt. Es wurde schon
an einer anderen Stelle (S. 47 ff.) darauf hingewiesen, dass ein in der
Tiefe gelegenes luftleeres Organ an sich den Schall der vor ihm gelegenen Lunge nicht zu dämpfen vermöge, dass vielmehr diese Schalldämpfung auf andere Momente, hauptsächlich das Dünnerwerden der
Lungenschichte, das Kleinerwerden der Schwingungsmasse zu beziehen sei. Da aber bei den anatomischen Beziehungen, wie sie
innerhalb der Brusthöhle zwischen Lungen und Herz bestehen, das
Dünnerwerden der Lungenschichte nach der Grösse und Lage des
Herzens in der Weise sich richtet, dass eine wesentliche Verschmächtigung der Lunge dort beginnt, wo in der Tiefe Herz gelegen ist,
so können wir die Grösse und Form des relativen Dämpfungsbezirkes
wenigstens annähernd als Maassstab für die Grösse und Lage des

Herzens benützen. Die Gründe, die mich dazu bestimmen, mich nicht mit der Feststellung der absoluten Herzdämpfung zu begnügen, sind dieselben, die Friedreich (l. c. S. 65) geltend gemacht hat. Wenn es auch immerhin als Regel betrachtet werden kann, dass die Grösse des absolut gedämpften Schallraumes zur Grösse des Herzens selbst in einem constanten Verhältniss steht, so gibt uns die absolute Herzdämpfung doch immer nur ein genaues Bild des von Lunge unbedeckten Herzabschnittes, sie lehrt uns nur einen unbestimmten Bruchtheil der ganzen Herzgrösse kennen. Es kann aber bei völlig normaler Grösse des Herzens die absolute Dämpfung grösser oder kleiner sein, als in der Norm (Retraction der Lungenränder, Emphysem), während andererseits die colossalsten Vergrösserungen des Herzens bei normaler Grösse oder abnormer Kleinheit der absoluten Dämpfung bestehen können. (Angewachsensein der Lunge im sinus mediastino-costalis, Emphysem.) Darum wäre jede Methode mit Freuden zu begrüssen, die uns die Grösse des ganzen Herzens kennen lehrte. — Wir werden im Folgenden genauer die Grenzen der absoluten und relativen Herzdämpfung anzugeben haben.[1])

Absolute Herzdämpfung. Sie wird am sichersten bei schwacher Percussion auf den Finger oder ein schmales Plessimeter gefunden (während die Grenzen der relativen Dämpfung bei starker Finger- oder Hammerpercussion gewonnen werden). Man percutirt in verschiedenen verticalen, horizontalen und schrägen Linien und markirt die Punkte, an denen man den Uebergang des an sich hellen (aber im Vergleich zu anderen Stellen der Brust relativ gedämpften) Schalles zum dumpfen wahrnimmt. Ueber die Grösse und Form der absoluten Herzdämpfung begegnen wir bei den einzelnen Untersuchern bedeutenden Meinungsdifferenzen. Genauere Angaben über Grösse und Form der absoluten Herzdämpfung finden sich zuerst bei Conradi. Dieselbe stellt nach diesem Autor einen drei-

---

[1]) Die von mir gewählte Nomenclatur scheint mir am geeignetsten, Missverständnissen vorzubeugen. Die Begriffe „Herzleerheit" und „Herzdämpfung" einander gegenüberzustellen, vermeide ich aus dem Grunde, weil diejenigen, welche der Skoda'schen Nomenclatur anhängen, den von mir als „absolute Herzdämpfung", von Conradi als „Herzleerheit" bezeichneten Schallbezirk „Herzdämpfung" nennen müssten, während meine „relative Herzdämpfung", Conradi's „Herzdämpfung" im Sinne Skoda's als „Herzleerheit" zu bezeichnen wäre. Die Ausdrücke „oberflächliche" und „tiefe" Herzdämpfung verdienen keine allgemeinere Anwendung, weil die letztere Bezeichnung von der falschen Voraussetzung ausgeht, dass das in der Tiefe gelegene luftleere Organ den Schall des oberflächlichen lufthaltigen dämpfe. — Steffen und Gierke bezeichnen unsere absolute als kleine unsere relative als grosse Herzdämpfung.

eckigen Raum dar, dessen obere Spitze, entsprechend dem Trennungspunkte der vorderen Lungenränder auf die 4.—5. Rippe neben den linken Sternalrand fällt. Die rechte Spitze des Dreiecks fand er meist an der Basis des process. xiphoideus, in der Mitte des Sternum, wo der vordere Lungenrand in den unteren umbiegt, die linke Spitze an der 6. Rippe, durchschnittlich 7 Ctm. von der Mittellinie entfernt. Aus einer Reihe sehr differenter Einzelzahlen wurden folgende Mittelzahlen gefunden: Für kleinere Individuen (158—170 Ctm.) war die rechte Seite des Dreiecks $4^1/_5$, die linke $6^7/_{10}$, die untere $7^7/_{25}$ Ctm. lang; bei grösseren (170—190 Ctm.) waren die entsprechenden Werthe $5^{17}/_{25}$, $8^1/_5$, $8^7/_{25}$ Ctm. — Nach v. BAMBERGER stellt die Herzdämpfung ein gleichseitiges Dreieck oder ein unregelmässiges Viereck dar, dessen rechter Rand durch den linken Sternalrand von der 4. bis zur 6. oder 7. Rippe, oder den hinter dem Sternum herablaufenden scharfen Rand der rechten Lunge gebildet wird. Die Grösse des Raumes beträgt weder im senkrechten noch queren Durchmesser mehr als 2 Zoll, er reicht „im allgemeinen vom Sternalende der 4. Rippe bis zum 5. Intercostalraum, vom linken Rande des Sternum etwas über die Mitte zwischen diesem und der Brustwarzenlinie hinaus". — GERHARDT fand die absolute Herzdämpfung am häufigsten in Gestalt eines unregelmässigen Vierecks, dessen rechte, durch den linken Sternalrand gebildete, und dessen untere, indirect construirte Seite beide durchschnittlich $5^1/_4$ Ctm. (etwas weniger als ein Drittheil der Länge des Brustbeines) betrugen. Die untere Seite wurde in der Weise indirect gefunden, dass von der unteren Lungengrenze rechts neben dem Sternum eine Linie zur Stelle des Herzchocs gezogen wurde. Diese Linie verlief in der Regel vom untersten Theil des linken Brustbeinrandes nahezu horizontal nach aussen zum 6. Rippenknorpel. Die obere, mehr horizontal verlaufende stiess mit der äusseren, mehr vertical ziehenden Grenze unter einem stumpfen Winkel, die äussere mit der unteren unter einem spitzen Winkel zusammen; der untere linke Winkel fand sich häufiger nach rechts vom Herzstoss, so dass die Herzspitze von einer dünnen Lungenschicht überdeckt zu denken wäre; ebenso lag derselbe in der Regel etwas tiefer als der Herzstoss. Mit diesen Angaben stimmen auch FRIEDREICH, v. DUSCH und ROSENSTEIN im Wesentlichen überein. Die Zahlen von CONRADI und GERHARDT beziehen sich auf Individuen, die zwischen dem 20. und 30. Lebensjahr standen. Ueber das Verhalten der absoluten Herzdämpfung im kindlichen Alter liegen verschiedene Angaben vor. GERHARDT fand bei gesunden Kindern im Alter von 3—8 Jahren die Dämpfung absolut fast so gross wie bei Erwachsenen; sie mass am Sternalrand durchschnittlich 4¼, in die Breite 5 Ctm. Die Dämpfung begann an der 3. oder 4. Rippe; ihre Höhe betrug die Hälfte des Brustbeines; der Herzchoc überschritt häufig die Mammillarlinie. Im Widerspruch damit finden GIERKE und STEFFEN bei Kindern die von ihnen so genannte „kleine Herzdämpfung" kleiner und variabler, als bei Erwachsenen, während dieselbe nach der Darstellung von RAUCHFUSS relativ etwa ebenso gross ist, als im mittleren Alter. ROSENSTEIN endlich fand vor dem zweiten Lebensjahre die von ihm als „Mattheit" bezeichnete absolute Dämpfung höher stehend und relativ grösser, als beim Erwachsenen; ihre Höhe betrug 3—4, ihre Breite 4—5 Ctm.

Meine eigenen Untersuchungen haben mich bei Individuen mittleren Alters (15—55 Jahre) die absolute Herzdämpfung in der Regel so finden lassen, wie es Taf. IV, *abcd* zeigt. Sie stellt im allgemeinen ein unregelmässiges Viereck dar; der rechte Rand desselben *ac* wird durch den linken Sternalrand in der Höhe der 4. bis 6. oder 7. Rippe gebildet, die obere Seite *ab* zieht hinter dem 4. Rippenknorpel nach aussen und etwas nach unten, um unter einem stumpfen Winkel mit der linken Seite des Vierecks zusammenzustossen; die letztere *bd* verläuft mehr vertical nach unten zur 6. Rippe, wo sie unter einem spitzen Winkel mit der unteren Seite des Vierecks *cd* zusammenfliesst. Während die innere und untere Grenze eine ziemlich constante Grösse haben und in der Regel je 5-6 Ctm. messen, zeigen die obere und äussere Grenze mannigfache Verschiedenheiten des Verlaufes, die im einzelnen zu erörtern überflüssig erscheint. Nur das sei erwähnt, dass durch einen mehr von der Horizontalen abweichenden Zug der oberen, oder einen weniger verticalen Verlauf der äusseren Grenze der Raum der absoluten Herzdämpfung verkleinert und ihre Form eine mehr dreieckige werden kann. — Die rechte, obere, linke Grenze (Herzlungengrenzen) lassen sich bei schwacher Percussion sehr leicht gewinnen. Die untere Grenze dagegen kann durch die Percussion in der Regel gar nicht oder nur in ihrem äussersten Stück (Herzmagengrenze) dargestellt werden. So weit das Herz nach unten an den linken Leberlappen stösst — und dies ist in der Regel in der ganzen Breite des von Lunge unbedeckten Stückes des Herzens der Fall — ist eine Abgrenzung der beiden Organe unmöglich. Man construirt diese untere Grenze indirect, indem man von der Umbiegungsstelle der rechten Grenze der absoluten Herzdämpfung in die untere Lungengrenze, somit in der Regel vom unteren Ende des linken Sternalrandes (bei *c* in Taf. IV) eine Linie nach aussen und unten entweder zu der wirklich bestimmbaren Herzmagengrenze oder dem unter dem Herzchoc gelegenen Punkt der 6. Rippe zieht. Nur in seltenen Fällen reicht der linke Leberlappen weniger weit nach links herüber, als die absolute Herzdämpfung, und dann grenzt sich der äussere Theil der letzteren von dem darunter gelegenen tympanitischen Schall des Magens ab (Taf. X, *md*). — Vergleicht man die Form der absoluten Herzdämpfung mit der Form des von Lunge unbedeckten Herzabschnittes, so ist die Uebereinstimmung beider eine genügende, wenn man die Verschiedenheiten erwägt, die hinsichtlich des Verlaufes der Lungenränder vorkommen. Nur an zwei Stellen differiren anatomische und percussorische Grenzen. Die rechte Grenze der Herzdämpfung liegt am linken Sternalrand, der vordere Rand der rechten Lunge dagegen nach rechts von diesem; die öfter erwähnten Schwingungsverhältnisse des Brustbeines tragen die Schuld dieser Differenz. Der zweite Punkt betrifft die Lingula. Es war mir fast niemals möglich, dieselbe durch die Percussion nachzuweisen. Die beschriebene und in Taf. IV, *abcd* abgebildete Form der Herzdämpfung passt für gesunde Individuen von der Mitte des zweiten bis zum Ende des sechsten Decenniums. Im Kindesalter, desgleichen im Greisenalter, gestaltet sich Form und Grösse der absoluten Herzdämpfung etwas anders und zwar mit solcher Regelmässigkeit, dass ich nicht anstehe, eine Herzdämpfung, die bei einem zwölfjährigen Knaben normal ist, bei einem Greise für pathologisch zu erklären. In Bezug auf Form und Grösse der absoluten Herzdämpfung bei Kindern haben meine Untersuchungen eine eclatante Bestätigung der Angaben GERHARDT's ergeben. Taf. X zeigt, dass die absolute Herzdämpfung höher oben beginnt und sich weiter nach links erstreckt, als bei Erwachsenen. Dafür steht allerdings ihre untere Grenze, wenigstens mit ihrem äusseren Abschnitt, höher, als im mittleren Lebensalter, entsprechend dem höheren Stande des Zwerchfelles. Der Herzchoc wird häufig im 4. Intercostalraum getroffen. Während demnach die **absolute Herzdämpfung bei Kindern verhältnissmässig grösser und höher stehend getroffen wird**, als im mittleren Lebensalter, zeigen bejahrtere Individuen ein gerade entgegengesetztes Verhalten (s. Taf. XI). Die Herzdämpfung ist kleiner, beginnt erst an der 5. Rippe und erstreckt sich weniger weit nach aussen; ihre Höhe und Breite beträgt dann etwa 4—5 Ctm. — Wenn man das Eintreten des linken Lungenrandes in den sin. mediastinocostalis, welches dieser Verkleinerung der absoluten Herzdämpfung zu Grunde liegt, als „seniles Emphysem" bezeichnen will, wozu man um so leichter geneigt sein könnte, weil auch die unteren

Lungenränder meist tiefer getroffen werden, als in mittleren Lebensjahren, so lässt sich dagegen einwenden, dass dann dieses „senile Emphysem" ein normales Verhalten darstellt. Die bejahrten Individuen, welche die in Taf. XI dargestellten Umrisse der Herzdämpfung darboten, waren niemals brustkrank gewesen, hatten namentlich nie an chronischen Katarrhen oder Dyspnoe gelitten; sie liessen bei der objectiven Untersuchung, abgesehen von dem Tiefstand der Lungengrenzen und der Kleinheit der Herzdämpfung, keinerlei Anomalie des Circulations- und Respirationsapparates erkennen. — Es bedarf wohl keines besonderen Hinweises darauf, dass die drei für das Kindes-, Mannes- und Greisenalter angegebenen Typen der Herzdämpfung nicht scharf von einander geschieden sind, sondern vielmehr ganz allmälig in einander übergehen.

Active und passive Mobilität der absoluten Herzdämpfung. In der beschriebenen Form und Ausdehnung findet man die Grenzen der absoluten Herzdämpfung, wenn die untersuchten Individuen bei ruhiger Respiration die Rückenlage einhalten. Diese Grenzen erleiden aber durch tiefe Respirationsbewegungen, desgleichen bei Lageveränderungen des Körpers gewisse Verschiebungen, sie besitzen eine bedeutende active und passive Mobilität. Die hierher gehörigen Erscheinungen waren zwar schon früheren Beobachtern im Allgemeinen bekannt, so namentlich v. BAMBERGER, der ausdrücklich auf die diagnostische Bedeutung hinweist, welche die unveränderliche Grösse der absoluten Herzdämpfung bei tiefer In- und Exspiration für das Bestehen von Verwachsungen der Lungenränder mit der Rippenwand, oder der letzteren mit dem Pericardium gewinnen kann; ein eingehendes Studium derselben wurde aber erst von GERHARDT angebahnt. Nach GERHARDT steigt die Herzdämpfung bei tiefer Inspiration herab und wird kleiner, bei tiefer Exspiration hinauf und wird grösser. Bei der Inspiration rückt die linke Grenze im Mittel um $1^{7}/_{8}$ Ctm. nach rechts, die obere um $2^{1}/_{3}$ Ctm. nach unten, während die rechte Grenze an den linken Sternalrand gefesselt bleibt. Diese Verschiebung beruht zum kleineren Theil auf dem Abwärtstreten des centrum tendineum des Zwerchfelles, zum grössten auf dem Eintreten des linken Lungenrandes in den sinus mediastinocostalis des Pleurasackes. Da die Verschiebung des rechten vorderen Lungenrandes in der Regel nicht percussorisch nachzuweisen ist, — nur wenn in linker Seitenlage eine tiefe Inspiration vollführt wird, überschreitet der vordere Rand der rechten Lunge den linken Sternalrand nach links um $1-1^{3}/_{4}$ Ctm. — kann sie sich nur innerhalb enger, durch die Breite des Brustbeines vorgezeichneter Grenzen

bewegen; andernfalls müsste sich der vordere Rand der rechten
Lunge bei tiefer Inspiration nach links vom linken, bei tiefer Exspiration nach rechts vom rechten Sternalrand nachweisen lassen. Die
exspiratorischen Verschiebungen sind etwas kleiner und erfolgen
nach entgegengesetzter Richtung wie die inspiratorischen. GERHARDT's
Angaben über die respiratorischen Verschiebungen der Herzdämpfung
halten demnach die Mitte zwischen HAMERNJK, der jede Verschiebbarkeit leugnet, und DONDERS, der das Herz bei tiefer Inspiration
ganz von Lunge überdeckt werden lässt. Ebenso ausgesprochen wie
die active fand GERHARDT die passive Mobilität der absoluten Herzdämpfung. Bei linker Seitenlage rückte die obere Grenze nach
oben (um $1^{1}/_{2}$ Ctm. im Mittel), die linke nach aussen (um $3^{1}/_{2}$ Ctm.);
die linke Grenze stiess dann unter einem spitzeren Winkel mit der
unteren zusammen, während der Winkel zwischen ihr und der oberen
sich abrundete. Gleichzeitig wurde der Herzchoc nach aussen von
der Mammillarlinie palpabel. Bei rechter Seitenlage wurde die
Dämpfung durch entgegengesetzte Verschiebung der oberen (um $1^{1}/_{2}$)
und linken Grenze (um $1^{7}/_{8}$ Ctm.) kleiner; ausserdem aber trat
zwischen rechtem Sternalrand und rechter Parasternallinie zwischen
4. und 6. Rippenknorpel eine rechtsseitige absolute Herzdämpfung
auf, meist etwas kleiner, als die in der Rückenlage gefundene linksseitige, von ihr durch den hellen Schall des Brustbeines geschieden·
Diese dem rechten Vorhof entsprechende Dämpfung wurde bei tiefer
Inspiration kleiner, bei der Exspiration grösser. — Zwischen Rückenlage und aufrechter Haltung ergab sich kein durchgreifender
Unterschied in Bezug auf Grösse und Gestalt der Herzdämpfung;
mitunter erschien bei aufrechter Stellung die Herzdämpfung nach
aussen und oben etwas kleiner, als in der Rückenlage. SALZER[1])
fand etwas kleinere inspiratorische Verschiebung der die Herzdämpfung begrenzenden Ränder als GERHARDT. Bei tiefer Inspiration
trat die obere Grenze durchschnittlich $2^{1}/_{8}$ Ctm. nach unten, die
äussere $1^{1}/_{8}$ Ctm. nach rechts, die rechte $0 - 2^{1}/_{2}$ Ctm. nach links;
dagegen zeigte sich stets die exspiratorische Excursion bedeutender,
als die inspiratorische (im Mittel $2^{4}/_{5}$, 2, 2 Ctm. für die obere, linke
und rechte Grenze). Die Differenz der auf dem Gipfelpunkt höchster
In- und Exspiration bestimmten Grenzen betrug für die obere Grenze
zwischen 4 und 7, für die linke zwischen 3 und 6, für die rechte
zwischen 2 und 6 Ctm. Beim Uebergang eines untersuchten Individuums aus der Rückenlage zu aufrechter, stark vornüber gebeugter

---

1) s. Literatur zur Percussion der Lungen.

Haltung fand Salzer ein Hinausrücken der oberen, rechten, linken Grenze um etwa 2 Ctm. Da die Grösse der respiratorischen Excursionen in dieser vornüber gebeugten Haltung dieselbe bleibt, wie in der Rückenlage, so kann man durch starke Exspiration den oberen Rand der Herzdämpfung abermals weiter hinauftreiben. „Geht man von der in aufrechter Stellung bei einer tiefen Inspiration gefundenen Grenze aus und vergleicht damit den bei vorgebeugter Haltung und tiefster Exspiration gefundenen Stand der oberen Herzgrenze, so findet sich ein sehr beträchtlicher Gesammtweg, den unter diesen verschiedenen Hilfsmitteln die obere Grenze der Herzdämpfung zu beschreiben vermag; in einem Falle betrug er 9½ Ctm.!"

Meine eigenen Erfahrungen über die active und passive Mobilität der absoluten Herzdämpfung haben mich die Thatsache kennen gelehrt, dass bei normalem Verhalten der Brustorgane die erwähnten Excursionen sich zwar regelmässig nachweisen lassen, dass aber die absolute Grösse derselben innerhalb sehr bedeutender Grenzen schwankt. Die inspiratorische Verschiebung der absoluten Herzdämpfung war in der Mehrzahl der Fälle eine derartige, wie sie Taf. VIII darstellt. Die obere Grenze rückte um 2—3 Ctm. nach unten, die linke um etwa ebenso viel nach rechts, die rechte blieb unverändert, so dass die absolute Herzdämpfung dann auf einen 2—3 Ctm. hohen und breiten, annähernd quadratischen Raum *befy* zusammengeschrumpft war, der sich neben dem linken Sternalrand in der Höhe der 5.—6. Rippe nachweisen liess. — In einer anderen Reihe der Fälle blieb nur ein fingerbreiter Streifen dumpfen Schalles unmittelbar neben dem Sternum nachweisbar; gar nicht so selten endlich war nach möglichst tiefer Inspiration die absolute Herzdämpfung völlig verschwunden; es trat dann selbst bei möglichst schwacher Percussion am linken Sternalrand statt des dumpfen vielmehr heller, nicht tympanitischer Lungenschall auf. Dieses bei verschiedenen gesunden Personen so verschiedene Verhalten mag zum Theil in dem wechselnden Verlauf der linken Pleuragrenze und der dadurch bedingten variablen Grösse des complementären sinus mediastino-costalis begründet sein. Doch ist man wohl nicht berechtigt, die Grenzen der absoluten Herzdämpfung nach oben und links, wie sie im Zustande tiefster Inspiration sich durch die Percussion feststellen lassen, mit dem Verlauf der linken Pleuragrenze zu identificiren. Wo der 5. Intercostalraum sehr eng und die Schwingungsfähigkeit der Knorpel eine sehr bedeutende ist, kann sehr wohl aus denselben Gründen, wie auf dem Brustbein selbst, so auch auf den angrenzenden Stücken der linken Thoraxwand Lungenschall erhalten werden, trotzdem hinter der percutirten Stelle nicht Lunge, sondern das luftleere Herz gelegen ist. — Die exspiratorische Verschiebung betrug durchschnittlich 2 Ctm. nach aussen und ebenso viel nach oben, so dass im Raume *bhik* (Taf. VIII) dumpfer Schall getroffen wurde. Beim Uebergange des Untersuchten aus der Rückenlage zu aufrechter Haltung fehlte jede Verschiebung der Grenzen. Dagegen übte der Uebergang zur rechten Seitenlage denselben Einfluss auf den Verlauf der oberen und linken Grenze aus, wie möglichst tiefe Inspiration; ausserdem aber fand sich etwa in der Hälfte der Fälle rechts vom Sternum zwischen ihm und der Parasternallinie in der Höhe der 5.—6. Rippe, mitunter auch des 4. Intercostalraumes, ein dumpfer Schallbezirk. Diese rechtsseitige absolute Herzdämpfung (Taf. VIII, *lmno*) war von der linksseitigen durch den hellen Schall des Sternum geschieden; sie liess sich durch forcirte Exspiration noch weiter vergrössern. Beim Uebergang aus der Rückenlage zur linken Seitenlage erfolgte die Excursion der oberen und linken Herzgrenze in demselben Sinne, nur die der linken Grenze nach links etwas ausgiebiger, wie bei forcirter Exspiration.

Relative Herzdämpfung. An den absolut gedämpften Schallraum, dessen Grösse, Form und Beweglichkeit unter physiologischen Verhältnissen jetzt ausführlich geschildert wurde, schliesst sich nach oben und links, mitunter auch nach rechts ein relativ gedämpfter Schallbezirk an, die relative Herzdämpfung. Form und Grösse dieses Schallbezirkes wird am klarsten aus der Form und Grösse der durch Anlagerung der relativen an die absolute Herzdämpfung resultirenden gesammten Herzdämpfung (Herzdämpfung schlechtweg) erkannt. Durch Subtraction der absoluten von der gesammten wird die relative Herzdämpfung gewonnen. — Die der gesammten Herzdämpfung entsprechende Figur wird von den meisten Beobachtern, die seit PIORRY und CONRADI sich nicht damit begnügt haben, nur den von Lunge unbedeckten Theil des Herzens zu umgrenzen, übereinstimmend als eine von drei Seiten begrenzte bezeichnet. Die stumpfe obere Spitze dieses Dreieckes liegt neben dem linken Sternalrand an der 3. Rippe oder im 3. linken Intercostalraum, die linke Spitze im 5. Intercostalraum oder an der 6. Rippe, nahe der Mammillarlinie; über die Lage der rechten unteren Spitze, somit auch über den Verlauf und die Grösse der rechten Seite der Figur gehen die Meinungen der einzelnen Beobachter weit auseinander. Während CONRADI, SEITZ, KOBELT, v. DUSCH, ROSENSTEIN u. A. die rechte untere Spitze des Dreieckes nach rechts vom rechten Sternalrand an der 5. oder 6. Rippe gefunden haben, verlegt STREMPEL dieselbe auf die Mitte des Brustbeines, unmittelbar über die Basis des processus xiphoideus, FRIEDREICH an den linken Sternalrand in der Höhe des 6. Rippenknorpels. Die rechte Grenze der Herzdämpfung bildet daher nach FRIEDREICH der linke Sternalrand von der 3.—6. Rippe, nach STREMPEL eine Linie, die vom Sternalende des 3. linken Rippenknorpels zur Mitte der Verbindungslinie zwischen corpus sterni und proc. xiphoideus zieht. CONRADI, SEITZ, KOBELT, V. DUSCH, ROSENSTEIN endlich lassen die rechte Grenze von der oberen Spitze des Dreieckes aus in einer nur wenig absteigenden Linie den rechten Sternalrand erreichen, dann mehr vertical nach unten ziehen und unter einem rechten Winkel auf die Lungenlebergrenze stossen. Auch EWALD ist der Meinung, dass sich die rechte Grenze der relativen Herzdämpfung in der Mehrzahl der normalen Fälle rechts vom Sternum als eine Linie darstellt, welche „halbbogenförmig dem rechten Sternalrande aufgesetzt ist, so dass ihre Fusspunkte nach oben in der Höhe des Ansatzes der zweiten, nach unten der 5. Rippe liegen, und ihre Kuppe im 3. Intercostalraum hat. Die horizontale Entfernung von der Medianlinie bis zu dieser Stelle beträgt in der Norm bei nicht excessiv breitem Thorax zwischen 3 und 4 Ctm.; die Entfernung von eben diesem Punkte bis zur Herzspitze 15—17 Ctm." Zur Feststellung dieser Linie empfiehlt EWALD einen Kunstgriff, „den er zuerst vor einigen Jahren durch mündliche Mittheilung eines Amerikaners gehört hat, von dem er aber nicht weiss, ob und wo er beschrieben ist". Derselbe beruht darin, dass man den über den Lungen erzeugten Percussionsschall über der Leber mit dem Stethoscope auscultirt, somit auf der früher (S. 61) erwähnten Percussionsauscultation. Die linke Seite des Dreieckes zieht von der oberen Spitze desselben geradlinig oder in einem nach aussen convexen Bogen zum 5. Intercostalraum oder der 6. Rippe, wo sie mit der unteren Seite zusammenstösst. Diese untere Seite selbst lässt sich nur in ihrem äussersten linken Stück durch die Percussion auffinden; der übrige mit der unteren Grenze der absoluten Herzdämpfung zusammenfallende Theil derselben wird in der oben geschilderten Weise indirect bestimmt. — Die von den einzelnen Beobachtern angegebenen absoluten Maasse für die drei Seiten des Dreieckes schwanken innerhalb so bedeutender Grenzen, dass ihre Anführung unterbleiben kann (cf. CONRADI und STREMPEL l. c.). Dasselbe gilt auch von der Breite der Dämpfung in den einzelnen Intercostalräumen (s. KOBELT l. c.). — In jüngster Zeit haben EBSTEIN und seine Schüler LÜNING und SCHLÄFKE durch die mittelbare palpatorische Percussion (oder percutirende Palpation), wobei mit Finger auf Plessimeter, oder Hammer auf Plessimeter bei unbeweglichem Handgelenk stossend und tastend percutirt wird, und wenn man sich des Hammers bedient, der Zeigefinger der rechten Hand auf das obere Ende des Hammerkolbens zu liegen kommt, die von ihnen sogenannte „Herzresistenz" umgrenzt und die Umrisse derselben als der ganzen wahren Grösse des Herzens entsprechend hingestellt.

Es wird dabei von diesen Autoren auf die tactilen Empfindungen, auf das verschiedene Gefühl des Widerstandes der entscheidende Nachdruck gelegt. Trotz meines aufrichtigen Bestrebens, zu ähnlichen Resultaten zu gelangen, wie die genannten Autoren, ist es mir bisher nicht möglich gewesen, bei dieser Methode der Percussion (richtiger Palpation) mehr zu erreichen, als bei den übrigen und beim Erwachsenen solche Contouren zu gewinnen, wie sie Ebstein und Lüning beschrieben und abgebildet haben. Dieses Geständniss wird mir nicht leicht, da Lüning sowohl, als Schläfke in ihren Dissertationen ausdrücklich hervorheben, dass die Erlernbarkeit dieser Methode selbst dem Anfänger keine grossen Schwierigkeiten bereitet. Im Interesse der Sache soll es mich freuen, wenn es lediglich meine persönliche Ungeschicklichkeit ist, die meine auf Umgrenzung der Herzresistenz gerichteten Bestrebungen vereitelt. Indessen halte ich vorläufig noch an der Möglichkeit fest, dass die Methode selbst keine fehlerfreie ist. — Zunächst habe ich schon früher (1. Aufl. dieses Handbuches S. 63) darauf hingewiesen, dass die von Lüning abgebildeten Contouren der Herzresistenz der ganzen Grösse des Herzens nicht entsprechen, dass sie vielmehr hinter derselben nach oben und rechts zurückbleiben. Ich habe ferner hervorgehoben, dass Lüning in seiner Dissertation mit Unrecht Wintrich als Lobredner der von ihm und Ebstein geübten Percussionsmethode hinzustellen sich bemüht; denn Alles, was Wintrich zum Lobe der palpatorischen Percussion anführt, bezieht sich auf die unmittelbare palpatorische Percussion, wobei mit dem Mittelfinger der rechten Hand direct an die zu untersuchenden Theile angeklopft wird. Die Methode mittelbarer palpatorischer Percussion, deren sich Ebstein und Lüning bedienen, erwähnt Wintrich in den von Lüning angezogenen Stellen mit keiner Silbe. Diesem Einwande stellt nun Schläfke den Satz entgegen, dass man, wenn Wintrich bei der unmittelbaren palpatorischen Percussion so sehr auf die Gefühlsperceptionen hinweist, doch gewiss zum mindesten nicht weniger berechtigt ist, dasselbe auch von der mittel-

baren palpatorischen Percussion zu erwarten. — Dass auch bei der
letzteren das Gefühl des Widerstandes einen sehr wesentlichen Factor
jener gemischten Empfindung bildet, vermittelst welcher wir differente
Schallräume von einander abgrenzen, ist unzweifelhaft und auch von
mir stets anerkannt worden (vgl. S. 54). Deshalb braucht man aber
auf den Unterschied des Schalles nicht ganz zu verzichten. Wenn
Wintrich sagt, dass man bei der unmittelbaren palpatorischen
Percussion die feinsten Unterschiede des differenten Widerstandes
erlangt, so folgt für meine Logik daraus nicht, dass dasselbe für
die mittelbare palpatorische Percussion gilt. Bei beiden Methoden handelt es sich um Gefühlsperceptionen. Wo wir aber
Gefühlswahrnehmungen mit möglichst grosser Deutlichkeit hervorrufen wollen, da suchen wir den fühlenden Finger mit dem zu befühlenden Objecte in möglichst
unmittelbare Berührung zu bringen; wir vermeiden es, zwischen beide etwas einzuschieben. Man wird daher, wenn überhaupt
die Resistenz des Herzens durch Brustwand und Lunge hindurch gefühlt werden kann und soll, diesen Zweck bei unmittelbarer Palpation
eher erreichen, als bei mittelbarer. In der That behauptet auch
Schläfke, ohne indess weiter auf dieses Thema einzugehen: „Es
lässt sich übrigens auch durch die Wintrich'sche unmittelbare palpatorische Percussion die vordere Herzfläche ganz gut umgrenzen."
Desgleichen geben Hein und auch Rauchfuss an, dass man durch
Palpation die gesammte Vorderfläche des Herzens genau
abgrenzen kann. Soweit ist man bereits gelangt; es hat sich
damit die Frage aus dem Gebiete der Percussion völlig in dasjenige
der Palpation hinübergespielt; und ich bin in der angenehmen Lage,
da ich ja nicht ein Handbuch der topographischen Palpation
schreibe, nicht weiter auf die Frage eingehen zu müssen, ob man
in der That die Contouren des Herzens durch Brustwand und Lunge
hindurchfühlen kann oder nicht. Das aber sieht man, dass ich der
Wahrheit nahe kam, als ich vor drei Jahren schrieb: „Doch kann
ich meine Befürchtung nicht verhehlen, dass durch allzu grosse Berücksichtigung der tactilen Erscheinungen bei der mittelbaren Percussion in die Bahnen Piorry's eingelenkt und die Percussion allzu
sehr Gefühlssache werden möchte." — Uebrigens ist in den detaillirten Angaben von Schläfke, der an 40 Individuen die Herzresistenz
mit grosser Sorgfalt bestimmt hat, Material genug gegeben, um auch
minder Skeptische an der Methode irre zu machen. Es betrug nämlich die maximale Breite der Herzresistenz, die regelmässig auf die
Höhe der 4. Rippe oder des 4. Intercostalraums fiel, bei völlig ge-

sunden Personen 11mal zwischen 15 und 16 Ctm.; 6 mal zwischen 16 und 17 Ctm.; 3 mal zwischen 17 und 18 Ctm. Die Breite der Herzdämpfung in der Höhe der 4. Rippe oder des 4. Intercostalraums betrug also in der Hälfte der Fälle bei gesunden Menschen mehr als 15 Ctm.! Daraus folgt, dass entweder die Hälfte aller normalen Herzen in der Höhe der 4. Rippe von rechts nach links in horizontaler Richtung 15—18 Ctm. messen, oder dass die zu solchen Ergebnissen führende Methode keine correcte ist. Wer die Angaben der Anatomen und die Grösse des Herzens aus eigener Anschauung kennt, wird nicht lange schwanken, für welche von beiden Annahmen er sich zu entscheiden hat. — Auch GUTTMANN war nicht in der Lage, die Angaben EBSTEIN's bestätigen zu können; er sowohl als ROSENSTEIN hält das Verzichten auf die Verwerthung des Percussionsschalles nicht für einen Vorzug der Methode.

In Bezug auf die Verschiedenheit in der Configuration und Grösse der gesammten Herzdämpfung in den einzelnen Lebensaltern erwähnen bereits KOBELT und SCHMIDT, dass man im ersten Lebensdecennium in der Regel schon im zweiten Intercostalraum die Herzdämpfung nachweisen kann, während sie zwischen dem 30. u. 40. Jahre mitunter erst auf der vierten Rippe, im höheren Greisenalter noch tiefer beginnt. Sehr genaue Angaben über die Herzdämpfung im Kindesalter verdanken wir GIERKE, STEFFEN und RAUCHFUSS. Uebereinstimmend geben dieselben an, dass man bei Kindern die der ganzen Vorderfläche des Herzens entsprechende Projectionsfigur, welche sie als grosse Herzdämpfung bezeichnen, mit grosser Genauigkeit feststellen könne. Nach GIERKE und STEFFEN stellt sich die „grosse Herzdämpfung" als ein Dreieck dar, dessen zwei lange (der obere linke und untere) Schenkel die nach rechts gelegene Basis an Länge beträchtlich überwiegen. Die obere Spitze befindet sich durchschnittlich in der Mittellinie, seltener ½ bis 1½ Ctm. nach links von derselben, meist in der Höhe des 2. Intercostalraums. Von da zieht der linke Rand in einem sanften Bogen zur Herzspitze, der rechte ziemlich steil nach rechts und abwärts bis zu einer Stelle, welche je nach dem Alter des Kindes 1—3¾ Ctm. rechts von der Mittellinie, in der Regel im 4. Intercostalraum liegt. Die untere Grenze des Herzens soll sich ebenfalls durch Percussion genau bestimmen lassen; GIERKE und STEFFEN grenzen sogar Vorhof und die grossen Gefässe einerseits vom Ventrikel andererseits in einer dem rechten Rand der grossen Herzdämpfung parallel verlaufenden Linie ab; dort, wo die grossen Gefässe und Vorhof liegen, ist der Schall „relativ leer" und häufig tympanitisch; nach links davon "erfolgt eine ausgeprägte, genau zu verfolgende Zustufung der Dämpfung". Mit der von GIERKE und STEFFEN gegebenen Schilderung und Abbildung stimmen übrigens die gleichfalls durch eine Zeichnung illustrirten Angaben von RAUCHFUSS keineswegs überein (man vergleiche die Figuren von GIERKE und RAUCHFUSS!). Abgesehen davon, dass RAUCHFUSS die Abgrenzung von Vorhof und Ventrikel nicht gelingt, verlaufen auch die obere und namentlich die rechte Grenze der Herzdämpfung bei ihm in einer den anatomischen Thatsachen mehr entsprechenden Weise, als diess bei GIERKE und STEFFEN der Fall. Die obere Grenze findet man nach RAUCHFUSS am Sternum und zu beiden Seiten desselben gewöhnlich in der Höhe der 2. Rippe oder des 2. Intercostalraums; vom linken Sternalrand zieht sich der linke Herzrand in sanftem Bogen zur 6. Rippe herab; das rechte Ende des unteren Randes, der in der Regel direct bestimmt werden kann, liegt in der Höhe der absoluten Leberdämpfung, nahe dem Sternalrande, so dass sich der untere Herzrand fast horizontal vom 6. rechten zum 6. linken Rippenknorpel erstreckt. Der rechte Herzrand beginnt nahe dem rechten Sternalrand im 2. Intercostalraum „und erstreckt sich in leicht bogenförmigem Verlauf, in welchem er sich in der Höhe der Zwerchfellkuppel am weitesten vom Sternum entfernt, und hier die Parasternallinie erreichen kann, herab zum rechten unteren Grenzpunkt mit einer ausgesprochenen Annäherung zum Sternum". Es bildet demnach das untere Ende des rechten Randes der „grossen Herzfigur" mit der dem untern Lungenrand entsprechenden Linie einen spitzen, nach aussen offenen Winkel. Dieser von RAUCHFUSS als Vorhofleberwinkel bezeichnete Winkel soll von hervorragender diagnostischer Bedeutung sein; er verwandelt sich bei Ansammlung schon geringer Flüssigkeitsmengen im Pericardium in einen rechten oder stumpfen, bei Dilatation des rechten Vorhofs dagegen in einen noch spitzeren.

Durch eine grosse Anzahl von sorgfältigen Einzeluntersuchungen habe ich Grösse und Form der gesammten Herzdämpfung in den verschiedensten Lebensaltern bestimmt; es haben sich dabei Resultate ergeben, die von praktischer Bedeutung und vielleicht auch geeignet sind, auf die erwähnten Widersprüche zwischen den einzelnen Beobachtern einiges Licht zu werfen. — Wie früher schon erwähnt, kommt bei der Umgrenzung der gesammten Herzdämpfung die starke Percussion in Anwendung. Durch Percussion in verschiedenen verticalen, horizontalen und schrägen Linien findet man diejenigen Punkte, an denen der helle Lungenschall in einen etwas weniger hellen, also relativ gedämpften überspringt. Aus der Vereinigung aller dieser

Punkte ergiebt sich die Gestalt und Grösse der gesammten Herzdämpfung. *cik* (Taf. IV) stellt die gesammte Herzdämpfung dar, wie man sie bei den meisten gesunden Individuen von der Mitte des 2. bis zum Ende des 6. Decenniums trifft. Der rechte Rand der Figur wird durch den linken Sternalrand, in der Höhe des 3. bis 6. Intercostalraumes, der untere Rand durch eine Linie gebildet, welche von der Umbiegungsstelle des vorderen in den unteren Rand der rechten Lunge nach aussen und etwas nach unten zur 6. Rippe in der Mammillarlinie verläuft. Nur das äussere Stück dieser Linie lässt sich zuweilen aus dem Uebergang des gedämpften Lungen- in den tympanitischen Magenschall direct durch die Percussion auffinden; der innere Abschnitt derselben wird in der früher erörterten Weise indirect bestimmt. Nach oben und links wird die gesammte Herzdämpfung durch eine mit der Convexität nach aussen gerichtete bogenförmige Linie *ik* abgeschlossen. Der obere mehr horizontale Abschnitt des Bogens verläuft durch den 3. Intercostalraum und über die 4. Rippe schräg nach aussen und unten; der untere äussere Abschnitt des Bogens zieht ziemlich vertical vom 4. Intercostalraum zur 6. Rippe in der Nähe der Mammillarlinie. Vergleichen wir die Figur *cik* mit der wirklichen Grösse des Herzens (Taf. I, *mnop*), so ergibt sich, dass nur nach links hin die percussorische Grenze der anatomischen entspricht, während nicht nur der ganze nach rechts vom linken Sternalrand gelegene, sondern auch der hinter der 3. linken Rippe und im 2. linken Intercostalraum befindliche Abschnitt des Herzens in Taf. IV nicht zur Anschauung gebracht wird. Dagegen lehrt die Betrachtung der Taf. IV, dass die Grenzen der gesammten Herzdämpfung nach oben und links im wesentlichen den Grenzen der absoluten Herzdämpfung in einer Entfernung von 2—3 Ctm. parallel gehen. Die Linie *ik* steht in innigerer Beziehung zur Linie *abd*, als zur Grösse des Herzens. Nach den an anderer Stelle angeführten Ueberlegungen und Experimenten, aus denen hervorgeht, dass ein hinter einem lufthaltigen Organe gelegenes luftleeres den Schall des ersteren nicht zu dämpfen vermag, dass vielmehr die relative Herz- und Leberdämpfung auf ein Dünnerwerden der diese Organe überlagernden Lungenschichte zu beziehen sei, hat dieser Befund, der sich bei den verschiedensten physiologischen und pathologischen Formen der Herzdämpfung wiederholt, nichts Ueberraschendes. Wir sehen daraus, dass man mit Berücksichtigung der durch starke Percussion nachweisbaren relativen Dämpfung des Schalles unter normalen Verhältnissen eine Figur bekommt, die der wahren Grösse des Herzens zwar näher kommt, als die absolute Herzdämpfung, aber

doch noch weit hinter ihr zurückbleibt. Man wird nie vergessen
dürfen, dass — wenigstens beim Erwachsenen — die Grenzen
der relativen Herzdämpfung nicht den Contouren des
Herzens, sondern jenen Linien entsprechen, an welchen
die Dicke des Lungenparenchyms kleiner wird, als der
Durchmesser der acustischen Wirkungssphäre des Percussionsstosses (vgl. S. 41 und 42). Ist an jenen Stellen, auf
welche sich die Ränder des Herzens projiciren, die Dicke des Lungenparenchyms grösser, als jener Durchmesser, so bleibt der relative
Dämpfungsbezirk an Grösse hinter dem Herzen zurück; ist dagegen
schon ausserhalb der den Herzrändern entsprechenden Linien die
Dicke des Lungenparenchyms kleiner, als jener Durchmesser, oder
der Luftgehalt desselben vermindert, so kann die relative Herzdämpfung viel grösser gefunden werden, als das Herz ist. Man trifft
sehr häufig bei mässigen Vergrösserungen des Herzens den Schall
auf der linken Seite des Thorax bis zur Clavicula hinauf relativ gedämpft; Niemand wird daraus den Schluss ziehen, dass das Herz
bis zum Schlüsselbein hinaufreicht. So falsch dieser Schluss wäre,
so unbegründet ist auch in .andern Fällen, in denen die Grenzen
der relativen Dämpfung mit der Grösse und Gestalt des Herzens
mehr Aehnlichkeit besitzen, die Annahme, dass jene Grenzen wirklich
den Rändern des Herzens entsprechen. Von der beschriebenen Form
der Herzdämpfung, wie sie von FRIEDREICH ganz allgemein als Regel
hingestellt wird, wie ich sie für die mittlere Altersperiode als Regel
hinstellen möchte, gibt es auch innerhalb dieser Periode
nicht selten Abweichungen, die sich auf den rechten
Rand der Herzdämpfung beziehen. Derselbe fällt nämlich
nicht immer mit dem rechten Rande der absoluten Herzdämpfung
zusammen, sondern verläuft zuweilen von i aus etwas nach rechts
zur Mitte der Basis des processus xiphoideus, oder er überschreitet
selbst den rechten Sternalrand in der Höhe der 4.—6. Rippe um
1—2 Ctm. Dieses Verhalten, das namentlich bei mittelstarker Percussion deutlich wird, ist entschieden nicht pathologisch, solange die
relative Dämpfung auf dem Brustbein und rechts von demselben eine
nur mässig ausgeprägte bleibt; es bildet den Uebergang zu dem Be-
funde, wie er bei jugendlichen Individuen (bis zum 12., 15.
Lebensjahre) in der Mehrzahl der Fälle getroffen wird. Bei diesen (siehe
Tafel X) beginnt die Dämpfung schon im zweiten Intercostalraum,
erstreckt sich häufig über die Mammillarlinie nach links, und die
rechte Grenze verläuft vom linken Sternalrand aus in einem nach
aussen und rechts convexen Bogen über das Sternum herüber, er-

reicht dessen rechten Rand in der Höhe der 4. Rippe und überschreitet denselben in der Höhe der 4.—6. Rippe um 1—3 Ctm., um an dem unteren Rand der rechten Lunge zu endigen. Es bedarf auch hier nur eines vergleichenden Blickes auf die rechte Grenze gi der Herzdämpfung und auf Taf. I, um sofort zu erkennen, dass das Stück gi der Taf. X mit dem Stück mn der Taf. I, welches dem rechten Rand des Herzens entspricht, in keiner Beziehung steht, dass vielmehr gi dem vorderen Rande der rechten Lunge — nicht wie er durch die Percussion gefunden wird, sondern wie er in der That verläuft — in der Entfernung von einigen Centimetern folgt. Ganz entgegengesetzt verhält sich die Herzdämpfung im höheren Alter (Taf. XI). Sie überschreitet weder die Mammillarlinie nach links, noch den linken Sternalrand nach rechts, und beginnt erst an der 4. Rippe oder im 4. Intercostalraum.

Es lassen sich also für die gesammte Herzdämpfung, ebenso wie für die absolute, verschiedene von dem Alter der Individuen abhängende Typen als Regel hinstellen. Ich würde diese Thatsache nicht besonders betonen, wenn sich nicht an ihre Kenntniss ein gewisses praktisches Interesse knüpfte. Dieselbe Configuration der Herzdämpfung, die beim Kinde normal ist, weist, wenn sie sich beim Greise findet, auf einen pathologischen Zustand des Herzens hin; umgekehrt sprechen dieselben Grenzen der Herzdämpfung, die dem höheren Alter normaler Weise zukommen, beim Kinde für eine Ausdehnung der Lungenränder (marginales Emphysem). Der Grund, warum beim Kinde die relative Herzdämpfung gross und der wirklichen Grösse des Herzens ziemlich nahekommend getroffen wird, liegt gewiss darin, dass entsprechend der Kleinheit sämmtlicher Theile auch die Dicke des das Herz deckenden Lungengewebes eine geringe ist. — Den Tiefstand und die Kleinheit der senilen Herzdämpfung leite ich aus dem „senilen Emphysem" ab, das im höheren Alter normaler Weise constant auftritt (s. S. 105).

Mobilität der gesammten Herzdämpfung. Die Grenzen der gesammten Herzdämpfung erfahren wie diejenigen der absoluten, bei tiefen Athemzügen und Lageveränderungen des Untersuchten Verschiebungen. Dieselben erfolgen in demselben Sinne und in derselben Ausdehnung, wie die der absoluten Herzdämpfung, so dass nach Vollführung einer tiefen Inspiration oder einer Lageveränderung die Grenzen der gesammten Herzdämpfung von denjenigen der absoluten etwa eben so weit entfernt sind, wie bei ruhiger Athmung oder in der Rückenlage. — Nur zwei Punkte verdienen Erwähnung. In jenen Fällen, in denen bei tiefer Inspiration die absolute Herzdämpfung völlig schwindet, bleibt während einer solchen am linken Sternalrand in der Höhe der 4.—6. Rippe ein mehrere Centimeter breiter Bezirk relativ gedämpften Schalles nachweisbar. — Wo ferner in der rechten Seitenlage rechtsseitige absolute Herzdämpfung auftrat, schloss sich an dieselbe nach oben und nach aussen eine 1 bis 2 Ctm. breite Zone gedämpften Lungenschalles an (rechtsseitige relative Herzdämpfung), der mitunter deutlich tympanitischen Beiklang zeigte. Gleichzeitig wurde auch der Schall auf dem unteren Drittheil des Sternums gedämpft. Relative Dämpfung des Schalles auf dem unteren Drittheil des Brustbeines und den angrenzenden Partien der rechten Thoraxhälfte trat bei rechter Seitenlage meist auch in jenen Fällen auf, in denen eine rechtsseitige absolute Herzdämpfung nicht nachzuweisen war.

b) Pathologische Verhältnisse.

Unter pathologischen Verhältnissen kann theils in Folge von Erkrankungen des Herzens oder Herzbeutels selbst, theils unabhängig von solchen Grösse, Form und Lage der absoluten und relativen Herzdämpfung mannigfache Aenderungen erfahren.

Verkleinerung der Herzdämpfung oder völliger Mangel derselben an der normalen Stelle wird in folgenden Fällen beobachtet: 1. Bei angeborener Dexiocardie. 2. Bei linksseitigem Pneumothorax mit starker Erweiterung der Brusthöhle und Verdrängung der Nachbarorgane. 3. Bei hochgradigem Emphysem. 4. Bei Pneumopericardie.

Während sich bei angeborener Dexiocardie, meist auch bei linksseitigem Pneumothorax eine rechtsseitige Herzdämpfung zwischen rechtem Sternalrand und rechter Parasternal- oder Mammillarlinie von der 3. oder 4. bis 6. Rippe nachweisen lässt, sind hochgradiges Emphysem und Pneumopericardie durch das Fehlen jeglicher Herzdämpfung charakterisirt. In den höchsten Graden des Emphysems findet sich oberhalb der unteren Lungengrenze, deren Verlauf in Taf. XXV durch die Linie *abc* dargestellt ist, auch auf der linken Seite des Thorax allenthalben heller lauter Lungenschall. In anderen weniger ausgebildeten Fällen fehlt zwar eine absolute Dämpfung, es lässt sich aber doch oberhalb des Lungenrandes im 5. und 6. Intercostalraum nach links vom linken Sternalrand eine wenige Centimeter breite Zone *defg* abgrenzen, innerhalb welcher der Schall gedämpft ist. Bei den geringsten Graden des Emphysems endlich ist ausser der relativen auch noch die absolute Herzdämpfung nachweisbar; beide sind aber kleiner und stehen tiefer, als unter normalen Verhältnissen (siehe Tafel XXIV). Die Verkleinerung der Herzdämpfung beim Emphysem erklärt sich aus dem Tiefstand des Zwerchfelles, wodurch das Herz in geringerer Ausdehnung wandständig wird, sowie aus der permanent inspiratorischen Stellung des linken Lungenrandes, welcher dann den sinus mediastino-costalis dauernd ausfüllt. Völliges Verschwinden der absoluten Dämpfung darf nicht ohne Weiteres auf eine Verrückung der linken vorderen Pleuragrenze nach rechts bezogen werden; auch ohne eine solche kann bei Percussion eines von Lunge unbedeckten Theiles des Herzens, sofern derselbe sehr klein, und die Enge der Intereostalräume sowie die Schwingungsfähigkeit der Rippenknorpel eine sehr bedeutende ist, der Schall des jene Stelle allseitig umgebenden Lungengewebes erhalten werden. — In den seltenen Fällen, in denen freies Gas in der Pericardialhöhle vorhanden ist, findet sich in der Rückenlage des Kranken an Stelle der Herzdämpfung heller tympanitischer, selbst metallischer Schall. In dem einzigen Falle der Art, den ich selbst beobachten konnte, wurde der tympanitische Schall beim Aufsitzen des Kranken höher, analog dem über Lungencavernen nicht selten nachzuweisenden GERHARDT'schen Schallwechsel. Gleichzeitig wird beim Aufsitzen des Kranken, mehr noch bei vornüber geneigtem Oberkörper, der Schall über den unteren Abschnitten des vorher tympanitisch schallenden Raumes gedämpft, weil das Herz und etwa im Herzbeutel vorhandene Flüssigkeit nach vorne und unten sinken.

Vergrösserung der Herzdämpfung. Sie kommt in der überwiegenden Mehrzahl der Fälle durch Hypertrophie und Dilatation des ganzen Herzens oder einzelner Abschnitte desselben, ferner durch Ansammlung von Flüssigkeit im Herzbeutel zu Stande. Doch kann auch bei normaler Grösse des Herzens und ohne Ausdehnung des Pericards die Herzdämpfung allseitig, oder nach oben, links, rechts vergrössert erscheinen, wenn die das Herz umfassenden Lungenränder weniger lufthaltig, luftleer geworden sind, oder sich aus irgend welchem Grunde aus dem sinus mediastino-costalis retrahirt haben. Die Percussion allein vermag dann nicht zu entscheiden, welcher Theil der Dämpfung dem Herzen, welcher der luftleeren Lunge (oder im sinus mediastino-costalis angehäufter Flüssigkeit) angehört.

Betrachten wir zunächst diejenigen Formen der Herzdämpfung etwas näher, welche auf Vergrösserung des Herzens selbst beruhen. Je nachdem vorwiegend der linke oder rechte Ventrikel an der Dilatation und Hypertrophie betheiligt ist, entstehen verschiedene Bilder.

Bei der **Hypertrophie des linken Ventrikels** sind die Grenzen sowohl der absoluten als relativen Dämpfung hauptsächlich nach links und unten, seltener auch nach oben gerückt, während die rechte Grenze am linken Sternalrand oder in dessen Nähe bleibt. Besser als jede Beschreibung vermag ein Blick auf Tafel XII und XIII das Verhalten der absoluten und relativen Herzdämpfung in Fällen mässiger und hochgradiger Hypertrophie des linken Ventrikels zu erläutern. Taf. XII stellt eine mässige Volumsvergrösserung des Herzens in Folge von Arteriosklerose dar. Die absolute Herzdämpfung beginnt schon an der 3. Rippe, schneidet die Mammillarlinie in der Höhe der 4. Rippe, und überragt dieselbe an der 5. Rippe um 3 bis 4 Ctm. nach aussen. Sie ist 7 Ctm. hoch und 11 Ctm. breit. Die relative Dämpfung beginnt am unteren Rande der 2. Rippe, die Höhe der gesammten Herzdämpfung beträgt 10, ihre Breite 11 Ctm. (alles in der Rückenlage). Das Stück *nh* der unteren Herzgrenze ist direct durch die Percussion zu bestimmen; es entspricht einer Linie, in welcher der dumpfe Schall des Herzens in den tympanitischen Schall des Magens überspringt. — Taf. XIII stellt einen hochgradigen Fall von Hypertrophie und Dilatation des linken Ventrikels in Folge von Insufficienz der Aortaklappen dar. Die Grenzen der absoluten und relativen Dämpfung nach rechts und oben stehen so ziemlich an der normalen Stelle; dagegen erstrecken sie sich nach links bis in die vordere Axillarlinie; in Folge davon lässt sich auch die untere Grenze des Herzens in ihrem grössten Theile direct durch die Percussion bestimmen. Sie läuft in einem nach unten convexen Bogen vom unteren Rand der 6. Rippe nach innen von der Mammillarlinie zum unteren Rand der 7. Rippe in der vorderen Axillarlinie (Taf. XIII, *gb*). Die Breite der gesammten Herzdämpfung beträgt 15, ihre Höhe 9, die Höhe der absoluten Dämpfung 7 Ctm. Es resultirt daraus eine Form der Herzdämpfung, die dem grösseren Abschnitt eines mit seiner Längsachse von oben rechts nach unten links gestellten Ovals entspricht. — Von dieser Configuration der Herzdämpfung unterscheidet sich auf den ersten Blick jene den grösseren Abschnitt eines Kreises darstellende Form derselben, welche bei vorwiegend **das rechte Herz betreffender Dilatation und Hypertrophie** beobachtet wird. Einen solchen durch Stenose des ostium venosum sinistrum bedingten Fall stellt Taf. XIV dar. Während die Grenze der absoluten und relativen Herzdämpfung nach oben normal, nach links nur unbedeutend hinausgerückt ist, weicht die rechte Grenze der absoluten Dämpfung stark nach rechts zurück, so dass sie den rechten Sternalrand in der Höhe des 6. Rippenknorpels schneidet.

Die rechte Grenze der relativen Dämpfung erreicht schon in der Höhe des 4. Rippenknorpels den rechten Sternalrand, und überschreitet denselben in der Höhe des 5. und 6. Rippenknorpels um 1½ bis 2 Ctm. Die grösste Breite der gesammten Herzdämpfung beträgt 16, ihre Höhe 10 Ctm. Der Fall, nach dem die Zeichnung entworfen ist, betraf einen erwachsenen Mann; es sei nochmals daran erinnert, dass eine ziemlich ähnliche Gestaltung der Herzdämpfung bei einem Kinde nahezu als normal bezeichnet werden müsste. — Eine colossale Form ·der Herzdämpfung, wie ich sie bei einem mit Mitralinsufficienz und Stenose des ostium venos. sinistrum behafteten 40jährigen Manne bei in mehrwöchentlichen Intervallen öfter wiederholter sorgfältiger Untersuchung stets wieder constatiren konnte, stellt Taf. XV dar. Hier erstreckt sich die Herzdämpfung von der rechten Parasternal- bis zur linken vorderen Axillarlinie, in einer Breite von 23 Ctm.! Dementsprechend ist auch die absolute Herzdämpfung nach links und rechts, desgleichen nach unten vergrössert. — Die in Taf. XII, XIII, XIV u. XV dargestellten Grenzen wurden in der Rückenlage der Untersuchten, bei ruhiger Athmung gefunden. Es war von Interesse, in Fällen, in denen die absolute Herzdämpfung bedeutend vergrössert war, die Verschiebbarkeit ihrer Grenzen bei Respirationsbewegungen und Lageveränderungen zu prüfen, um so mehr, als ich darüber nirgends Angaben vorgefunden habe. Es ergab sich dabei die überraschende Thatsache, dass diese Verschiebbarkeit eine viel ausgiebigere war, als unter normalen Verhältnissen. Insbesondere erlitt bei Vergrösserung der Herzdämpfung nach links die absolute Herzdämpfung während tiefer Inspiration oder rechter Seitenlage eine beträchtliche Verkleinerung. Die Excursion, die dabei ihre obere und linke Grenze (der vordere Rand der linken Lunge) beschrieb, scheint fürs erste fast unglaublich. In dem in Taf. XII abgebildeten Falle z. B. schrumpfte die absolute Dämpfung während tiefer Inspiration auf einen fingerbreiten Streifen im 5. Intercostalraum neben dem linken Sternalrand zusammen; die relative begann dann an der 3. Rippe und erstreckte sich nach aussen bis zur Mammillarlinie. Denselben Einfluss übte rechte Seitenlage aus, während in linker Seitenlage, bei forcirter Exspiration, ebenso beim Uebergang zu aufrechter Haltung die in der Rückenlage bei ruhiger Respiration gefundenen Grenzen keine Aenderung erlitten. Bei dem Original der Taf. XIII war die absolute Dämpfung während tiefer Inspiration, ebenso in rechter Seitenlage nur 3—4 Ctm. hoch und breit. In rechter Seitenlage trat ausserdem eine rechtsseitige, 5 Ctm. breite, 6 Ctm. hohe absolute Dämpfung auf, an die sich nach oben und rechts eine Zone gedämpft tympanitischen Schalles anschloss. Bei aufrechter Haltung dieselben Grenzen, wie in der Rückenlage. Im Grossen und Ganzen ergab sich für die überwiegende Mehrzahl der durch Hypertrophie und Dilatation bedingten Formen vergrösserter Herzdämpfung die Regel, dass ihre Grenzen eine sehr hochgradige inspiratorische Mobilität besitzen, desgleichen beim Uebergange zu einer Seitenlage beträchtliche Verschiebungen erleiden, dagegen im Liegen und Stehen an derselben Stelle getroffen werden.

Als dritter Typus pathologischer Formen der Herzdämpfung muss die durch Flüssigkeit im Herzbeutel bedingte hervorgehoben werden. Durch Flüssigkeit im Herzbeutel werden ebenso wie durch ein vergrössertes Herz die Lungenränder mehr und mehr aus dem sinus mediastino-costalis zurückgeschoben; die dadurch vergrösserte absolute Herzdämpfung erscheint meist in Form eines Dreiecks, dessen stumpfe Spitze nach oben, dessen breite Basis unten gelegen ist. Bei mässig reichlichen Ergüssen wird die obere stumpfe Spitze des Dreiecks im 3. oder 2. Intercostalraum nahe dem linken Sternalrand getroffen; von hier aus verläuft die rechte Grenze schräg nach unten und rechts bis zur Sternal- oder Parasternallinie an der 6. Rippe, die linke schräg nach unten und links bis über die Mammillarlinie hinaus; die Grundlinie des Dreiecks lässt sich nur, so weit sie nach links vom linken Leberlappen gelegen ist, durch die Percussion bestimmen. Ist das Exsudat ein sehr massenhaftes, so kann die stumpfe Spitze des Dreiecks am Manubrium sterni gelegen sein, während seine Grundlinie sich von der rechten Mammillarlinie in der Höhe des 6. Intercostalraumes zur linken Axillarlinie in der Höhe der 7. Rippe oder selbst des 7. Intercostalraumes erstreckt. — Dieser dreieckige dumpfe Schallbezirk wird von einer wenige Centimeter breiten Zone gedämpften, häufig tympanitischen Schalles umsäumt, der seine Entstehung retrahirtem und comprimirtem Lungengewebe verdankt. — Diese Compression kann bei sehr grosser Massenhaftigkeit des Ergusses und gleichzeitigem Vorhandensein von Flüssigkeit in einer oder beiden Pleurahöhlen so weit gehen, dass, wie ich mich in einem exquisiten Falle dieser Art überzeugen konnte, auf der ganzen vorderen Thoraxfläche rechts und links allenthalben dumpfer Schall getroffen wird, mit alleiniger Ausnahme der Supraclaviculargegend, des ersten Intercostalraumes und des äusseren Abschnittes des 2., welche hellen tympanitischen Schall ergaben.

— In den übrigens seltenen Fällen, in denen es zweifelhaft erscheinen könnte, ob es sich um Erguss oder Vergrösserung des Herzens handelt, kann die von Gerhardt gefundene Thatsache, dass die pericardiale Dämpfung im Stehen bedeutend grösser getroffen wird, als im Liegen, diagnostische Verwerthung finden.

Unter den **pathologischen Zuständen benachbarter Organe**, welche eine Vergrösserung der Herzdämpfung vorzutäuschen vermögen, sind namentlich Schrumpfung, Atelektase, Infiltration der angrenzenden Lungenabschnitte, sowie pleuritische Ergüsse zu erwähnen. In solchen Fällen ermöglicht zuweilen die Auscultation, das Verhalten des Stimmfremitus, die Berücksichtigung des Herzchocs ein Urtheil darüber, wie viel von der Dämpfung dem Herzen, wie viel dem luftleeren Lungengewebe oder pleuritischen Exsudate angehört. — Während in den erwähnten Fällen bei normaler Grösse des Herzens die absolute und relative Herzdämpfung nach einer oder mehreren Seiten hin vergrössert erscheinen, können umgekehrt die bedeutendsten Vergrösserungen des Herzens vorkommen, ohne dass die absolute oder relative Dämpfung grösser wird, ja dieselben können sogar kleiner sein als in der Norm oder völlig fehlen. Man wird sich eben auch in pathologischen Fällen stets daran erinnern müssen, dass die absolute Herzdämpfung nur den von Lunge unbedeckten Theil des Herzens repräsentirt, und dass auch die relative Dämpfung direct nicht durch das Herz bedingt ist, sondern dem Dünnerwerden der vor dem Herzen gelegenen Lungenschicht ihre Entstehung verdankt. Gerade die Beobachtungen, die wir in pathologischen Fällen anzustellen Gelegenheit haben, sprechen zu Gunsten der vorgetragenen Anschauung; bei dieser Auffassung erscheint es leicht begreiflich, wenn die Regel, wonach bei Volumszunahme des Herzens die Herzdämpfung in der Weise vergrössert wird, dass die Grenzen der absoluten und relativen Dämpfung gleichmässig hinausrücken, ohne ihre gegenseitige Entfernung wesentlich zu ändern, gar nicht so selten Ausnahmen erleidet. — So kann bei noch so bedeutender Vergrösserung des Herzens der Raum der absoluten Herzdämpfung sich nicht entsprechend vergrössern, wenn die Lunge im sinus mediastino-costalis festgewachsen ist, oder wenn die emphysematösen Lungenränder das Herz in grösserer Ausdehnung überlagern. Beim Emphysem ist daher trotz der meist bestehenden Hypertrophie und Dilatation des rechten Herzens die absolute Herzdämpfung kleiner oder völlig verschwunden; aber auch die relative Dämpfung ist wegen der Dicke des das Herz überlagernden Parenchyms nur wenig und in kleinem Umfange ausgesprochen, wenn sie überhaupt nachweisbar bleibt.

Dislocation der Herzdämpfung. Die Verschiebung der Herzdämpfung kann nach unten, oben, rechts oder links erfolgen. Die Verschiebungen in verticaler Linie hängen in erster Linie vom Stande des Zwerchfelles ab. Bei allen Zuständen, die das Diaphragma nach oben drängen (z. B. Meteorismus, Flüssigkeit oder Gas in der Peritonealhöhle, grossen Tumoren der Leber oder Milz), findet sich auch die Herzdämpfung nach oben geschoben und in der Regel gleichzeitig der dumpfe Schallbezirk etwas vergrössert. Umgekehrt wird beim Emphysem die Herzdämpfung, wenn sie überhaupt nachweisbar bleibt, tiefer getroffen als in der Norm. Verschiebung der Herzdämpfung nach links erfolgt durch rechtsseitigen Pleuraerguss oder Pneumothorax, ferner durch Schrumpfung der linken Lunge; nach rechts wird das Herz durch Flüssigkeit oder Luft in der linken Pleurahöhle, ferner durch Schrumpfung der rechten Lunge verdrängt. Genauere Angaben über die Grösse und Lage der Herzdämpfung in solchen Fällen finden passender bei Besprechung der betreffenden Erkrankungen ihre Stelle. (S. Pleuritis, Pneumothorax, Emphysem, Ascites etc.)

Anomalien der Mobilität der Herzgrenzen. Das Verhalten der Mobilität der Dämpfungsgrenzen kann unter Umständen diagnostische Anhaltspunkte gewähren. Die von mir beobachtete gesteigerte Excursionsfähigkeit der Grenzen in Fällen bedeutender Volumszunahme des Herzens, ebenso die Grössenzunahme, welche die pericarditische Dämpfung beim Uebergang aus der Rückenlage zu aufrechter Haltung erleidet, wurden bereits erwähnt. Letztere Thatsache lässt sich nicht nur zur Unterscheidung der durch pericarditischen Erguss bedingten von anderweitiger Dämpfung verwerthen, es liegt in ihr auch die Aufforderung, in Fällen, in denen bei Verdacht auf das Vorhandensein von Flüssigkeit im Herzbeutel die Herzdämpfung in der Rückenlage normal erscheint, dieselbe auch in aufrechter Haltung des Kranken zu untersuchen. — Sehr häufig kann man das Fehlen jeder activen oder passiven Mobilität der Herzdämpfungsgrenzen constatiren; es handelt sich dabei entweder um Verwachsung des mediastinalen und costalen Blattes des sin. mediastino-costalis, oder um Verwachsung des Lungenrandes mit einem dieser Blätter oder beiden, also um die Residuen jener Form von linksseitiger Pleuritis, die man auch als Pericarditis externa bezeichnet hat. Man muss sich hüten, diese Immobilität der Herzdämpfungsgrenzen bei tiefen Inspirationen oder Lageveränderungen für ein Zeichen der Verwachsung der beiden Herzbeutelblätter zu nehmen. Wenn es auch sehr häufig der Fall ist, dass die der Obliteratio pericardii zu Grunde liegende Pericarditis von einer Pleuritis des sinus mediastino-costalis (Pericarditis externa) begleitet war, die ihrerseits die Anwachsung des Lungenrandes in diesem Sinus zur Folge hatte, so kommt doch jede der beiden Erkrankungen auch unabhängig von der anderen vor: Verwachsung der Herzbeutelblätter bei freier Beweglichkeit der Lungenränder und immobile Grenzen der Herzdämpfung ohne jede Obliteratio pericardii. — Höchstens dürfte man in Fällen, in denen die übrigen Zeichen der Pericardialobliteration bestehen, in der Immobilität der Herzdämpfungsgrenzen ein die Diagnose stützendes Moment erblicken.

Anhang: Percussion der grossen Gefässstämme.

Unter normalen Verhältnissen sind die grossen intrathoracischen Gefässstämme der Percussion nicht zugänglich. — Sind dieselben dagegen erweitert, so beeinflussen sie nicht selten den Percussionsschall der Brust. — Erweiterung der Aorta ascendens geringeren Grades beobachtet man häufig im Gefolge hochgradiger Hypertrophie des linken Ventrikels, zumal wenn dieselbe durch Aortenklappeninsufficienz hervorgerufen wurde. Es ist gar keine Seltenheit, dass man in solchen Fällen am rechten Sternalrand in der Höhe des 2. Intercostalraumes und der 2. Rippe eine circumscripte, relative oder absolute Dämpfung des Schalles nachweisen kann, die nach rechts durch eine bogenförmige Contour sich abgrenzt und der erweiterten Aorta ascendens entspricht (Taf. XIII, *h*). — Viel ausgeprägter und ausgebreiteter ist die durch wirkliche **Aneurysmen der Aorta** bewirkte Dämpfung des Percussionsschalles. Bei **Aneurysma der Aorta ascendens** tritt gewöhnlich die Dämpfung in den oberen Intercostalräumen zunächst dem rechten Sternalrande und auf den angrenzenden Partien des manubrium und corpus sterni auf. Geht aber die Erweiterung von der inneren Seite der Aorta aus, so kann, wie in dem von GOLDBECK[1]) beschriebenen Falle, den ich selbst noch als Student zu beobachten Gelegenheit hatte, der pulsirende Tumor und die durch denselben bedingte Dämpfung im 2. und 3. Intercostalraum **links** vom Sternum erscheinen, während nach rechts vom rechten Sternalrand normale Percussionsverhältnisse vorhanden sind. — Letzteres Verhalten findet sich ausnahmsweise auch bei Aneurysmen, die vom **Arcus aortae** aus-

---

1) Beitrag zur Kenntniss der inneren Thoraxaneurysmen. Inaug.-Dissert. Giessen. 1868.

gehen. So beobachtete ich jüngst einen Fall, in welchem ausser durch einen allseitig pulsirenden Tumor die Diagnose eines Aneurysma arcus aortae durch die physikalisch nachzuweisende Compression des linken Bronchus und eine complete Paralyse des linken Recurrens gesichert war. Während auf dem Manubrium sterni und den angrenzenden Abschnitten des 1. und 2. rechten Intercostalraumes nur sehr unbedeutende Dämpfung des Schalles vorhanden war, zeigte sich derselbe in den inneren Abschnitten des 1. und 2. linken Intercostalraumes entsprechend dem deutlich pulsirenden Tumor absolut dumpf. — In der Mehrzahl der Fälle, wenn die Erweiterung von der Convexität des Bogens ausgeht, greift allerdings die Dämpfung des Aneurysma vom Manubrium sterni ausschliesslich oder doch weiter nach der rechten Seite hinüber als nach der linken. Die aneurysmatische Dämpfung geht nach unten und links entweder in die Herzdämpfung über, oder ist von derselben durch eine Zone helleren Schalles getrennt. — Auch Erweiterungen der **Aorta descendens thoracica** und **abdominalis** ebenso der **Arteria pulmonalis** vermögen umschriebene Dämpfung des Percussionsschalles an den Stellen zu bewirken, wo sie der Brust- oder Bauchwand anliegen. Für die Diagnose eines **Pulmonalarterienaneurysmas** wird sich aber im Hinblick auf die oben erwähnten Fälle das Auftreten einer Dämpfung am linken Sternalrand **nicht** verwerthen lassen. — Auf eine **vorübergehende Erweiterung des Stammes der Pulmonalarterie** möchte ich einen Symptomencomplex zurückführen, den ich in den letzten Jahren sehr häufig im Verlaufe schwerer fieberhafter Krankheiten habe entstehen und nach der Entfieberung rasch wieder schwinden sehen: eine **circumscripte relative oder absolute Dämpfung am Sternalende des 2. linken Intercostalraumes**, in Verbindung mit einem ungewöhnlich lauten systolischen Geräusch an eben dieser Stelle, bald mit bald ohne Verstärkung des zweiten Pulmonaltons.

IV. Die Percussion der Leber.

PIORRY, Traité de la percussion médiate. 1827. — Idem, Traité de plessimétrisme et d'organographisme. 1866. p. 165 ff. — ED. MAYER, Die Percussion des Unterleibes. 1839. S. 22 u. 99. — CONRADI, J. F., Ueber die Lage und Grösse der Brustorgane, der Leber und Milz beim gesunden Manne und ihre Bestimmung durch die Percussion. Inaug.-Dissert. Giessen. 1848. S. 33—45. — BAMBERGER, in VIRCHOW's spec. Pathol. u. Therapie. I. Aufl. 1855. Bd. VI, 1. S. 504 ff. — FRERICHS, Klinik der Leberkrankheiten. Bd. I. S. 32 ff. 1858. — GERHARDT, Der Stand des Diaphragma. 1860. S. 36—52. — Idem, Lehrbuch der Auscultation und Percussion. 3. Aufl. 1876. S. 143—148 u. 329—334. — Paul Niemeyer, Handbuch der theoretischen und klinischen Percussion und Auscultation. I. Bd. 1868. S. 150, 157, 164 ff. — Guttmann, Lehrbuch der klinischen Untersuchungsmethoden etc. 1872. 3. Aufl. 1878. S. 353. — Leichtenstern, Physikalisch-diagnostische Bemerkungen zu H. v. Luschka's Lage der Bauchorgane des Menschen. Deutsche Klinik. 1873. No. 36. — Stern, Diagnostik der Brustkrankheiten etc. Wien. 1877. S. 326 u. 673. — Ferber, Situsphantom der Organe der Brust und oberen Bauchgegend. Bonn. 1877. S. 47.

Anatomische Vorbemerkungen.

Die Leber ist auf die beiden Seiten des Körpers in der Art vertheilt, dass $3/4$ ihres Volumens, der lobus dexter, der lobulus Spigelii und gewöhnlich auch der ganze lobus quadratus der rechten Hälfte des Bauches zugetheilt sind. Sie liegt mit ihrem grössten, durch den rechten Lappen gebildeten Theile im rechten Hypochondrium, mit einem kleineren im Epigastrium und linken Hypochondrium. Mit ihrer convexen Fläche reicht die Leber so weit in die Höhe, wie die Kuppel des Zwerchfelles, also beim (Leichen-) Exspirationsstande des letzteren bis zu einer Horizontalebene, welche man sich durch die Sternalenden des 5. Rippenpaares gelegt denkt und welche durch den Körper des 9. Brustwirbels hindurchgeht. Dieser höchste Punkt (Taf. I, *r*) entspricht rechts etwa der Mitte zwischen Mammillar- und Parasternallinie, in welcher Richtung denn auch die Leber in grösster nach beiden Seiten hin abnehmender Höhe von den Lungen bedeckt wird. Bei der Exspiration verläuft hier die obere wahre Lebergrenze um 3 Querfinger (5 Ctm.) höher, als der untere Lungenrand. — Der linke Leberlappen schiebt sich zwischen Magen und denjenigen Theil des Diaphragma ein, auf welchem das Herz ruht. Der untere scharfe Rand der Leber (Taf. I, *s* und Taf. III, *i*) verläuft in der Scapular- und Axillarlinie an der 11. Rippe, tritt in der Mammillarlinie unter dem Rippenbogen hervor und zieht dann in der Weise von unten und rechts durch das Epigastrium schräg nach oben und links, dass er in der Mittellinie etwa an der Grenze des oberen und mittleren Drittels des Abstandes zwischen Spitze des process. xiphoid. und Nabel (nach anderen in der Mitte zwischen Basis des xiphoideus und Nabel) getroffen wird, und zwischen linker Mammillar- und Parasternallinie hinter dem Diaphragma verschwindet. — Für die Percussion besonders wichtig ist die Unterscheidung zweier Abschnitte der Leber; der eine davon liegt der Brust- und Bauchwand unmittelbar an, liefert dem entsprechend dumpfen Schall; der andere, in der Concavität des Zwerchfelles gelegene, ist von der Brustwand ausser durch das Diaphragma zum kleineren Theil (linker Lappen) durch das Herz, zum grösseren Theil durch die gegen ihren unteren Rand zu sich verschmächtigende Lunge in der Weise geschieden, dass sich zwischen den höchsten Punkt der Leber und die vordere Brustwand eine 5 Ctm. dicke Lungenschicht einschiebt. Dieser, der höchsten Wölbung des Diaphragma entsprechende Punkt liegt in der Exspirationsstellung 3 Querfinger (5 Ctm.) höher als der untere Lungenrand.

Grenzbestimmung der Leber durch die Percussion.

a) Normale Verhältnisse.

Wir begegnen hier analogen Verhältnissen, wie bei der Percussion des Herzens. Soweit die Leber als luftleeres Organ wandständig getroffen wird, liefert sie dumpfen Schall: **absolute Leberdämpfung**. Daran schliesst sich nach oben, jener Gegend der Brust entsprechend, hinter welcher sich zwischen Leber- und Brustwand die gegen den unteren Rand zu an Dicke mehr und mehr abnehmende Lunge einschiebt, ein Bezirk mehr oder weniger gedämpften Schalles an, den wir als **relative Leberdämpfung**[1]) bezeichnen.

Absolute Leberdämpfung. An der absoluten Leberdämpfung unterscheiden wir die obere und untere Grenze, welche beide zwischen linker Parasternallinie und Mammillarlinie unter einem spitzen Winkel zusammenstossen. Die **obere Grenze** der absoluten Leberdämpfung fällt zusammen mit der unteren Begrenzung der rechten Lunge und mit der unteren Herzgrenze. Sie wird bei schwacher Percussion gefunden und verläuft in der Mittellinie an der Verbindungsstelle zwischen corpus sterni und process. xiphoideus, in der Parasternal- und Mammillarlinie an der 6., in der Axillar- an der 8., in der Scapularlinie an der 10., neben der Wirbelsäule an der 11. Rippe (Taf. IV, *cc*; Taf. VI, *ab*; Taf. VII, *d*). Der nach links vom Sternum gelegene Theil der oberen Grenze lässt sich nicht direct durch die Percussion bestimmen, weil der dumpfe Schall der Leber von dem des Herzens sich nicht unterscheiden lässt; er wird in der früher bezeichneten Weise indirect bestimmt.[2])

---

[1]) Auch bei der Percussion der Leber begegnen wir derselben Zweideutigkeit der Nomenclatur, wie bei der Herzpercussion. Wir glauben, dieselbe durch die gewählten Bezeichnungen am sichersten zu vermeiden.

[2]) Näheres über den Verlauf der oberen Grenze der absoluten Leberdämpfung siehe bei Bestimmung der unteren Lungen- und Herzgrenze.

Absolute Leberdämpfung.

Um die untere Grenze der absoluten Leberdämpfung aufzufinden, percutirt man in den bekannten Verticallinien senkrecht nach abwärts und bezeichnet diejenigen Stellen, an welchen sich der dumpfe Schall der Leber von dem hellen tympanitischen Schall des lufthaltigen Magens und Colons abgrenzt. Diese Grenzpunkte liegen in der Mittellinie in der Mitte zwischen Nabel und Basis des process. xiphoideus, in der Parasternallinie einige (4 — 6) Centimeter unterhalb des Rippenbogens, in der Mammillarlinie am Rippenbogen, in der Axillarlinie im 10. Intercostalraum, in der Scapularlinie an der 11. Rippe (Taf. IV; Taf. VI; Taf. VII). Weiter gegen die Wirbelsäule zu, zwischen ihr und Scapularlinie, lässt sich die untere Grenze nicht abstecken, weil hier der dumpfe Schall der Leber in die Dämpfung der Nieren und Lendenmusculatur übergeht. Vorn steigt die untere Grenze von der Mittellinie schräg nach links und oben, um zwischen Parasternal- und Mammillarlinie mit der unteren Herzgrenze zusammenzustossen. Dieses links von der Medianlinie gelegene Stück des unteren Leberrandes wird in der Weise gefunden, dass man von der Mittellinie aus in verschiedenen horizontalen und schrägen Linien nach links herüber percutirt und die Uebergangsstellen des dumpfen zum tympanitischen Schall markirt. Durch Verbindung aller dieser Punkte gewinnt man eine dem Verlauf des unteren Leberrandes entsprechende Linie (Taf. IV, *lm*; Taf. VI, *cd*; Taf. VII, *fk*; Taf. X, *k*). Der an der Vorderfläche des Rumpfes verlaufende Theil der unteren Lebergrenze, der für die Beurtheilung der Grösse und Lage des Organes die grösste Wichtigkeit besitzt, wird am besten in der Rückenlage, die Axillargrenze in dieser, oder bei aufrechter Haltung, die Scapulargrenze im Sitzen oder Stehen bestimmt. Zwischen oberer und unterer Grenze hat nun der Schall nicht überall den gleichen Charakter. Die Bezeichnung absolute Leberdämpfung passt vielmehr streng genommen nur für die oberen Abschnitte des zwischen oberer und unterer Grenze gelegenen Raumes, weil der Schall, sobald man sich dem unteren Leberrande nähert, wegen der abnehmenden Dicke des luftleeren Parenchyms, dessen Erschütterung sich dann den dahinter gelegenen lufthaltigen Organen mittheilt, tympanitischen Beiklang gewinnt. Wir dürfen also die untere Grenze der Leber nicht dorthin setzen, wo der dumpfe Schall anfängt etwas tympanitischen Beiklang zu bekommen, sondern erst dorthin, wo dieser gedämpft tympanitische Schall in lauten überspringt oder wo beim Percutiren in der Richtung von unten nach oben der laute tympanitische Schall der Eingeweide anfängt gedämpft zu werden. In Fällen, in denen der untere Leberrand palpabel ist, kann man sich leicht davon überzeugen, dass die percussorischen Grenzen nur bei schwachem Anschlag richtig getroffen, bei starker Percussion dagegen um 1 bis 2 Finger breit zu hoch gesetzt werden. — Taf. IV, V, VI, X, XI u. a. stellen den Verlauf der unteren Lebergrenze dar, wie wir ihn nach-einer grossen Zahl von Einzeluntersuchungen, in denen die Grenzen in der Rückenlage genau bestimmbar waren, als Regel hinstellen möchten. — Es ergibt sich aus der Betrachtung dieser Figuren, dass das am meisten nach links und oben gelegene Stück der unteren Lebergrenze zu der Herzdämpfung und dem Rande der linken Lunge ein verschiedenes Verhalten zeigen kann. In einem Theil der Fälle (Taf. V u. XI, *l*) stösst die Lebergrenze mit der Lungengrenze unter einem Winkel zusammen, den Leichtenstern passend als **Lungenleberwinkel** bezeichnet hat. Dem ist indessen nicht immer so; wir haben schon bei Feststellung der unteren Grenze der absoluten Herzdämpfung gesehen, dass der linke Leberlappen mitunter nicht so weit nach links sich erstreckt, wie die absolute Herzdämpfung. In solchen Fällen (Taf. X), in denen sich der äussere Abschnitt der unteren Grenze der absoluten Herzdämpfung percussorisch als Herzmagengrenze feststellen lässt, erreicht die Lebergrenze den Lungenrand überhaupt nicht; es ist dann an Stelle des Lungenleberwinkels ein **Herzleberwinkel** (Taf. X, *m*) getreten. Dieses Verhalten findet sich stets, wenn die absolute Herzdämpfung den linken Leberlappen nach links überragt, also ausser zuweilen unter völlig normalen Verhältnissen regelmässig dann, wenn bei normal grosser oder vergrösserter Leber die absolute Herzdämpfung nach links verbreitert (Taf. XII, *n*; Taf. XIII, *g*; Taf. XV, *g*), oder dislocirt (Taf. XXIII, *g*), oder auch bei normaler Grösse der Herzdämpfung der Rand der Leber nach rechts zurückgewiehen ist. — Wo die untere Lebergrenze den Lungenrand überhaupt erreicht, findet sich der **Lungenleberwinkel** gewöhnlich an der 6. Rippe zwischen Parasternal- und Mammillarlinie (Taf. XI, *l*). Er wird, wie Leichtenstern betont, durch die linke Pleuragrenze halbirt (Taf. I); er trifft häufig gerade mit der äusseren unteren Grenze der absoluten Herzdämpfung zusammen. Bei Vergrösserung des linken Leberlappens wird der Lungenleberwinkel nach links verschoben (Taf. XVI, *m*). Rückt er weiter nach links hinaus, als sich die Herzdämpfung erstreckt, so lässt sich auch auf der linken Seite des Thorax eine Lungenlebergrenze durch die Percussion feststellen (Taf. XVI, Taf. XXV).

Bei Bestimmung der unteren Lebergrenze durch die Percussion stösst man häufig auf beträchtliche Schwierigkeiten. Enthält der

Magen oder Dickdarm viel Gas und ist gleichzeitig der untere Leberrand scharf zugespitzt, so erscheint schon an Stellen, hinter denen noch Leber liegt, lauter tympanitischer Schall. Möglichst schwache oder WINTRICH's palpatorische Percussion wird hier am ehesten zum Ziele führen. Umgekehrt wird, worauf FRERICHS hingewiesen hat, bei starker Spannung der Bauchdecken in Folge grosser Schmerzhaftigkeit des Epigastrium die Dämpfung ausgebreiteter erscheinen, als dem Umfang der Leber entspricht. Sind Magen und Colon leer, oder mit festen und flüssigen Stoffen erfüllt, so ist die Auffindung der unteren Lebergrenze unmöglich gemacht. — Wenn auch der geschilderte Verlauf der unteren Lebergrenze als Regel hingestellt werden konnte, so überragt doch gar nicht selten bei ganz gesunden Menschen die untere Lebergrenze den Rippenbogen selbst um einige Centimeter weiter, als oben angegeben wurde. Besonders häufig kann man dies bei Weibern und Kindern, aber auch bei Männern mit kurzem Thorax beobachten. Hat es darum schon etwas Missliches, das Verhalten der unteren Lebergrenze zum Rippenbogen für die Grösse und Lage der Leber diagnostisch zu verwerthen, so gilt dies in noch höherem Grade von der Höhe der absoluten Leberdämpfung in der Mittel-, Mammillar- und Axillarlinie. Diese Maasse unterliegen bei ganz gesunden Menschen ausserordentlichen Schwankungen. Es wird dies am klarsten sich ergeben, wenn wir die Mittelzahlen, welche verschiedene Autoren angeben, nebeneinanderstellen und erwägen, dass diese Mittelzahlen selbst wieder erst aus einer Anzahl unter einander sehr differenter Einzelmaasse gefunden wurden.

Es beträgt die Grösse der absoluten Leberdämpfung:

	in d. Mittellinie	Parasternallinie	Mammillarlinie	Axillarlinie	ihre Ueberragung nach links
nach Conradi	8 Ctm.	—	10 Ctm.	7½ Ctm.	8 Ctm.
„ Bamberger . .	—	10 Ctm.	11 „	12 „	7 „
„ Frerichs . . .	5,8 Ctm.	—	9,5 „	9,3 „	7 „
„ Piorry[1]	7—8 „	?	?	—	4—5 „

Messe ich an den LUSCHKA'schen Tafeln die Höhe der von Lunge unbedeckten Leber und ziehe von den erhaltenen Maassen 1 Ctm.

---

[1] Die von PIORRY für die Mammillar- und Axillarlinie angegebenen Zahlen (für die lin. mamm. 12—14, für die lin. axill. 16—18 Ctm.) beziehen sich auf die gesammte Leberdämpfung; sie lassen sich für die Grösse der absoluten Dämpfung nicht verwerthen, weil PIORRY die Höhe des von Lunge überdeckten Stückes in den einzelnen Linien nicht angibt.

ab, um den der Lungenrand bei ruhiger Respiration tiefer steht, als bei Luschka's Leichenexspirationsstellung, so finde ich, dass die Höhe der Leber in der Mittellinie 9½ in der Mammillarlinie 11, in der Parasternallinie 9 Ctm. beträgt, und dass der linke Lappen die Mittellinie um 6 Ctm. überragt. Wegen der ausserordentlichen Schwankungen in Bezug auf die Höhe der absoluten Leberdämpfung in den einzelnen Fällen lege ich auf die von mir selbst gefundenen Zahlen keinen besonderen Werth. Bei gesunden erwachsenen Männern im Alter von 20—40 Jahren betrug die Höhe der absoluten Leberdämpfung in der Mittellinie 7—9, in der Mammillar- und Parasternallinie 9—12, in der Axillarlinie 7—11, in der Scapularlinie 4—6 Ctm., die Ueberragung nach links 4—7 Ctm. Mammillar-, Parasternal- und Axillardurchmesser waren häufig ziemlich gleich gross; in anderen Fällen wurde der eine oder andere dieser Durchmesser grösser als die übrigen getroffen. Es hieng das hauptsächlich von dem Verlaufe der unteren Lungenränder ab. Mit dem wechselnden Stande der letzteren in verschiedenen Lebensaltern hängt auch die bedeutende Höhe der absoluten Leberdämpfung bei Kindern, ihre Kleinheit im höheren Alter zusammen (vgl. die Taf. X u. XI).

Mobilität der absoluten Leberdämpfung. Die Grenzen der absoluten Leberdämpfung erleiden sowohl bei tiefen Respirationsbewegungen, als auch bei Lageveränderungen des Untersuchten gewisse Verschiebungen. Soweit dieselben die obere Grenze betreffen, wurden sie bei Besprechung der activen und passiven Mobilität der mit der oberen Lebergrenze identischen unteren Lungengrenze ausführlich besprochen (vgl. S. 94 ff.). Aber auch für den unteren Leberrand gelingt in vielen Fällen der percussorische Nachweis, dass derselbe bei tiefer Inspiration um 1—1½ Ctm. herab-, bei tiefer Exspiration um ebensoviel hinaufsteigt (Tafel VIII). Da diese Bewegung viel weniger ausgiebig ist, als die Verschiebung, welche der obere Rand der absoluten Leberdämpfung bei tiefen Athemzügen erleidet, so ist klar, dass bei tiefer Inspiration die Leberdämpfung herabtritt und dabei sich verkleinert, bei tiefer Exspiration hinaufrückt und grösser wird. Man kann den Grund davon nicht klarer ausdrücken, als mit den Worten Gerhardt's: „Es erklärt sich dies daraus, dass der untere Leberrand nur die Bewegung der Kuppel des Diaphragmas mitgetheilt erhält, die obere Grenze der Leberdämpfung aber auch um jenen Antheil verkleinert wird, um welchen die Lunge mit ihrem Rande in den complementären Raum eintritt." — Was die passive Mobilität der unteren Lebergrenze betrifft, so konnte ich mich bei der Schwierigkeit, die untere Lebergrenze bei aufrechter Stellung des Untersuchten zu percutiren, nicht mit Sicherheit davon überzeugen, dass dieselbe bei aufrechter Haltung anders getroffen wird, als in der Rückenlage. Dagegen sind die Verschiebungen, die der untere Leberrand beim Uebergang aus der Rücken- zu einer Seitenlage erleidet, in der Regel leicht nachzuweisen. GERHARDT gibt an, dass bei linker Seitenlage der linke Leberlappen mit seiner Spitze nach links, mit seinem unteren Rand nach oben, der rechtsseitige untere Leberrand aber tiefer gerückt erscheine. Bei rechter Seitenlage dagegen tritt rechts der untere Leberrand in die Höhe, der untere Rand des linken Lappens aber weiter nach abwärts.

Relative Leberdämpfung. Da die Grösse der absoluten Leberdämpfung keinen constanten Bruchtheil der ganzen Lebergrösse bildet, da, wie wir später sehen werden, bei normaler Grösse der Leber die absolute Dämpfung bis zum Verschwinden verkleinert oder im Gegentheil erheblich vergrössert sein kann, so wäre es von grossem Werthe, wenn sich auch das von Lunge überlagerte Stück der Leber und namentlich die Lage des höchsten Punktes derselben durch die Percussion nachweisen liesse. Es waren denn auch die verschiedensten Autoren bestrebt, die Grösse des relativ gedämpften Schallbezirkes, der sich nach oben an die absolute Leberdämpfung anschliesst, durch die Percussion festzustellen; wenn man aber die obere Grenze dieser „relativen Leberdämpfung" als „wahre obere Lebergrenze" einführen zu können geglaubt hat, so muss ich mit GERHARDT und LEICHTENSTERN mich gegen die Zulässigkeit eines solchen Verfahrens aussprechen. Namentlich der letztere hat in überzeugendster Form den Nachweis geliefert, dass sich die bei der Percussion gefundene sogenannte wahre und die wirkliche anatomische obere Lebergrenze in keiner Weise decken. — Hinsichtlich des Thatbestandes bin ich mit CONRADI und FRERICHS in voller Uebereinstimmung. Ich finde nämlich, wenn ich an der Vorder- und Seitenfläche des Thorax mit starken Schlägen herunterpercutire, eine dem Lungenrande im Ganzen parallel verlaufende, von ihm etwa 3 Ctm. entfernte Linie (Taf. IV, pq; Taf. VI, ef; Taf. VII, g), unterhalb welcher der Lungenschall weniger laut, als höher oben, d. h. relativ gedämpft erscheint. Die Höhe dieses relativen Dämpfungsbezirkes betrug in Mammillar-, Parasternal- und Axillarlinie in der Regel 3, selten 4 Ctm. Weiter nach hinten bis zur Scapularlinie gelang es nur zuweilen, oberhalb des Lungenrandes eine 3 Ctm. hohe relative Dämpfung nachzuweisen. CONRADI und FRERICHS geben die Höhe des relativen Dämpfungsbezirkes in Mammillar- und Axillarlinie gleichfalls im Mittel zu 3 Ctm.

an. Ein Blick auf die Luschka'schen Tafeln belehrt uns aber, dass der höchste Punkt der Leber sogar bei der Leichenexspirationsstellung in der Papillarlinie 5 Ctm. höher steht, als der Lungenrand. Bei der Inspiration wird diese Entfernung noch vergrössert, weil dabei die Kuppel des Zwerchfelles eine geringere Verschiebung nach abwärts erfährt, als der in den Complementärraum einrückende untere Lungenrand. Es liegt somit die vorn in der Regel im 5. Intercostalraum, selten schon an der 5. Rippe nachweisbare obere Grenze der relativen Leberdämpfung erheblich tiefer, als der höchste Punkt der Leber. — Nach dem, was früher über starke und schwache Percussion, sowie bei Gelegenheit der relativen Herzdämpfung mitgetheilt wurde, hat diese Thatsache nichts Befremdendes. Es ist eben nicht das hinter der Lunge gelegene luftleere Organ, sondern das Dünnerwerden der Lungenschichte, welches die relative Dämpfung des Schalles erzeugt; und zwar beginnt die letztere nicht etwa dort, wo die durch das Lungengewebe dargestellte Schwingungsmasse überhaupt an Dicke abnimmt, sondern erst an jenem Punkte, wo der Dickendurchmesser derselben kleiner wird, als die Entfernung, bis zu welcher sich die Percussionserschütterung in vertikaler Richtung acustisch wirksam fortzupflanzen vermag. Eine derartige Verschmächtigung der Lunge beginnt aber erst tiefer unten und näher dem Lungenrande, als der höchste Punkt der Leber gelegen ist, der von der vorderen Brustwand durch eine mindestens 5 Ctm. dicke Schichte von Lungengewebe getrennt wird. Für die Richtigkeit dieser Auffassung spricht auch die Thatsache, dass die obere Grenze der relativen Leberdämpfung n i c h t in der Weise verläuft, wie es eine Projection der wahren oberen Lebergrenze auf die vordere Brustwand thun müsste (vgl. Taf I u. IV.); sie verläuft vielmehr rings um den Thorax, soweit sie sich verfolgen lässt, ziemlich in der gleichen Entfernung vom Lungenrand. An der hinteren Thoraxwand zwischen Scapularlinie und Wirbelsäule ist es mir meist n i c h t gelungen, oberhalb des unteren Lungenrandes eine Zone relativ gedämpften Schalles aufzufinden; es bleibt der Schall nach unten zu bis an die Lungengrenze laut und hell; es existirt hier keine relative Leberdämpfung. Den Grund davon glaube ich in zwei Punkten erblicken zu dürfen. Einmal spitzt sich hinten die Lunge gegen ihren unteren Rand hin nicht so scharf zu, wie vorn (grössere Dicke des hinteren Lungenrandes: Conradi), und die Höhe, innerhalb welcher diese Verjüngung stattfindet, beträgt nur wenige Centimeter; dann aber ist die Dicke der Brustwand hinten eine so bedeutende, dass auch bei starker Percussion nur die oberflächlichsten Schichten der Lungen in Schwingungen gerathen; es kann daher ein Unterschied in der Intensität des Schalles, der sich, wie dies vorn beim Vergleich des 4. und 5. rechten Intercostalraumes in der That der Fall, auf die verschiedene Tiefe des an den zwei mit einander verglichenen Stellen gelegenen Lungenparenchyms beziehen würde, an den hinteren Abschnitten des Thorax, z. B. bei Vergleich des 9. und 10. Intercostalraumes neben der Wirbelsäule, nicht zur Wahrnehmung gebracht werden. — Wenn man nach alledem die obere Grenze der relativen Dämpfung keineswegs für den Ausdruck der wahren oberen Lebergrenze halten kann, so liefert uns dennoch die Beachtung der relativen Leberdämpfung wenigstens annähernde Anhaltspunkte dafür, ob das Zwerchfell von der Vorder- und Seitenfläche der Thoraxwandung aus steil in die Höhe steigt, oder ob seine Kuppel abgeflacht ist.¹) Je mehr das letztere der Fall, desto niedriger wird die Zone der relativen Leberdämpfung gefunden. So haben wir beim Emphysem, wie Leichtenstern in klarer Weise auseinandergesetzt hat, so lange nur die Complementärräume von der ausgedehnten Lunge dauernd erfüllt sind, die Kuppel des Zwerchfelles aber noch nicht abgeflacht ist, eine normal grosse oder selbst vergrösserte relative Leberdämpfung; die untere Lungengrenze wird dann tiefer, die untere Lebergrenze an der normalen Stelle, die absolute Leberdämpfung daher kleiner getroffen. Bei den höheren Graden des Emphysems dagegen, bei denen auch die Kuppel des Diaphragma tiefer steht, kann die relative Leberdämpfung verkleinert sein oder völlig fehlen, während die Lungenlebergrenze sich ebenso verhält, wie in den ersterwähnten Fällen. In Folge des Tiefstandes der Kuppel des Diaphragma findet sich aber auch die untere Lebergrenze tiefer stehend als normal; es kann dann die abnorm tief gelagerte absolute Leberdämpfung von normaler Grösse sein.

Die obere Grenze der relativen Leberdämpfung erleidet bei tiefen Respirationsbewegungen, desgleichen bei Lageveränderungen ganz dieselben Verschiebungen, wie die Lungenlebergrenze, so dass sie von letzterer auf der Höhe einer tiefen Inspiration ebensoweit entfernt bleibt, wie während ruhiger Athmung, nämlich etwa 3 Ctm. Die obere Grenze der relativen Leberdämpfung beschreibt also viel bedeutendere respiratorische Excursionen, als der höchste Punkt

---

1) Anmerkung: Ich halte daher auch den Ausspruch Guttmann's (l. c. S. 353): „Da also die relative Leberdämpfung niemals exact bestimmt werden kann, so berücksichtigt man sie nicht, sondern man bestimmt immer nur die absolute Leberdämpfung" für völlig ungerechtfertigt.

der Leber selbst, ein weiterer Grund, die beiden nicht zu identificiren.

b) **Pathologische Verhältnisse.**

Die Beurtheilung der Grösse der Leber nach den Resultaten, welche uns die Percussion dieses Organes unter verschiedenen pathologischen Verhältnissen liefert, ist eine sehr schwierige. Abgesehen davon, dass die Bestimmung der einen oder anderen Grenze selbst in Folge gewisser Zustände der Nachbarorgane unsicher oder unmöglich werden kann, bleibt es auch in jenen Fällen, in denen die Grenzbestimmung leicht gelingt, häufig genug schwer zu entscheiden, wie viel an einer Vergrösserung oder Verkleinerung der Leberdämpfung Volumsveränderungen des Organes selbst, wie viel Dislocationen desselben nach oben oder unten, oder Ueberlagerung durch Lunge oder Darm die Schuld tragen.

Verkleinerung der Leberdämpfung. Verkleinerung der Leberdämpfung wird bei jenen Erkrankungen der Leber beobachtet, welche mit allmählicher oder rascher Volumsabnahme des Organes einhergehen, also hauptsächlich bei der Lebercirrhose und der acuten gelben Leberatrophie. In beiden Fällen nimmt die Höhe der Leberdämpfung in der Weise ab, dass die untere Grenze nach oben gerückt erscheint. Wo die Verkleinerung hauptsächlich den linken Leberlappen betrifft, nimmt dessen Dämpfung nicht nur an Höhe, sondern auch an Breite in der Weise ab, dass der Herzleberwinkel nach rechts verschoben wird. Bei bedeutenderen Graden der Verkleinerung kann im Epigastrium auch bei leiser Percussion die absolute Dämpfung fehlen. Schwindet bei Lebercirrhose oder acuter gelber Leberatrophie die absolute Dämpfung auch in der Mammillar- und Axillarlinie völlig, so sind ausser der Verkleinerung des Organes meist noch Ueberlagerung desselben durch bewegliche luftführende Darmtheile, oder veränderte Stellung der Leber mit im Spiele. — Die obere Grenze der absoluten Leberdämpfung findet sich bei Verkleinerung der Leber bald an der normalen Stelle, bald, wenn das Zwerchfell, wie so häufig bei Cirrhose, durch Ascites in die Höhe gedrängt ist, nach oben geschoben.

Viel häufiger als durch Volumsabnahme der Leber erleidet ihre Dämpfung bei normaler Grösse des Organes dadurch eine Verkleinerung, dass die Leber entweder in Folge stärkerer Ueberlagerung ihrer convexen Fläche durch Lunge oder Darm, oder in Folge gewisser Stellungs- und Lageveränderungen in geringerer Ausdehnung wandständig getroffen wird. Es wurde bereits erwähnt, dass bei starker

Auftreibung des Colons oder Magens durch Gas die untere Lebergrenze zu hoch gesetzt wird, weil unter solchen Verhältnissen schon über den Randpartien der Leber lauter tympanitischer Schall auftritt.
— Einlagerung von lufthaltigen Darmtheilen zwischen die convexe Oberfläche der Leber und die Bauchwand ist eine gar nicht seltene Veranlassung von Verkleinerung oder selbst Verschwinden der Leberdämpfung. So hat man bei acuter gelber Leberatrophie ein Zurücksinken der Drüse gegen die Wirbelsäule beobachtet und den dadurch freiwerdenden Raum durch Dick- und Dünndarm ausgefüllt gesehen. Auch bei bedeutender Erweiterung der unteren Thoraxapertur (z. B. bei Ascites) können sich bewegliche Darmtheile vor die convexe Leberoberfläche eindrängen und die Leberdämpfung verkleinern; Einschiebung von Darmstücken, gewöhnlich des Colons, in quer über die convexe Oberfläche der Leber verlaufende Furchen hat denselben Effect. Ebenso kann natürlich die Leberdämpfung verschwinden, wenn frei in der Peritonealhöhle befindliches Gas sich zwischen Leber und Bauchwand eindrängt. — Am allerhäufigsten aber beobachten wir Verkleinerung der Leberdämpfung bis zum Verschwinden derselben in allen jenen Zuständen, bei denen durch verstärkten Druck von der Bauchhöhle her die Leber sammt der Convexität des Zwerchfelles nach oben gedrängt und in grösserer Ausdehnung von Lunge überlagert wird; gleichzeitig erleidet dabei die Leber eine derartige Drehung um eine frontale Axe, dass die von der Mitte des hinteren Randes nach dem vorderen Rande verlaufend gedachte Axe mit ihrem vorderen Ende sich hebt, und die Leber nur mit ihrem vorderen Rande, oder einem kleinen Abschnitt ihrer convexen Fläche wandständig bleibt (Kantenstellung: FRERICHS). Es kann dadurch die Ausdehnung der absoluten Leberdämpfung auf ein Minimum reducirt oder dieselbe völlig zum Schwinden gebracht werden, in welchem Falle dann in der Mittellinie und rechten Mammillarlinie, zuweilen selbst Axillarlinie der nicht-tympanitische Lungenschall direct in den tympanitischen Schall der Gedärme überspringt, und zwar, weil meist auch die Lungenränder aus den complementären Räumen zurückgeschoben sind, gewöhnlich an einem höheren Punkte, als unter normalen Verhältnissen die Lungenlebergrenze getroffen wird. Unter den einzelnen hierhergehörigen Krankheitszuständen wären ausser grossen von den Ovarien oder dem Netze ausgehenden Geschwülsten namentlich hochgradiger Meteorismus, Luft in der Peritonealhöhle und Ascites zu erwähnen. In manchen dieser Fälle, in denen die Lungenlebergrenze nur wenig nach oben verschoben ist, liefert eine bedeutendere Höhenausdehnung der relativen Leberdämpfung (4 bis

6 Ctm.) Anhaltspunkte für den Hochstand der Zwerchfellskuppel. — Aber auch bei normalem Stande der Zwerchfellskuppel kann die Leberdämpfung verkleinert werden, wenn der Lungenrand den complementären Pleuraraum dauernd erfüllt. So liegen die Verhältnisse bei mässigem Emphysem, welches für die Percussion dadurch charakterisirt wird, dass bei normalem Stande der unteren Lebergrenze die obere Grenze der absoluten Dämpfung tiefer, deren Höhe kleiner, dagegen diejenige der relativen Leberdämpfung normal gross oder grösser gefunden wird (s. Tafel XXIV). — Wir finden so bei einer Reihe sehr differenter Zustände Verkleinerung der Leberdämpfung; dennoch wird sich in der Mehrzahl der Fälle auch die Differentialdiagnose des ursächlichen Momentes mit ziemlicher Sicherheit stellen lassen. Auf eine Verkleinerung der Leber ist eine abnorm kleine Leberdämpfung dann erst zu beziehen, wenn die Lungenlebergrenze in normaler Höhe getroffen wird und diejenigen Zustände sich ausschliessen lassen, bei denen Leber und Zwerchfell in die Höhe gedrängt und die Leber in Kantenstellung versetzt wird. Am schwierigsten sind jene Fälle richtig zu deuten, in denen zwischen Leber und Bauchwand Darmschlingen eingelagert sind. Nach FRERICHS darf man einen solchen Zustand vermuthen, wenn der eine oder andere Durchmesser der Leber im Vergleich zu den benachbarten ungewöhnlich klein gefunden wird.

Vergrösserung der Leberdämpfung. Die richtige Beurtheilung einer vergrösserten Leberdämpfung stösst auf ganz ähnliche Schwierigkeiten, wie wir sie eben bei der verkleinerten kennen gelernt haben. Ausser Vergrösserung der Leber selbst sind Stellungs- und Lageveränderungen des Organes, wobei dasselbe in grösserer Ausdehnung wandständig wird, im Stande, die Leberdämpfung zu vergrössern. Es kann aber auch durch das Verhalten benachbarter Organe der Schein erweckt werden, als überschreite die Leberdämpfung nach der einen oder anderen Seite hin ihre normalen Grenzen. Dass starke Spannung der Bauchmuskeln wegen grosser Schmerzhaftigkeit des Epigastrium, ferner Anfüllung des Magens oder Colon mit festen und flüssigen Substanzen Vergrösserung der Leberdämpfung nach unten vorzutäuschen vermögen, wurde bereits erwähnt. Doch wird hier eine zu verschiedenen Tageszeiten, namentlich im nüchternen Zustande und nach gehöriger Entleerung des Darmkanals wiederholte Untersuchung den wahren Sachverhalt aufklären. Schwieriger ist es zuweilen, eine durch Carcinome des kleinen oder grossen Netzes bedingte Dämpfung nicht irrthümlicher Weise der Leber zuzurechnen. Verwechslungen eines pleuritischen Exsudates mit Leber-

tumoren werden sich in der Regel vermeiden lassen, wenn man die
später genau zu erörternden Kriterien des Exsudates sorgfältig berücksichtigt; jedenfalls wird beim Bestehen eines pleuritischen Exsudates die Bestimmung der oberen Grenze der Leberdämpfung unmöglich, da der dumpfe Schall der Flüssigkeit sich von dem der
Leber nicht abgrenzen lässt. Ebenso könnte eine durch infiltrirtes
Lungengewebe bedingte Dämpfung, die sich unmittelbar an die Leberdämpfung anschliesst, irrthümlicher Weise als eine Vergrösserung
der letzteren nach oben angesprochen werden. Die auscultatorischen
Zeichen, das Verhalten der Stimmvibrationen, die Begrenzung der
Dämpfung werden in den meisten Fällen auch die pneumonische Verdichtung von der vergrösserten Leber unterscheiden lassen. — Wieder
in anderen Fällen kann bei normaler Grösse der Leber ihre Dämpfung vergrössert erscheinen, weil das sammt dem Zwerchfell herabgedrängte Organ in grösserer Ausdehnung wandständig geworden ist.
Da bei den betreffenden Erkrankungen der Brusthöhle (Emphysem,
Pleuritis, Pneumothorax, Pericarditis) gleichzeitig charakteristische
Verschiebungen der Leberdämpfung bestehen, so finden die hierher
gehörigen Fälle besser bei Besprechung der Dislocationen der Leberdämpfung eine eingehende Erörterung. — Nach FRERICHS kann auch
bei Erschlaffung des Leberparenchyms, z. B. bei der Fettleber, die
vom hinteren zum vorderen Rand verlaufende Axe mit ihrem vorderen Ende sich senken; die Leber, welche dadurch in eine der
Kantenstellung entgegengesetzte Stellung geräth, tritt dann weiter
unter dem Rippenbogen hervor. Denselben Einfluss auf die Stellung
der Leber kann auch zu starkes Schnüren ausüben, wenn der Druck
den mittleren und unteren Theil der Drüse trifft; es kann dann namentlich der untere Rand des rechten Lappens selbst in die Nähe
des Darmbeinkammes zu liegen kommen. — Erst wenn die erwähnten Zustände ausgeschlossen sind, darf eine vergrösserte Leberdämpfung mit einigem Rechte auf Vergrösserung der Leber selbst bezogen werden. Gleichmässige Anschwellung der ganzen Drüse kann
durch Hyperämie, Gallenstauung, interstitielle Hepatitis, Fettinfiltration, Amyloiddegeneration, aber auch durch zahlreiche in das Lebergewebe eingebettete Neubildungen bedingt sein. Für die Percussion
machen sich alle diese Zustände in übereinstimmender Weise dadurch geltend, dass sowohl die Höhe der Dämpfung, als auch die
Breite, mit der sie sich nach links von der Mittellinie erstreckt, eine
bedeutendere wird. Als Regel kann dabei betrachtet werden, dass,
wenn nicht die Vergrösserung der Leber eine ganz colossale ist,
oder anderweitig bereits durch vermehrten Inhalt der Bauchhöhle

(Ascites, grosse Milztumoren) der intraabdominelle Druck ein ungewöhnlich hoher ist, nur die untere Grenze der Leberdämpfung nach unten rückt, die obere an normaler Stelle bleibt. Je nach dem Grade der Vergrösserung kann dann die untere Grenze der Dämpfung in der Mittellinie an oder unter dem Nabel, in der Mammillar- und Axillarlinie nahe der Darmbeinschaufel liegen. Gleichzeitig breitet sich die Dämpfung nach links hin aus, so dass der Lungenleberwinkel in die linke Mammillarlinie oder noch weiter in die linke Seite zu liegen kommt. Sobald der linke Leberlappen die absolute Herzdämpfung nach links überragt, lässt sich nach aussen von der letzteren der untere Rand der linken Lunge von der Leber abgrenzen (linksseitige Lungenlebergrenze). Taf. XVI, *lm* stellt die untere Grenze einer bedeutend vergrösserten Leber dar. Breitet sich die Leberdämpfung noch weiter nach unten und links aus, so stösst schon bei normaler Grösse der Milz, um so mehr bei gleichzeitiger Anschwellung auch dieses Organes der untere Rand der Leberdämpfung mit dem Rande der Milzdämpfung zusammen (Taf. XVI, *no* und *fi*). An Stelle des Lungenleberwinkels ist dann ein Milzleberwinkel getreten (Taf. XVI bei *o*); es lässt sich dann der untere Rand der linken Lunge allenthalben durch den Uebergang des nicht-tympanitischen in dumpfen Schall feststellen. Wie weit aber die Dämpfung des linken Hypochondrium durch Leber, wie weit durch Milz bedingt sei, kann natürlich oberhalb des Milzleberwinkels nicht bestimmt werden. — Besteht neben solchen grossen Lebertumoren gleichzeitig Ascites, so ist mitunter die untere Grenze der Leber durch die Percussion nicht festzustellen. Gerade in solchen Fällen, in denen dann die ganze vordere Bauchwand dumpfen Schall ergibt, findet sich auch die obere Lebergrenze und die Herzdämpfung um einen, selbst zwei Intercostalräume nach oben gerückt. — Haben sich in der Leber, nahe der Oberfläche des Organes, grössere Geschwülste entwickelt — hauptsächlich Carcinom, Abscess und Echinococcus kommen hier in Betracht — so wird die Form der Leberdämpfung eine unregelmässige, indem entsprechend dem Sitze der Geschwulst die Grenzen der Dämpfung unregelmässige oder halbkreisförmige Ausbuchtungen erleiden. Schliessen sich solche nach oben convexe Dämpfungsfiguren an die obere Lebergrenze an, ragen sie, wie mitunter bei Echinococcus, bis zur 3. oder gar 2. Rippe hinauf, so sind Verwechselungen mit circumscripten Lungenerkrankungen, namentlich aber mit abgesackten pleuritischen oder peritonitischen (zwischen Diaphragma und convexer Leberoberfläche) Exsudaten oft unvermeidlich. Ein sehr lehrreicher Fall der Art, in dem erst durch die Probepunction die Zweifel gelöst wurden, ob eine an der rechten Vorderfläche des Thorax bis hinauf zur 2. Rippe sich erstreckende Dämpfung auf einen in der in toto vergrösserten Leber befindlichen Echinocoecussack oder ein abgesacktes pleuritisches Exsudat zu beziehen sei, findet sich bei Frerichs (l. c. S. 61 ff.) erzählt. Trotzdem in diesem Falle die rechtsseitigen Intercostalräume verstrichen waren und fluctuirten, trotzdem das Herz nach links verschoben und ein inspiratorisches Abwärtstreten der Leber nicht bemerkbar war, hatte es sich nicht um ein pleuritisches Exsudat, sondern um eine vom oberen Theil des rechten Leberlappens ausgegangene colossale Echinococeuscyste gehandelt.

An den unteren Rand einer vergrösserten Leberdämpfung schliesst sich zuweilen eine halbkreisförmige oder birnförmige, nach unten convexe Dämpfungsfigur an. Der Sitz dieser Dämpfung an der der Incisura pro vesica fellea entsprechenden Stelle (am unteren Leberrand 3—5 Ctm. nach rechts von der Mittellinie) erlaubt dieselbe auf die **Gallenblase** zu beziehen. Nach Gerhardt lässt sich auch bei Gesunden die Gallenblase percutiren, wenn Magen und Darm leer sind.

Dislocation der Leberdämpfung. Sehen wir von den Verschiebungen ab, welche die Leberdämpfung durch Nieren- oder Retroperitonealtumoren u. dgl. in völlig unregelmässiger Weise erleidet, so bleiben eine Anzahl von Erkrankungen der Brust- und Bauchhöhle übrig, bei denen die Dislocation der Leberdämpfung einen typischen Charakter hat. Hierher gehören Emphysem, Pneumothorax, pleuritisches und pericarditisches Exsudat, welche die Leberdämpfung nach unten, Ascites, Meteorismus etc., Schrumpfung der rechten Lunge, welche die Leberdämpfung nach oben dislociren. Wie bereits erwähnt, ist dabei als Regel zu betrachten, dass bei Verschiebung nach oben wegen der gleichzeitig eingeleiteten Kantenstellung die Dämpfung verkleinert, bei Verschiebung nach unten dagegen vergrössert wird. Es ist deshalb ein richtiges Urtheil über die Grösse der Leber unter solchen Verhältnissen nur schwierig zu gewinnen.

Das **Emphysem** dislocirt nur dann, wenn es höhere Grade erreicht und zum Tiefstand der Zwerchfellskuppel geführt hat, die Leberdämpfung nach unten, während es sich bei geringeren Graden der Erkrankung nur um Verkleinerung der absoluten Dämpfung durch Herunterrücken ihrer oberen Grenze handelt. Steht dagegen bei stark entwickeltem Emphysem die Kuppel des Zwerchfelles tiefer, so findet sich nicht nur die obere, sondern auch die untere Grenze der absoluten Leberdämpfung nach unten verschoben, die Höhe der absoluten Leberdämpfung normal oder, auch ohne Volumszunahme der Leber, vergrössert, die relative Leberdämpfung dagegen abnorm niedrig oder völlig fehlend. Percutirt man in solchen Fällen in der Parasternal- oder Mammillarlinie nach abwärts, so bleibt der Schall selbst bei starker Percussion gleich laut und hell oder wird selbst nach unten zu noch lauter, bis er plötzlich an der 7. oder 8. Rippe in dumpfen Schall überspringt.

Bei Pleuritis exsudativa erleidet die Leber verschiedenartige Verschiebungen, je nachdem das Exsudat die rechte oder linke Pleurahöhle betrifft. Bei rechtsseitigem Exsudat fand ich in einigen Fällen, so lange nur geringe Mengen Flüssigkeit nachgewiesen werden konnten, an der vorderen Seite des Thorax die Lungenlebergrenze an normaler Stelle, die untere Lebergrenze dagegen höher stehend, die Leberdämpfung somit verkleinert. Es handelt sich dabei wohl um eine Art Kantenstellung, in welche die Leber durch den einseitig auf ihren hinteren Abschnitt wirkenden Druck der Flüssigkeit geräth. Ganz anders, wenn durch ein massenhaftes rechtsseitiges Exsudat die Kuppel des Zwerchfelles abgeflacht oder das letztere gar convex nach der Bauchhöhle zu vorgewölbt wird, so dass der unterste Theil des Diaphragma unter dem Rippenbogen hervortritt. Entsprechend dem Grade der Abflachung oder gar Abwärtswölbung des Zwerchfelles wird dann der untere Rand des rechten Leberlappens nach unten dislocirt, so dass er in der Mittellinie bis an oder unter den Nabel, in der verlängerten rechten Mammillarlinie noch tiefer zu stehen kommen kann (Taf. XXI, *ie*). Die untere Grenze des linken Lappens verhält sich in den einzelnen Fällen verschieden. Sie kann sich in normaler Höhe, oder wegen der hebelartigen Hebung des linken Lappens am ligam. suspensorium sogar höher als gewöhnlich finden. In anderen Fällen dagegen, wenn das sehr massenhafte Exsudat das Mediastinum nach links gedrängt hat und nun auch den linken Leberlappen mit seinem Drucke belastet, wird der untere Rand der Leberdämpfung auch links von der Mittellinie tiefer stehend getroffen. Immer aber ist die untere Grenze rechts verhältnissmässig weiter nach unten gerückt, wie links, so dass die Grenzlinie ungewöhnlich schräg von rechts unten nach links oben verläuft (Taf. XXI, *ie*). Die obere Grenze der Leberdämpfung ist nicht zu bestimmen, weil sich der dumpfe Schall der Leber von der Exsudatdämpfung nicht abgrenzen lässt.
— Viel weniger ausgesprochen ist die Dislocation der Leberdämpfung bei linksseitigen pleuritischen Exsudaten; dabei findet sich haupt-

sächlich der untere Rand des linken Lappens nach unten, gleichzeitig aber das ganze Organ nach rechts gedrängt; bei sehr massenhaften Exsudaten kann dabei der ganze linke Lappen nach rechts von der Medianlinie zu liegen kommen (FRERICHS). Das letztere Verhältniss wird sich nur durch die Palpation, nicht aber durch die Percussion feststellen lassen; denn die Dämpfung des linken Leberlappens wird nach links hin ohne Grenze in diejenige Dämpfung übergehen, welche dem nach unten vorgebauchten Zwerchfell entspricht.

Genau dieselben Verschiebungen, wie beim pleuritischen Exsudat, erleidet die Leberdämpfung bei **Pneumothorax** oder **Pyopneumothorax**. Nur lässt sich in diesen Fällen, wenn die Erkrankung die rechte Brusthälfte betrifft, auch die obere Grenze der Leberdämpfung entsprechend einer Linie feststellen, in welcher der laute, in der Regel nicht-tympanitische Schall des pneumothoraeischen Raumes in den dumpfen Schall der Leber überspringt (Taf. XXIII). Auch bei Pyopneumothorax wird, so lange die Menge der Flüssigkeit nicht eine sehr bedeutende ist, wenigstens in der Rückenlage des Untersuchten die Feststellung der oberen Lebergrenze gelingen.

Flüssigkeit im Herzbeutel ist ebenfalls im Stande, den unteren Rand der Leberdämpfung, namentlich den des linken Lappens, nach abwärts zu verschieben.

Dislocationen der Leberdämpfung **nach oben** in Folge von Ascites, Ovarientumoren, Meteorismus und ähnlichen Zuständen, welche den Inhalt der Bauchhöhle vergrössern, erfolgen meist in der Weise, dass lufthaltige Darmschlingen, welche bei Ascites auf der Flüssigkeit schwimmen oder durch irgend einen Tumor gegen das rechte Hypochondrium gedrängt werden, die Leber gegen die Brusthöhle hinauftreiben. Hierbei wird meist die Leber in Kantenstellung versetzt. In Folge davon beginnt die absolute Leberdämpfung um einen oder zwei Intercostalräume höher oben und bleibt in geringerer Ausdehnung als unter normalen Verhältnissen nachweisbar, wenn sie nicht in der Mittel- und Mammillarlinie, selten in der Axillarlinie, völlig verschwindet (S. Meteorismus und Ascites). Oberhalb der absoluten Dämpfung bleibt dabei in der Regel eine ungewöhnlich breite Zone relativ gedämpften Schalles nachzuweisen.

Damit sind die wichtigsten Vorkommnisse erschöpft, welche Vergrösserung, Verkleinerung, Dislocation der Leberdämpfung verursachen. Bei der Complicirtheit der Verhältnisse mag der Versuch gerechtfertigt erscheinen, in einem **zusammenfassenden Rückblicke** das Verhalten der oberen und unteren Lebergrenze bei verschiedenen Erkrankungen in der Weise schematisch zu skizziren, dass wir angeben, an welchen krankhaften Zustand zu denken sei, je nachdem bei normalem, zu tiefem oder zu hohem Stande der unteren Grenze der absoluten Leberdämpfung die obere normal, zu hoch oder zu tief getroffen wird.

1. Die untere Grenze steht normal.
    a) Die obere hoch: Vergrösserung der Leber nach oben; mittelgrosses pleuritisches Exsudat, dessen Dämpfung sich an die der Leber anschliesst; Vergrösserung der Leber mit gleichzeitiger Dislocation nach oben (z. B. hyperämische oder amyloide Leberschwellung bei bestehendem Ascites).
    b) Die obere tief: Emphysem mässigen Grades; dabei ist die Höhe der relativen Dämpfung normal oder vergrössert.
2. Die untere Grenze steht zu tief.
    a) Die obere hoch: Sehr bedeutende Vergrösserung der Leber; grosses pleuritisches Exsudat.
    b) Die obere normal: Vergrösserung der Leber; anomale Stellung derselben, wobei sie in eine der Kantenstellung entgegengesetzte Stellung tritt (Fettleber, Schnürleber).
    c) Die obere tief: Hochgradiges Emphysem; Pneumothorax; in beiden Fällen fehlt die relative Dämpfung oder ist kleiner.
3. Die untere Grenze steht zu hoch.
    a) Die obere hoch: Dislocation nach oben.
    b) Die obere normal: Verkleinerung der Leber; Kantenstellung ohne bedeutende Dislocation.
4. Die absolute Leberdämpfung fehlt völlig.

Kantenstellung der Leber bei Meteorismus und Ascites; Einlagerung von lufthaltigen Darmtheilen oder frei in die Peritonealhöhle ergossenem Gas zwischen die convexe Fläche der Leber und Bauchwand.

V. Die Percussion der Milz.

PIORRY, Traité de la percussion médiate. 1827. — Idem, Traité de plessimétrisme et d'organographisme. Paris. 1866. p. 436 ff. (daselbst sind alle übrigen Arbeiten PIORRY's über Milzpercussion citirt). — MAILLIOT, Traité pratique de la percussion etc. Paris. 1843. — HAMERNJK, Prag. Vierteljahrschrift. 1846. Bd. II. S. 41. — CONRADI, Ueber die Lage und Grösse der Brustorgane, der Leber und Milz beim gesunden Manne und ihre Bestimmung durch die Percussion. Inaug.-

Dissert. Giessen. 1848. S. 45—52. — BAMBERGER, in VIRCHOW's spec. Pathol. u.
Therapie. Bd. VI, 1. S. 645 ff. 1855. — GERHARDT, Der Stand des Diaphragma.
Tübingen. 1860. S. 53 ff.; Lehrbuch der Auscultation und Percussion. III. Aufl.
Tübingen. 1876. S. 148 ff. u. 334. — SCHUSTER, Die Percussion der Milz. Inaug.-
Dissert. Giessen. 1866. — P. NIEMEYER, Handbuch d. theoretischen u. klinischen
Percussion u. Auscultation etc. I. Bd. 1868. S. 151 u. 166. — MOSLER, Pathologie
und Therapie der Leukämie. 1872. S. 194—201 und in ZIEMSSEN's spec. Pathol.
und Therapie. Bd. VIII: Krankheiten des chylopoëtischen Apparates. II. S. 47. —
GUTTMANN, Lehrbuch der klinischen Untersuchungsmethoden etc. Berlin. 1872.
3. Aufl. 1878. S. 361. — LEICHTENSTERN, Physikalisch-diagnostische Bemerkungen
zu H. von LUSCHKA's Lage der Bauchorgane des Menschen. Deutsche Klinik.
1873. Nr. 26 u. 27. — WEIL, Ueber das Vorkommen des Milztumors bei frischer
Syphilis, nebst Bemerkungen über die Percussion der Milz. Deutsches Archiv für
klin. Medicin. 1874. Bd. XIII. S. 317 ff. — JOSEPH MEYER, Ueber Milzpercussion.
Charité-Annalen. Neue Folge. I. (Jahrgang 1874) Berlin. 1876. S. 378 ff. — FER-
BER, Situsphantom etc. S. 52.

Die Percussion der Milz ist deshalb von ganz besonderer Bedeutung, weil wir zur Erkennung nur mässiger Vergrösserungen des Organes ausschliesslich auf diese Methode der Untersuchung angewiesen sind, und weil der sichere Nachweis einer Milzvergrösserung für die Diagnose der verschiedenartigsten Erkrankungen, namentlich der Infectionskrankheiten, schwer ins Gewicht fällt. Umgekehrt führt die ungegründete voreilige Annahme eines Milztumors nur allzu leicht zu falschen Diagnosen. Man kann wohl behaupten, dass bei der differentiellen Diagnose zwischen fieberhaftem Magendarmkatarrh und beginnendem Typhus diejenigen, welche die Percussion der Milz überhaupt nicht in Anwendung ziehen, weniger leicht einen Irrthum begehen, als andere, die dabei auf die Grösse der Milzdämpfung entscheidendes Gewicht legen, aber in der Technik der Milzpercussion wenig Uebung besitzen, oder trotz vollendeter Technik in der Beurtheilung der gewonnenen Dämpfungsgrenzen nicht die nöthige Vorsicht obwalten lassen. Den Ergebnissen der Percussion schicken wir auch hier die topographisch-anatomischen Daten voraus, wie sie durch die Untersuchungen von LUSCHKA und BRAUNE wohl endgiltig festgestellt sind.

Anatomische Vorbemerkungen.

Die Milz liegt, zwischen Diaphragma, linke Niere und den nach rückwärts schauenden Umfang des Magens eingeschoben, im linken Hypochondrium zwischen 9. und 11. Rippe, mit ihrem schräg von hinten und oben nach vorn und unten gerichteten Längsdurchmesser dem Verlaufe dieser Rippen folgend. Man unterscheidet an dem Organ ein oberes Ende (Taf. II, g), welches höchstens 2 Ctm. vom Körper des 10. Brustwirbels entfernt liegt, und ein vorderes Ende h, welches dem der Mittellinie am nächsten liegenden Punkte entspricht.

Wo die Milz eine ovale Gestalt hat, kann man ausser von dem oberen hinteren und vorderen Ende nur noch von zwei Rändern reden, einem vorderen (margo crenatus) und einem hinteren (margo obtusus), die am vorderen Ende abgerundet in einander übergehen. Das vordere Ende findet sich nach der Darstellung LUSCHKA's etwa in der Axillarlinie und überschreitet unter normalen Verhältnissen nicht die linea costoarticularis, das heisst eine vom linken Sternoclaviculargelenk zur Spitze der 11. Rippe gezogene Linie. Der vordere Rand entspricht dem Verlauf der 9. Rippe; er ist in seinem oberen Abschnitt von Lunge bedeckt, tritt erst in der hinteren Axillarlinie unter dem Lungenrand hervor und kreuzt denselben unter einem Winkel, den LEICHTENSTERN als Milzlungenwinkel bezeichnet hat. In diesem Winkel (Taf. II, *l*) haben Magen und Colon ihre Lage. Der hintere Rand folgt der 11. Rippe und legt sich alsbald an den äusseren Rand *k* der linken Niere in der Weise an, dass er diese von ihrem oberen Ende bis gegen die Mitte des lateralen Umfanges hin umgreift. Der hintere Rand der Milz und der äussere Rand der linken Niere stossen ebenfalls unter einem Winkel (Taf. II, *m*) an einander (Milznierenwinkel: LEICHTENSTERN), in welchem das Colon descendens seine Lage hat. Wo die Gestalt der Milz eine mehr rhomboidale ist, folgt ihr vorderer Rand dem Verlauf der 9. Rippe noch weiter nach vorn, als bei der ovalen Form und es schiebt sich dann, schräg vom vorderen Rand nach hinten und unten ziehend zwischen diesen (*gi*) und den hinteren Rand (*gh*) der untere Rand (*ih*) ein. Aus der Betrachtung der Taf. II ergeben sich ohne weiteres zwei für die Percussion der Milz wichtige Punkte: 1. Etwa ein Drittheil der Milz (das obere Ende, ein Theil des vorderen und hinteren Randes) sind von Lunge bedeckt und 2. legt sich der hintere Rand der Milz an den äusseren Rand der linken Niere in der Weise an, dass im Bereiche des grössten Theiles des hinteren Randes der Milz, so weit er von Lunge unbedeckt ist, Milz und Niere, zwei luftleere Organe, an einander stossen.

Grenzbestimmung der Milz durch die Percussion.

Es haben sich seit PIORRY eine grosse Anzahl von Untersuchern mit der Percussion der Milz beschäftigt. Die Resultate sind vielfach widersprechende. Es erklärt sich dies zum Theil daraus, dass einige Beobachter (PIORRY, CONRADI, MEYER) auch das von Lunge bedeckte Stück der Milz „herauspercutirt" haben, während andere, und zwar die Mehrzahl, sich mit der Umgrenzung des von Lunge unbedeckten

Stückes begnügen, auf die Feststellung der „relativen Milzdämpfung" dagegen Verzicht leisten. Es würde zu weit führen und auch ohne besonderen Werth sein, alle die Controversen über die verschiedenen Milzgrenzen hier vorzuführen. Indem ich den Leser, der sich dafür interessirt, auf diejenigen Arbeiten verweise, die sich am eingehendsten mit der Percussion der Milz beschäftigen — die Dissertation von Schuster, die öfters citirte Abhandlung von Leichtenstern und die jüngst erschienene Publication von Meyer — werde ich mich in Bezug auf die Percussion der Milz unter normalen Verhältnissen im Folgenden wesentlich an die bereits vor einer Reihe von Jahren auf Grund vielfältiger Untersuchungen von mir in Bild und Wort gegebene Darstellung halten, welche seitdem von Mosler in v. Ziemssen's Handbuch der speciellen Pathologie und Therapie wiedergegeben wurde und dadurch wohl jetzt schon zu allgemeinerer Kenntniss gelangt ist.

a) Normale Verhältnisse.

Percussion des von Lunge unbedeckten Stückes der Milz. Wie bekannt, hat man die Milz in den verschiedensten Situationen percutirt; während Piorry und nach ihm wohl die meisten Untersucher ausschliesslich in der rechten Seitenlage percutiren, hat Schuster ausser in dieser noch in vier anderen Lagen untersucht, nämlich in der Rückenlage, in der Bauchlage, in sitzender Haltung und in der von ihm so genannten Diagonallage, welche zwischen rechter Seitenlage und Rückenlage die Mitte einhält. v. Ziemssen endlich gibt für die meisten Fälle der aufrechten Stellung des Untersuchten vor allen übrigen Lagen und Stellungen den Vorzug[1]). Da ich aus den nachher zu erörternden Gründen auf die Percussion des von Lunge bedeckten Stückes der Milz Verzicht leiste, somit von der Wirbelsäule an bis zu demjenigen Punkte, wo der vordere Milzrand unter dem Lungenrand hervortritt, (Milzlungenwinkel) keine „wahre obere Milzgrenze", sondern nur eine Lungenmilzgrenze percutire, so halte ich nur diejenigen Situationen für empfehlenswerth, in denen die Bestimmung der linken unteren Lungengrenze von der Wirbelsäule bis in die Axillarlinie leicht gelingt. Aus diesem Grunde ist die Rückenlage nur für den Fall zu reserviren, dass der Kranke keine andere Lage einnehmen kann. Bauchlage und sitzende Haltung des Untersuchten bringen für diesen und den Untersuchenden

---

1) Tageblatt der 41. Versammlung deutscher Naturforscher und Aerzte. Frankfurt a. M. 1867. S. 117.

Unbequemlichkeiten mit sich. So bleiben als praktisch verwendbare Methoden die Untersuchung bei rechter Seitenlage, Diagonallage und im Stehen des Patienten übrig. Bei der rechten Seitenlage kann man zwar bequemer die hintere Lungengrenze bestimmen, als bei der Diagonallage; es gelingt diese Bestimmung indessen auch bei dieser letzteren, wenn der zu Untersuchende in einer mittleren Haltung zwischen rechter Seitenlage und Rückenlage dem Rande des Bettes genähert liegt. Die Diagonallage bietet aber einen Nachtheil nicht, dem ich wie Schuster gar nicht so selten bei der rechten Seitenlage begegnet bin: bei dieser wird nämlich schon bei normalen Milzen, mehr aber noch bei vergrösserten, die Bestimmung der unteren Grenze in der Axillarlinie mitunter dadurch erschwert oder unmöglich, dass sich die unteren Rippen und die linke Darmbeinschaufel bis zur Berührung nähern. Diagonallage und aufrechte Stellung des zu Untersuchenden sind gleichberechtigt. In einem Theil der Fälle findet man, wenn der Untersuchte steht, eine deutlichere Begrenzung der Dämpfung namentlich nach vorn und unten, als wenn er liegt; in anderen Fällen verhält es sich gerade umgekehrt. Wo es auf Genauigkeit ankommt und sonst angeht, kann ich nur dringend empfehlen, in beiden Situationen zu untersuchen, das im Liegen des Patienten gewonnene Resultat durch die bei aufrechter Haltung gefundene Dämpfungsgrenze zu controliren, und zwar aus dem Grunde, weil das eigenthümliche Verhältniss, in welchem die in der Diagonal- oder rechten Seitenlage und bei aufrechter Haltung des Untersuchten erhaltenen Dämpfungsfiguren zu einander stehen, im speciellen Falle eines der wesentlichsten Kriterien dafür abgibt, dass eine in der Lienalgegend aufgefundene normale oder vergrösserte Dämpfung wirklich durch die Milz bedingt ist.

Um bestimmte Maasse zu nehmen, die man mit den Ergebnissen einer späteren Untersuchung oder mit den bei einer anderen Lage des Untersuchten gefundenen Werthen vergleichen will, aber auch abgesehen davon, um die Grenzen der Milzdämpfung und ihr Verhalten zur unteren Lungengrenze etc. klar zur Anschauung zu bringen, markirt man die Punkte, welche den in verschiedenen Linien gefundenen Uebergangsstellen einer Schallqualität in eine andere entsprechen, und verbindet diese Punkte zu Linien. — Percutirt man die Milz bei aufrechter Haltung des Untersuchten, so bestimmt man zunächst den Verlauf des unteren linken Lungenrandes in der früher beschriebenen Weise (s. Percussion der Lungen S. 92 u. 93), indem man neben der Wirbelsäule, in der Scapular-, der hinteren, mittleren und vorderen Axillarlinie senkrecht von oben nach unten herunterpercutirt und in diesen Linien die Punkte markirt, an denen lauter heller Lungenschall in dumpfen (Lungenmilzgrenze) oder (nach vorn von der mittleren Axillarlinie) in tympanitischen Schall (Lungenmagengrenze) überspringt. Durch Verbindung dieser Punkte erhält man die dem unteren Rande der linken Lunge entsprechende Linie db (Taf. V), welche (bei aufrechter Haltung) neben der Wirbelsäule an der 11., in der Scapularlinie an der 10., in der mittleren Axillarlinie an der 8. Rippe getroffen wird. Unterhalb des Lungenrandes findet man bis zu dem in der hinteren (oder mittleren) Axillarlinie gelegenen Punkte e dumpfen (Lungenmilzgrenze), weiter nach vorn tympanitischen Schall (Lungenmagengrenze). Percutirt man nun in den Axillarlinien senkrecht nach unten, so findet man bei i und k Uebergang des dumpfen in lauten tympanitischen Schall. Durch Percussion in der Richtung verschiedener nach der Axillarlinie hin convergirender Strahlenlinien (punktirt gezeichnet) gewinnt man die Punkte fgh, an denen lauter tympanitischer Schall (des Colons oder Magens) in dumpfen oder gedämpft tympanitischen Schall übergeht. Durch Verbindung aller dieser Punkte entsteht eine an den Lungenrand nach unten sich anschliessende ovale oder von 3 Seiten begrenzte Dämpfungsfigur $efghik$; der untere Rand dieser Figur lässt sich nur noch ein kleines Stück bis l weiter nach hinten verfolgen, weil jenseits der Linie lm, in welcher der tympanitische Schall des Colon in den dumpfen der Nierengegend übergeht, der Schall nach unten vom Lungenrand überall gleichmässig gedämpft ist. Wir bekommen also eine nach hinten offene Dämpfungsfigur $efghikl$, die, wie bei Vergleichung derselben mit Tafel II ersichtlich ist, genau **dem von Lunge unbedeckten Theil des vorderen Randes der Milz, deren vorderem Ende, und dem hinteren Rand, soweit er sich nicht an den äusseren Rand der linken Niere anlegt, entspricht**; auch den Milzlungen- und Milznierenwinkel finden wir in Taf. V wieder. Die Linie ed entspricht nicht der wahren oberen Milzgrenze, sondern der Lungenmilzgrenze. Die Grösse des Organes wird nach dem verticalen Durchmesser der Dämpfung in der Axillarlinie, also nach der Länge der Linie ei, sowie nach der Entfernung des vorderen Endes der Dämpfung von der Costoarticularlinie oder dem Rippenbogen bestimmt. — Was nun die genaueren Grenzen der normalen Milzdämpfung anlangt, so fand ich bei aufrechter Haltung den Lungenmilzwinkel in der Regel in der hinteren Axillarlinie, oder zwischen ihr und der mittleren in der Höhe der 9. Rippe, seltener des 9. oder 8. Intercostalraumes; die Entfernung der unteren Milzgrenze von der oberen in jener Verticalen betrug durchschnittlich 5½—6½, mitunter bis zu 7 Ctm. Das vordere Ende der Milz, d. h. der der Medianlinie am nächsten gelegene Punkt der Dämpfung blieb hinter der Costoarticularlinie zurück, oder erreichte dieselbe höchstens, blieb somit vom Rippenbogen 4—6 Ctm. entfernt. Wenn man überhaupt die linea costoarticularis oder den Rippenbogen als Anhaltspunkte für die Lage der vorderen Grenze der Milz benutzen will, so wird man sich daran erinnern müssen, dass, wie SCHUSTER hervorgehoben hat, wegen der ungleichen Länge der 11. Rippe an verschiedenen Skeletten, das untere Ende der linea costoarticularis bald weiter nach vorn, bald weiter nach hinten fällt. Ferner ändert sich aber auch, worauf LEICHTENSTERN hingewiesen hat, die Entfernung der Costoarticularlinie von der Wirbelsäule mit dem Thoraxumfang, und zwar nicht in demselben Sinne, wie die Grösse der Milz. Die letztere, in ihrer Länge vom Thoraxumfang ziemlich unabhängig, mit ihrem hinteren Ende regelmässig in nächster Nähe der Wirbelsäule liegend, wird vielmehr bei umfangreichem Thorax die linea costoarticularis nicht erreichen, bei sehr schmalem Brustkorb diese Linie überragen. — Zur Umgrenzung der Milzdämpfung führt bald schwache bald starke Percussion leichter zum Ziel. Während die Lungenmilzgrenze zwischen Axillar- und Scapularlinie in der Regel bei mittelstarker Percussion sicherer getroffen wird, gelingt die Abgrenzung der Dämpfung vom tympanitischen Schalle des Magens und Colons, falls diese Organe stark gashaltig sind, viel leichter bei schwacher als bei starker Percussion, bei welch' letzterer durch die Milz hindurch die dahinter gelegenen lufthaltigen Organe erschüttert werden, so dass deren tympanitischer Schall die Milzdämpfung entweder zu klein erscheinen oder auch völlig verschwinden lässt. Umgekehrt fallen die Schallunterschiede bei starker Percussion deutlicher aus, wenn Magen und Colon selbst, etwa wegen vorwiegend festen oder flüssigen Inhaltes, einen nur wenig intensiven (gedämpft) tympanitischen Schall geben. — Innerhalb der Milzdämpfungsfigur selbst ist der Schall nur selten völlig dumpf; er hat meist tympanitischen Beiklang, der besonders gegen die Ränder hin deutlicher hervortritt. Die Grenzen des Organes sind deshalb, ähnlich wie beim unteren Leberrand, dorthin zu setzen, wo der tympanitische Schall hell und laut wird, oder besser, wo der laute tympanitische Schall des Magens und Colons anfängt, gedämpft zu werden, wenn man von diesen Organen ausgehend gegen die Milz zu percutirt.

Wesentlich anders, als bei aufrechter Haltung (und Rückenlage) gestaltet sich die Milzdämpfung bei rechter Seiten- oder Diagonallage des Untersuchten, und zwar betreffen diese Veränderungen weniger Form und Grösse der Dämpfung, als deren Verhältniss zu den Thoraxwandungen. Nach dem, was an früherer Stelle (S. 97) über die passive Mobilität des unteren Lungenrandes angegeben wurde, ist klar, dass beim Uebergang zur rechten Seitenlage die Lungenmilzgrenze um 2—4 Ctm. herabrückt; gleichzeitig rückt auch der Milzlungenwinkel und das vordere Ende der Milz weiter nach vorn und unten, so dass der erstere in die mittlere oder vordere Axillarlinie auf die 9. Rippe, seltener den 8. Intercostalraum, das vordere Ende in die Costoarticularlinie zu liegen kommt, oder dieselbe sogar nach vorn überschreitet. Der untere Rand der Milzdämpfung steigt nicht soweit herunter, als die Lungenmilzgrenze. In Folge davon erscheint der verticale Durchmesser der Milzdämpfung um etwa 1 Ctm. kleiner, als bei aufrechter Haltung. Die ganze Figur erscheint mehr horizontal gelagert, als bei dieser. Besser, als jede Beschreibung erläutert ein Blick auf Taf. IX die Verschiebung, welche die bei aufrechter Haltung des Untersuchten entworfene Dämpfungsfigur fgh beim Uebergang zur rechten Seitenlage erleidet ($f'g'h$). Es stimmen somit die Ergebnisse meiner Untersuchungen mit denen GERHARDT's (Stand des Diaphragma S. 56) überein, nur dass ich das absolute Maass der Verschiebung etwas weniger ausgiebig finde, als dieser Beobachter.

Meine Beschreibung und Zeichnung der Milzdämpfung in aufrechter Haltung und Seiten- oder Diagonallage gründet sich auf eine grosse Anzahl von Einzelfällen, in denen sich die Milzdämpfung in diesen verschiedenen Situationen genau umgrenzen liess. Geringfügige Abweichungen von dem geschilderten Verhalten sind ausserordentlich häufig. So findet man nicht selten statt einer ovalen Figur eine von drei Seiten begrenzte, entsprechend der rhomboidalen Gestalt der Milz. In anderen Fällen erscheint namentlich bei aufrechter Haltung des Untersuchten das Oval, von dem die Milzdämpfung einen Abschnitt darstellt, mit seiner Längsaxe mehr vertical gestellt. Doch ist dies so selten der Fall, dass ich nach den Resultaten der Percussion mit GERHARDT, v. BAMBERGER, CONRADI gegen HAMERNJK und SCHUSTER eine derartige Lagerung der Milz, wobei ihr Längsdurchmesser etwa der 10. Rippe parallel verläuft, als die Regel, eine mehr verticale Richtung ihres Längsdurchmessers dagegen als Ausnahme bezeichnen muss. — Andere Abweichungen von dem geschilderten Verhalten sind durch Altersdifferenzen der untersuchten Individuen bedingt. Entsprechend dem tieferen Stande der Lungenmilzgrenze finden wir constant im höheren Alter den oberen Rand der Milzdämpfung tiefer, die Milzdämpfung selbst kleiner, als bei Individuen in mittleren Lebensjahren.

Von der allergrössten praktischen Bedeutung ist die genaueste Kenntniss aller Verhältnisse, unter denen die **percussorische Begrenzung der Milz nach der einen oder anderen Seite hin erschwert oder unmöglich wird**, oder in denen zwar wohl eine in der Milzgegend vorhandene Dämpfung sich genau abgrenzen lässt, **die gefundenen Grenzen aber keineswegs den Rändern der Milz entsprechen.**

Zunächst sind die Fälle gar nicht so selten, in denen bei normalem Stande der linken unteren Lungengrenze **eine Milzdämpfung überhaupt nicht, oder nur in sehr beschränktem Umfang nachweisbar bleibt**. Es springt dann in der Seitenwand des Thorax der nicht-tympanitische Lungenschall in lauten tympanitischen Schall über. SCHUSTER konnte diesen Befund in 80 Fällen fünfmal, ich selbst noch häufiger machen. Doch war diesem Mangel der Milzdämpfung in der Regel durch sehr schwache Percussion abzuhelfen. Solche Zustände verkleinerter oder selbst mangelnder Milzdämpfung bei völlig gesunden Menschen sind meist nur vorübergehend und beruhen wohl auf bedeutendem Gasgehalt der den vorderen und hinteren Rand der Milz umgebenden Eingeweide (Magen und Colon). Sie sind praktisch weniger wichtig und führen nicht so oft zu falschen Diagnosen, als jene ausserordentlich häufigen Fälle, in denen man bei ganz gesunden Menschen **in der Lienalgegend eine weit über die normalen Grenzen ausgebreitete Dämpfung findet**. Es ist mir unzählige Mal passirt, dass ich bei Gesunden oder Kranken, deren Milzdämpfung seit Wochen zu verschiedenen Tageszeiten von mir untersucht worden war und stets normale Grenzen hatte erkennen lassen, mit einem Male eine Dämpfung in der Milzgegend constatiren konnte, die 10 Ctm. breit war und sich nach vorn bis an den Rippenbogen erstreckte. Wenn ich dann nach wenigen Stunden wieder normale Grenzen der Milzdämpfung nachweisen konnte, so war natürlich die Annahme eines Milztumors ein leicht zu vermeidender Irrthum. Solche Erfahrungen muss man sich vor Augen halten, wenn bei einem Kranken, den man zum ersten Male sieht, bei dem fieberhafte Erscheinungen, Kopfschmerz, Schwindel, Durchfälle etc. einen Typhus

wahrscheinlich und einen Milztumor als die Diagnose stützendes Moment willkommen erscheinen lassen, eine ausgebreitete Dämpfung in der Milzgegend existirt. Dann ist die Verlockung gross, die „vergrösserte Dämpfung in der Milzgegend" für eine vergrösserte Milzdämpfung zu nehmen; nur die Erwägung, dass ebenso gut wie bei Gesunden, auch bei irgend welchem Kranken sich eine vergrösserte Dämpfung in der Milzgegend finden kann, die nach einigen Stunden wieder verschwunden ist, wird von übereilten Schlüssen zurückhalten. Die Kriterien, mittelst deren man zuweilen im Stande ist, einen solchen „scheinbaren Milztumor" von einem wirklichen zu unterscheiden, sind in vielen Fällen hinfällig und ich scheue mich nicht, offen auszusprechen, **dass ich auf eine bei einmaliger Untersuchung vorgefundene vergrösserte Dämpfung in der Lienalgegend hin mich in keiner Weise zur Annahme eines Milztumors für berechtigt halte.**[1]
Bei Befolgung dieses Grundsatzes war ich allerdings sehr häufig in der Lage, mit meinem Urtheil über die Grösse der Milz und den darauf basirten Schlüssen während einiger Tage zurückhalten zu müssen; ich habe mich dafür aber auch nicht in die Nothwendigkeit versetzt gesehen, einen von mir diagnosticirten Milztumor am nächsten Tage verschwunden zu finden und die etwa auf Typhus gestellte Diagnose zu widerrufen. — Ich halte es nicht nur im Interesse der Diagnostik, sondern auch der Statistik gewisser Krankheiten und der richtigen Beurtheilung therapeutischer Maassnahmen für angezeigt, auf die Schwierigkeit, um nicht zu sagen Unmöglichkeit, aus einer bei einmaliger Untersuchung aufgefundenen vergrösserten Dämpfung in der Lienalgegend eine Vergrösserung der Milz mit Sicherheit zu erkennen, nachdrücklicher hinzuweisen, als dies bisher geschehen ist. Den Vorwurf, die Milzpercussion in Misscredit bringen zu wollen, brauche ich wohl nicht zu befürchten; ich glaube vielmehr im Gegentheil durch rücksichtsloses Aufdecken der Fehlerquellen einer Untersuchungsmethode die Verwendbarkeit derselben

---

1) Gern stehe ich hinter jenem Schüler Piorry's zurück, der nach dem Zeugniss seines Lehrmeisters (Traité de plessimétrisme etc. Paris. 1866. p.119), trotzdem er zum ersten Mal in seinem Leben percutirte, an einer seit 30 Jahren an Intermittens leidenden Kranken nicht nur dem ganzen Auditorium die Grenzen der 13 Ctm. langen, 6 Ctm. breiten Milz „du premier coup" vorpercutirte, sondern, was noch mehr Talent verräth, eine Minute, nachdem der Patient drei Esslöffel voll Extrait de berberis genommen, eine Verkleinerung der Milz nachweisen und demonstriren konnte, welche nach vorn 2 Ctm., nach oben 8 Millim., nach unten 2 Millim. betrug!

zu fördern. — Die grosse Häufigkeit jener ausgebreiteten Dämpfungen in der Milzgegend, welche so leicht zur voreiligen Annahme eines Milztumors verführen, findet in deren Entstehungsmodus eine hinreichende Erklärung. Im Milzlungenwinkel und längs des vorderen Randes der Milz liegt, je nachdem der Magen nur mässig oder stark ausgedehnt ist, Colon transversum oder Magen. Sind nun diese Organe nicht lufthaltig, sondern mit festen oder flüssigen Substanzen erfüllt, so liefern sie einen Schall, dessen Qualität sich von dem der Milz in nichts unterscheidet. Es geht dann die Milzdämpfung ohne Grenzen in die Dämpfung dieser Organe über und erscheint dadurch vergrössert. Ebenso kann die Bestimmung des vorderen Endes der Milz und ihres unteren Randes dadurch unmöglich oder fehlerhaft werden, dass der diese Theile umgebende Abschnitt des absteigenden Colon mit Kothmassen angefüllt ist; in solchen Fällen wird man bei nüchternem Magen oder nach einer ausgiebigen Darmentleerung die zuvor vergrösserte Dämpfung der Milzgegend normal finden. Aber auch bei lufthaltigem Magen und Colon kann, worauf BRAUNE, LUSCHKA, LEICHTENSTERN und MEYER die Aufmerksamkeit gelenkt haben, längs des vorderen Randes der Milz gedämpft tympanitischer oder dumpfer Schall getroffen werden, wenn ein sehr fettreiches Omentum majus sich bis zum linken Ende des Quercolons erstreckt und das letztere von der Thoraxwand abdrängt. — In manchen Fällen erweckt schon die Form der vergrösserten Dämpfung gerechtes Misstrauen gegen die Annahme, dass dieselbe durch die Milz bedingt sei. So wird man z. B. nicht leicht irre gehen, wenn man eine Dämpfung, die nur 5—6 Ctm. breit ist, sich aber bis an den Rippenbogen erstreckt, oder eine solche, die bei einer Breite von 11 Ctm. die lin. costoarticularis nicht überschreitet, als scheinbaren Milztumor auffasst. Aber der scheinbare Milztumor kann auch die Gestalt der normalen Milzdämpfung in vergrösserten Umrissen wiedergeben, so dass die Form der Dämpfung allein zur Unterscheidung beider nicht ausreicht. In vielen Fällen führt dann die vergleichende Percussion in verschiedenen Situationen zum Ziele. Wenn die in der rechten Seiten- oder Diagonallage vergrösserte Dämpfung im Stehen normalen Grenzen Platz macht oder umgekehrt, so ist dadurch der Milztumor als ein scheinbarer charakterisirt, während eine in beiden Situationen gleich vergrösserte Dämpfung dennoch nicht nothwendig durch die Milz bedingt sein muss. Sie lässt sich dann als Pseudomilztumor zuweilen erst durch eine zu verschiedenen Zeiten, namentlich bei nüchternem Magen und entleertem Dickdarm wiederholte Untersuchung erweisen. Der wahre Milztumor liefert in Bezug auf seine Breite, sein Verhalten zur lin. costoarticularis bei wiederholter Percussion annähernd dieselben Werthe; die Grenzen des scheinbaren sind durch ihre grosse Wandelbarkeit gekennzeichnet.

Mobilität der Milzdämpfung. Die Verschiebungen, welche die Milzdämpfung bei Lageveränderungen erleidet, wurden bereits bei Beschreibung der Percussionsmethoden besprochen. Es erübrigt daher nur noch der respiratorischen Verschiebungen der Milzdämpfung in Kürze zu gedenken. Dieselben wurden bereits von GERHARDT (Stand des Diaphragmas S. 55) ausführlich dargestellt. Mit jeder Inspiration wird die Milzdämpfung verkleinert und kommt tiefer zu stehen, während das vordere Ende des Organes bald unverrückt bleibt (nach GERHARDT die Regel), bald um 1—2 Ctm. nach vorn und unten sich bewegt. Das Herabsteigen des unteren Randes entspricht dem Herabrücken des ganzen Organes durch die Contraction des Zwerchfelles; der untere Rand findet sich nach möglichst tiefer Inspiration etwa 1 Ctm., der obere aber um 3—4 Ctm. tiefer als zuvor. Die Gründe der bedeutenderen Excursion des oberen Randes sind dieselben, die bei der respiratorischen Verschiebung der Leberdämpfung erörtert wurden. Wird in rechter Seitenlage eine tiefe Inspiration vollführt, so verschwindet die Milzdämpfung bis auf einen schmalen Streifen völlig (s. Taf. IX). Bei tiefer Exspiration rückt die Milzdämpfung in die Höhe und wird, weil die untere Grenze einen viel kleineren Weg zurücklegt als die obere, vergrössert.

Relative Milzdämpfung. Percussion der ganzen Milz. Es wurde gelegentlich der relativen Herz- und Leberdämpfung, ebenso in dem Kapitel über starke und schwache Percussion zu wiederholten Malen hervorgehoben, dass ein hinter einem lufthaltigen Organe in der Tiefe gelegenes luftleeres den Schall des ersteren nicht zu dämpfen vermöge. Wir haben nachzuweisen versucht, dass die geringere Intensität des Schalles in der Gegend der sogenannten relativen Herz- und Leberdämpfung vielmehr auf die geringere Dicke des Lungenparenchyms zu beziehen sei und haben für die Richtigkeit dieser Anschauung unter anderem namentlich in den S. 48 erwähnten Experimenten, sowie in der Thatsache den Beweis erblickt, dass die Grenzen der relativen Herz- und Leberdämpfung nicht den anatomischen Grenzlinien dieser Organe, sondern den Lungenrändern entsprechend verlaufen. Wenn wir dennoch die relative Herz- und Leberdämpfung einer eingehenden Betrachtung unterzogen haben, so geschah es deshalb, weil zwischen der Lage und Grösse der genannten Organe einerseits, dem Verlauf der Lungenränder und der Dicke des zwischen Leber oder Herz und Brustwand eingeschobenen, gegen den Lungenrand zu sich allmählich verjüngenden Lungenparenchyms andererseits derartige Beziehungen bestanden, dass gerade dort, wo wesentlich dünnere Lungenschichten percutirt werden, in der Tiefe luftleere Organe, Herz oder Leber, gelegen sind.

Ganz anders verhält sich aber die Sache oberhalb des hinteren und seitlichen Umfanges der linken unteren Lungengrenze. Hier befindet sich, wie ein Blick auf Taf. II u. III uns belehrt, nur zwischen hinterer (oder mittlerer) Axillarlinie und einer Verticalen, welche etwa 4—6 Ctm. von der die Spitzen der Dornfortsätze verbindenden Linie entfernt parallel mit dieser verläuft, hinter der sich verjüngenden Lunge in der Tiefe ein luftleeres Organ, die Milz, gelagert. An den übrigen Stellen der hinteren und seitlichen Brustregion dagegen, von der Mammillar- bis zur Axillarlinie, ebenso hinten unmittelbar neben der Wirbelsäule in der Höhe des 10. Brustwirbels findet sich hinter den Randpartien der linken Lunge, die hier gegen den Rand zu ebenso an Dicke abnehmen, wie dort, wo Milz liegt, kein luftleeres Organ in der Tiefe, sondern ein für gewöhnlich lufthaltiges, der Magen. — Falls also hier oberhalb des Lungenrandes eine relative Dämpfung nachweisbar wird, steht sie mit der Milz in gar keiner Beziehung und verdient nichts weniger, als die Bezeichnung der relativen oder tiefen Milzdämpfung. — In manchen Fällen findet man in der That bei starker Percussion oberhalb des unteren Lungenrandes einen Bezirk relativ gedämpften Schalles, der sich etwa von der vorderen Axillarlinie bis in die Mitte zwischen hinterer Axillar- und Scapularlinie oder bis zur letzteren abstecken lässt (*no* in Taf. V), dessen obere Grenze dem Lungenrande in einer Entfernung von 2—3 Ctm. parallel verläuft. In der Scapularlinie dagegen und zwischen ihr und Wirbelsäule lässt sich oberhalb des unteren Lungenrandes ebenso wenig eine relative Dämpfung des Schalles nachweisen, wie auf der rechten Seite (s. Percussion der Leber S. 134). Zwischen vorderer Axillar- und Mammillarlinie ist in der Regel oberhalb des linken Lungenrandes gleichfalls keine relative Dämpfung nachzuweisen. Bei schwacher Percussion ist hier der Schall so laut wie höher oben, bei starker wird er meist deutlich tympanitisch, weil durch die Lunge hindurch der lufthaltige Magen erschüttert wird. Dasselbe Verhältniss findet sich häufig auch zwischen vorderer Axillar- und Scapularlinie, so dass auch hier oberhalb der Lungenmilzgrenze keine rela-

tive Dämpfung existirt. Wenn ich also auch sehr häufig die Linie
no (Taf. V) durch die Percussion abzustecken vermochte, so war es
mir doch nur ausnahmsweise möglich, die relative Dämpfung durch
eine Linie *po* nach hinten abzugrenzen. In den wenigen Fällen, in
denen nach hinten von der Linie *po* der Schall lauter getroffen
wurde, als vor derselben, fiel diese hintere Grenze gerade hinter die
grösste Convexität der Rippen, so dass man die vor derselben nachzuweisende stärkere Dämpfung des Schalles als durch die Convexität der Rippen bedingt ansehen darf. Mit dem hinteren Ende
der Milz hat aber *po* nichts zu schaffen. Das hintere Ende
der Milz liegt in nächster Nähe der Wirbelsäule, *po* aber zwischen
hinterer Axillar- und Scapularlinie, höchstens in der Scapularlinie
(Taf. II, III u. V). Ich bin also nicht in der Lage, das von Lunge
bedeckte Stück der Milz oder gar das hintere Ende derselben heraus-
zupercutiren.[1]) Ich glaube, auch andere würden nicht zu der Meinung
gelangt sein, dies zu vermögen, wenn sie nicht von der Richtigkeit
der Anschauung durchdrungen gewesen wären, dass ein hinter einem
lufthaltigen Organ in der Tiefe gelegenes luftleeres den Schall des
ersteren dämpfe. Wenn man von dieser irrigen Voraussetzung ausgeht und, ohne den Verlauf des unteren Lungenrandes zu beachten,
nachdem die Figur *efghikl* (Taf. V) entworfen ist, in der Richtung
einer der muthmaasslichen Längsaxe der Milz parallel gedachten
Linie nach hinten und oben percutirt, so gelangt man allerdings
an einen Punkt, an dem der gedämpfte Schall in helleren übergeht;
es ist aber willkürlich, diesen Punkt als eine Grenze der Milz aufzufassen und zu einer convex nach hinten und oben schauenden
Bogenlinie abzurunden. — Ich würde nicht so ausführlich auf die
Lehre von der tiefen Milzdämpfung eingehen, wenn nicht, wie
schon früher namentlich PIORRY und CONRADI, so in jüngster Zeit
J. MEYER für die Möglichkeit eingetreten wäre, die ganze Milz durch
die Percussion zu umgrenzen. Es wird ein näheres Eingehen auf
die Meinung derer, welche die ganze Milz percutiren zu können
glauben, am ehesten geeignet sein, die Widersprüche aufzudecken,
in welchen die Angaben dieser Autoren unter einander und zu der
Grösse und anatomischen Lagerung der Milz stehen.

PIORRY findet bei der Percussion die Milz, die er nach allen
Seiten völlig umgrenzt, horizontal gelagert (vergl. Atlas de plessimétrisme Tafel IX und X, ferner Traité de plessimétrisme et d'or-

---

1) Anmerkung. Auch BRAUNE (Taf. XV) spricht sich aus anatomischen
Gründen mit aller Entschiedenheit gegen die Möglichkeit aus, die hintere Grenze
der Milz durch Percussion zu bestimmen.

ganographisme Fig. 56, 57 u. a.); er gibt an, dass der grösste Durchmesser der Dämpfung in horizontaler Richtung, also nach ihm der Längsdurchmesser der Milz, 8—9, der verticale Durchmesser der Dämpfung, entsprechend der Breite der Milz, 4—4½ Ctm. beträgt. Nun ist aber nach der übereinstimmenden Angabe der verschiedensten Anatomen die Milz durchschnittlich 12—13 Ctm. lang und etwa 7—8 Ctm. breit, liegt n i c h t horizontal und mit ihrem hinteren Ende n i c h t so weit von der Wirbelsäule entfernt, wie es die Zeichnungen PIORRY's darstellen.

Auch die Angaben, die sich bei CONRADI über die Milzpercussion vorfinden, leiden an Unklarheit. Nachdem dieser Autor das vordere Ende der Milz und ihren oberen und unteren Rand etwa in der hinteren Axillarlinie bestimmt, fand er dann in der linea spinadorsalis die obere Grenze in der Gegend der 9. Rippe. Die untere Grenze in dieser Linie „wurde bis zu einem grossen Grade von Wahrscheinlichkeit erzielt, indem eine Linie, parallel mit der oben nachweisbaren Milzdämpfung, von dem vorn nachweisbaren unteren Milzrand nach innen, hinten und oben gezogen wurde"..... „An der Wirbelsäule ist die obere Grenze am schwierigsten nachzuweisen, doch gelang es mir meist." Von einer Abgrenzung nach hinten ist nirgends die Rede; es geht aber aus der Art und Weise, wie CONRADI die Milzdämpfung mass, hervor, dass er das hintere Ende unmittelbar an die Wirbelsäule verlegte. Er bestimmte nämlich die Länge der Milz auf zweierlei Weise, zunächst den convexen Durchmesser der Dämpfungsfigur, indem er mit dem Bandmaasse die Entfernung des vorderen Milzendes von den process. spinos. mass, dann den geraden Durchmesser derselben mittelst eines tasterzirkelartigen Instrumentes, von dessen Armen der eine auf die process. spinos. der Wirbelsäule (des wievielten Wirbels ist nicht gesagt), der andere auf das vordere Milzende aufgesetzt wurde. „Dass man hier, um richtige Maasse zu erhalten, die Dicke der Wirbelsäule abrechnen muss, versteht sich von selbst." Es ist aber aus den Angaben nicht zu ersehen, wie hoch er diesen in Abzug zu bringenden Factor veranschlagte. So viel ist aber sicher, dass man, wenn man wie CONRADI die Länge der Milz einfach nach der Entfernung des vorderen Endes von der Wirbelsäule bemisst, nicht erst nöthig hat, sich an der hinteren Fläche des Thorax neben der Wirbelsäule mit der Percussion „der wahren oberen Milzgrenze" abzuquälen. Es ist klar, dass ich bei meiner Methode der Milzpercussion, die auf die Feststellung des von Lunge bedeckten Milzabschnittes verzichtet, ebenso gut die Entfernung des vorderen Endes der Dämpfung von der Wirbelsäule, etwa vom proc. spinos. des 10. Wirbels, direct messen kann, als CONRADI, der die ganze Milz zu percutiren glaubt. Der convexe Längsdurchmesser der Milz mass nach CONRADI im Mittel 19, der gerade im Mittel 13 Ctm., während die Breite der Milzdämpfnug durchschnittlich 5 Ctm. betrug. Es ist einleuchtend, dass eine derartige langgezogene Figur der wirklichen Gestalt der menschlichen Milz ebenso wenig entspricht, als die plessimetrischen Figuren PIORRY's deren Lage richtig wiedergeben.

J. MEYER behauptet ebenfalls, dass man an der hinteren Fläche des Thorax das von Lunge bedeckte Stück der Milz durch die Percussion umgrenzen könne. Doch finden sich in der Arbeit dieses Forschers, dem wir bekanntlich auch über die Percussion des Herzens wichtige Aufschlüsse verdanken, zahlreiche Andeutungen, aus denen hervorgeht, dass er selbst das hintere obere Stück der Milz häufig gar nicht, häufig unrichtig durch die Percussion bestimmt hat. Nach MEYER gestalten sich an der hinteren Thoraxfläche die Percussionsresultate in der Weise, dass in dem Raume zwischen den Dornfortsätzen des 9.—11. Rückenwirbels einerseits, der Winkelkrümmung der entsprechenden Rippen andererseits bei starkem Anschlage ein Lungenschall hervorgerufen wird, der an und für sich betrachtet ziemlich hell ist, der aber im Vergleich zu dem Schall der Gegend zwischen den Dornfortsätzen der höher gelegenen Wirbel und den dazu gehörigen Rippenwinkeln bald mehr bald weniger gedämpft erscheint. — Dieses Verhalten muss ich in Abrede stellen. Percutire ich mit starken Schlägen zwischen Wirbelsäule und Scapularlinie herunter, so finde ich oberhalb des Lungenrandes keine relative Dämpfung des Schalles. Ich befinde mich dabei in völliger Uebereinstimmung mit den Angaben derjenigen Untersucher, die „über die Verschiedenheiten des Percussionsschalles an den differenten Brustregionen im normalen Zustande"[1]) die genauesten Forschungen angestellt haben. Weder PIRSCH noch SEITZ berichten uns von einer Dämpfung, die an der hinteren Thoraxfläche oberhalb der Lungengrenze wahrgenommen wird. Im Gegentheil sagt SEITZ[2]): „Bei aufmerksamer Untersuchung kann man sich überzeugen, dass aber auch noch innerhalb der Grenzen der unteren Dorsalregion eine gewisse Schalldifferenz erkennbar ist, je nachdem man höher oben, d. h. unmittelbar unter der Schulterblatt- und Zwischenschulterblattgegend, oder tiefer unten, d. h. nahe an der unteren Lungengrenze percutirt.

---

1) Inaug.-Dissert. v. PIRSCH. Giessen. 1858.
2) Auscultation und Percussion der Respirationsorgane. S. 202.

Man wird wahrnehmen, dass der Schall der letztgenannten Stelle im Vergleiche mit dem der ersteren entweder nur eine etwas grössere Helligkeit oder ganz unverkennbar einen tympanitischen Beiklang einschliesst." Würde, wie MEYER meint, normaler Weise an der Hinterfläche des Thorax zwischen Wirbelsäule und Scapularlinie oberhalb der linken unteren Lungengrenze eine relative Dämpfung existiren, so wären alle diejenigen im Unrecht, — und das dürfte wohl die Mehrzahl der Pathologen und Diagnostiker sein — die bei Pleuritis im Auftreten relativer Dämpfung an der angegebenen Stelle ein Zeichen beginnender Exsudation erblicken. — Nach MEYER ist man nun „meist im Stande, an dem Vertebralende der 9. oder 10. Rippe in der Richtung des präsumtiven Längsdurchmessers der Milz eine gedämpftere Stelle von einer helleren abzugrenzen". „Dieser so gefundene Punkt, welcher 5—6½ Ctm. von den Dornfortsätzen des 9. oder 10. Rückenwirbels entfernt zu sein pflegt, entspricht nun entweder dem wirklichen hinteren oberen Ende der Milz, oder nur dem durch die Percussion erreichbaren hinteren Theile derselben, während das anatomische Ende mehr oder weniger näher der Wirbelsäule liegt und der Schall hier trotzdem noch ziemlich hell ist." An Leichen in der Weise angestellte Versuche, dass an den durch die Percussion gefundenen Grenzen Nadeln eingestochen wurden, ergaben in einer Reihe von Fällen, dass ein durchschnittlich 4—5½ Ctm. langes Stück der Milz nicht percutirt worden war. Mit vollem Recht folgert daraus MEYER, dass ein verhältnissmässig heller Schall neben der Wirbelsäule am hinteren Ende der 9.—11. Rippe die Anwesenheit der Milz in dieser Gegend nicht ausschliesse und dass darin eine nie ganz zu vermeidende Fehlerquelle für die Längenbestimmung der Milz gelegen sei. Weitere Schwierigkeiten findet MEYER in dem Verhalten des Angulus costarum. „Der Schall an dem Vertebralende der 10. resp. 9. Rippe ist meist heller wie der an der Winkelkrümmung eben dieser Rippen, wenn auch unter beiden Punkten Milz liegt. Dies erklärt sich aus der allgemeinen Erfahrung, dass eine stärker gewölbte Partie des Thorax den Schall schon an und für sich dämpft." Damit stimme ich völlig überein; dies beweist aber nur, dass wie oben bemerkt, die Linie *po* (Taf. V) mit der Milz nichts zu schaffen hat. — Um den Grad der Zuverlässigkeit zu zeigen, welchen man bei der percussorischen Grössenbestimmung der ganzen Milz erwarten darf, hat MEYER an 50 Leichen Erwachsener vergleichende Messungen in der Weise angestellt, dass er den geraden (d. h. mit dem Tasterzirkel gemessenen)

Pathologische Verhältnisse. Verkleinerung der Milzdämpfung. 161

Längs- und Breitendurchmesser der nach seiner Methode erhaltenen Dämpfungsfigur in jedem Einzelfalle mit dem anatomischen Längs- und Breitendurchmesser der Milz verglich. Ich habe mir die Mühe genommen, die Tabelle, in welcher MEYER die dabei gewonnenen Resultate zusammenstellt, durchzurechnen. Die Länge der Dämpfungsfigur war nur in vier von den 50 Fällen der anatomischen Länge des Organes gleich; 35 mal wurde sie grösser, durchschnittlich um 2 Ctm., 11 mal kleiner, durchschnittlich um 1¼ Ctm. gefunden, als der gerade Längsdurchmesser der Milz. In manchen Fällen betrug die Differenz auch über 3, selbst 4 Ctm. Besonders auffallend ist aber, **dass die percussorische Breite des Organes sehr häufig eine bedeutend grössere war als die anatomische.** In 13 von den 50 Fällen betrug diese Differenz mehr als 2 Ctm.; nämlich 3 mal 2,3; 6 mal 2,6; 2 mal 2,9; 1 mal 3,5 und 1 mal 3,9 Ctm.

— Ich erkläre mir den Umstand, dass MEYER so häufig die Breite des Organes zu gross bestimmt hatte, daraus, dass er, wie es bei seiner Methode der Milzpercussion nicht wohl anders möglich ist, die relative Dämpfung, welche sich in der mittleren und vorderen Axillarlinie oberhalb des Lungenrandes auch an solchen Stellen findet, hinter denen keine Milz gelegen ist, als tiefe Milzdämpfung angesprochen hat. — Erwägt man die Resultate dieser Tabelle, hält man sie mit den oben citirten Angaben MEYER's, wonach ein durchschnittlich 4—5 Ctm. langes Stück der Milz auch von ihm selbst häufig nicht percutirt werden konnte, sowie mit den unklaren, der Anatomie widersprechenden Ergebnissen von PIORRY's und CONRADI's Bestrebungen zusammen, so wird man gern einräumen, dass die Percussion des hinteren oberen Endes der Milz thatsächlich ebenso illusorisch ist, als die ihr zu Grunde liegende Voraussetzung, wonach der Schall eines lufthaltigen Organes durch ein in der Tiefe liegendes luftleeres gedämpft wird.

b) Pathologische Verhältnisse.

Es kommen ganz dieselben Zustände zur Beobachtung, die wir bei der Percussion der Leber kennen gelernt haben: Verkleinerung, Vergrösserung, Dislocation der Milzdämpfung.

Verkleinerung der Milzdämpfung. Es wurde schon bei Besprechung der Schwierigkeiten, die sich der Umgrenzung der normalen Milz mitunter entgegenstellen, darauf hingewiesen, dass die Milzdämpfung zuweilen vollständig fehlt; es geht dann in der linken

Seitenwand des Thorax der nicht-tympanitische Lungenschall sofort in hellen tympanitischen Schall über. In solchen Fällen, in denen es sich wohl meist um starken Gasgehalt des Magens und Colon handelt, gelingt es noch am ehesten bei ganz schwacher Percussion und aufrechter Haltung des Untersuchten, einen Bezirk zu umgrenzen, innerhalb dessen der tympanitische Schall eine gewisse Dämpfung erkennen lässt. Besonders häufig findet sich ein derartiges Verhalten bei alten Leuten, bei denen normaler Weise wegen des tieferen Standes der unteren Lungengrenze die Milzdämpfung kleiner getroffen wird. — Unter wirklich krankhaften Verhältnissen findet sich Verkleinerung der Milzdämpfung bei Emphysem mässigen Grades, wobei zwar die Complementärräume dauernd von der ausgedehnten Lunge erfüllt sind, die Kuppel des Diaphragma aber noch nicht tiefer steht; man trifft dann den unteren Rand der Milzdämpfung an normaler Stelle, ihren oberen Rand aber tiefer stehend. — Aber auch bei normalem oder selbst abnorm hohem Stande der unteren Lungengrenze kann die Milzdämpfung verkleinert erscheinen oder völlig fehlen, wenn das Organ durch einen von unten her wirkenden Druck nach oben geschoben und unter der Wölbung des Diaphragma verborgen zum grössten Theile von Lunge überlagert wird. Derartige Beobachtungen hat man namentlich bei starkem Meteorismus oder Gasanhäufung im Peritonealsack, aber auch bei Ascites anzustellen Gelegenheit, sofern sich die Milzdämpfung bei letzterer Erkrankung überhaupt abgrenzen lässt. — Endlich kann das Fehlen der Milzdämpfung an der normalen Stelle dadurch diagnostische Bedeutung gewinnen, dass es die Vermuthung bestätigt, ein an irgend einer Stelle des Unterleibes nachweisbarer Tumor werde durch eine Wandermilz dargestellt. Diese Vermuthung würde zur Gewissheit erhoben, wenn es gelänge, nach Reposition des fraglichen Tumors die vorher vermisste Dämpfung in der Milzgegend nachzuweisen.

Vergrösserung der Milzdämpfung. Milztumor. Von viel grösserer Bedeutung als eine Verkleinerung der Milzdämpfung ist in der Regel der percussorische Nachweis einer vergrösserten Milz. Es wurde bereits ausdrücklich darauf hingewiesen, mit welcher Vorsicht man zu Werke gehen müsse, um nicht irrthümlicher Weise eine in der Milzgegend nachweisbare vergrösserte Dämpfung auf die Milz zu beziehen. Gleichbleiben der Dämpfungsgrenzen bei zu verschiedenen Zeiten wiederholter Untersuchung, Verschiebung der Grenzen beim Uebergang aus der aufrechten Haltung oder Rückenlage zur rechten Seiten- oder Diagonallage in der früher erörterten Weise (s. S. 151), eine Form der Dämpfung, welche die normale in vergrössertem Maassstabe wiedergibt, das sind die Kriterien, welche zur Annahme eines Milztumors berechtigen, auch wenn derselbe der Palpation unzugänglich ist. Gerade für den Nachweis nur mässiger Milzanschwellungen, wie sie im Verlaufe des Typhus, der Pyämie, der acuten Exantheme, der Diphtheritis, des Erysipels, frischer Syphilis etc. vorkommen, ist häufig die Percussion allein maassgebend. Das Verfahren ist genau dasselbe, wie bei der Percussion der normalen Milz. Mässige Vergrösserungen des Organes geben sich durch Zunahme des vertikalen Durchmessers der Dämpfung (statt 5—6 etwa 9—12 Ctm.), sowie dadurch zu erkennen, dass das vordere Ende der Milzdämpfung die lin. costoarticularis überschreitet und sich mehr und mehr dem freien Rande des Rippenbogens nähert. Gleichzeitig pflegt der Milzlungenwinkel nach vorn und oben zu rücken. Die Zunahme der Dämpfung in die Breite wird sowohl durch Herabrücken der unteren, als Hinaufrücken der oberen Grenze bedingt. Die untere Grenze verläuft dann (in der rechten Seitenlage) statt an der 11., vielmehr an der 12. Rippe oder noch unter ihr, die Lungenmilzgrenze kann in der mittleren Axillarlinie an der 8. Rippe, im 7. Intercostalraum, selbst an der 7. Rippe stehen. Es wird dadurch die Convexität, welche die untere Lungengrenze normaler Weise nach unten beschreibt, abgeflacht, oder selbst in einen nach oben leicht convexen Bogen umgewandelt, wenn nicht, was allerdings nicht selten der Fall, auch an der hinteren Fläche des Thorax die Lungengrenze höher getroffen wird, als normal. Zu bemerken ist noch, dass fast ausnahmslos die Dämpfung der vergrösserten Milz auch eine intensivere ist, als unter normalen Verhältnissen. Man findet dann häufig in den mehr centralen Partien der Dämpfungsfigur selbst bei starker Percussion absolut dumpfen Schall, weil sich wegen der grösseren Dicke des luftleeren Parenchyms die Percussionserschütterung nicht bis zu dem in der Tiefe gelegenen lufthaltigen Organ fortzupflanzen vermag. — Findet sich, wie häufig beim Ileotyphus, gleichzeitig neben dem Milztumor stärkerer Meteorismus, so kann trotz bedeutender Vergrösserung der Milz ihre Dämpfung nur von normaler Grösse, oder wenigstens das vordere Ende derselben an normaler Stelle gefunden werden, ihre Breite dagegen vergrössert erscheinen.

Ist ein Milztumor erst so gross, dass er unter dem Rippenbogen hervorragt und der Palpation leicht zugänglich wird, dann bietet in der Regel auch die Percussion keine besonderen Schwierigkeiten. — Bei den colossalen Milztumoren, wie sie im Laufe der Leukämie vorkommen, ist der grösste Theil der Bauchhöhle von der Milz erfüllt, deren vorderes unteres Ende sich dann an der Symphyse oder selbst in der Gegend des rechten Darmbeinkammes findet. Gerade in solchen Fällen, in denen der grösste Theil des vorderen und hinteren Randes genau gefühlt werden kann, stimmen die Resultate der Palpation und Percussion gut zusammen. Die untere Lungengrenze findet sich bei grossen Milztumoren sowohl in den hinteren als seitlichen Abschnitten der linken Seite höher wie rechts. — Je grösser die Milzdämpfung, desto mehr rückt der Lungenmilzwinkel nach vorn, so dass der zwischen ihm und dem Lungenleberwinkel gelegene vom Magen erfüllte Raum mehr und mehr zusammenschrumpft. Bei einer gewissen Grösse des Milztumors endlich, namentlich wenn gleichzeitig der linke Leberlappen etwas weiter nach links herüberreicht, verschwindet jener Raum, mit ihm Lungenmilz- und Lungenleberwinkel vollständig. Es findet sich dann nicht nur unterhalb der Herzdämpfung, sondern auch unterhalb des ganzen unteren Randes der linken Lunge dumpfer Schall, von dem man nicht bestimmen kann, wie weit er durch Leber, wie weit durch Milz bedingt ist, so dass ein Stück des unteren Leberrandes nicht abgegrenzt werden kann. Dort, wo der untere Rand der Leber und der vordere Rand der Milz auseinander weichen, findet sich der Lebermilzwinkel vor. — Alle diese Verhältnisse sind an den Taf. XVII und XVIII gut zu erkennen, welche Milztumoren von verschiedener Grösse von vorn und von der Seite darstellen.

Dislocationen der Milz. Diejenigen nach oben, die meist mit Verkleinerung der Milzdämpfung einhergehen, wurden bereits besprochen. Die Verschiebungen, welche die Milz durch ein Pleuraexsudat oder Pneumothorax der linken Seite erleidet, werden passender bei diesen Erkrankungen erörtert.

VI. Percussion des Magens.

PIORRY, Traité de la percussion médiate und Traité de plessimétrisme et d'organographisme. Paris. 1866. p. 535 ff. — TRAUBE, Berliner klin. Wochenschrift. 1868. No. 50, und Gesammelte Beiträge zur Pathologie und Physiologie. II. Bd. S. 857. — W. PH. H. WAGNER, Ueber die Percussion des Magens nach Auftreibung mit Kohlensäure. Inaug.-Dissert. Marburg. 1869. — LEICHTENSTERN, Physikalisch-diagnostische Bemerkungen zu H. v. LUSCHKA's Lage der Bauchorgane des Menschen. Deutsche Klinik. 1873. No. 28. — GUTTMANN, Lehrbuch der klinischen Untersuchungsmethoden etc. 1872. 3. Aufl. 1878. S. 366 u. 126. — LEUBE, Zur Diagnose der Magendilatation. Deutsch. Archiv für klin. Med. XV. Bd. S. 394 u. v. ZIEMSSEN's spec. Pathologie und Therapie. Bd. VII, 2. 2. Aufl. 1878. — PENZOLDT, Die Magenerweiterung. Habilitationsschrift. Erlangen. 1875. — FRÄNTZEL in v. ZIEMSSEN's spec. Pathol. und Therapie. Bd. IV, 2. 2. Aufl. 1877. S. 424. — GERHARDT, Lehrbuch der Auscultation und Percussion. III. Aufl. 1876. S. 152 ff. u. 327 ff. — FERBER, Ein Beitrag zur Lehre von der Magenpercussion nebst einigen diagnostischen Notizen über Magenektasie. Deutsche Zeitschrift für prakt. Med. 1876. No. 42. — LEICHTENSTERN, in GERHARDT's Handbuch der Kinderkrankheiten. III. Bd. 2. Hälfte. 1878. S. 917. — EBSTEIN, Ueber die Nichtschlussfähigkeit des Pylorus. VOLKMANN's Sammlung klinischer Vorträge. No. 155. 1878.

Anatomische Vorbemerkungen.

Frühere Anatomen liessen mit grosser Uebereinstimmung den Magen in querer Richtung durch das Epigastrium hinziehen und mit seinen Enden sich in beide Hypochondrien erstrecken. Es ist das grosse Verdienst von LUSCHKA, die Lage des Magens mittelst verschiedenartiger Untersuchungsmethoden klar gestellt zu haben, bei welchen die ursprüngliche Lagerung des Organs nicht alterirt wurde, und welche sowohl die Verlaufsrichtung des Magens als auch sein Verhältniss zur Nachbarschaft unverrückt liessen (Querschnitte an gefrorenen Leichen in der Ebene des höchsten Punktes des Zwerchfelles mit nachfolgender Abmeisselung des letzteren; Sagittalschnitte zwischen linker Parasternal- und Mammillarlinie; vgl. LUSCHKA, Lage der Bauchorgane. S. 13 ff. u. Taf. I, II, III, V). — Der Magen ist bei allem Wechsel seines Volumens in der Art auf den Raum der Oberbauchgegend vertheilt, dass etwa $^3/_4$ im linken Hypochondrium, $^1/_4$ im Epigastrium seine Lage hat. Der Magen steigt mit dem grössten Theil seiner Länge schräg von links, hinten und oben nach rechts, vorn und unten herab, um sich mit seiner Portio pylorica wieder etwas zu erheben. Diese Erhebung beginnt in der Regel erst in der Mittellinie, so dass bei mässiger Füllung des Magens der tiefste Punkt des Organes auf die Mitte des Abstandes zwischen Spitze des proc. xiphoideus und Nabel fällt. Eine von da zum linken Rippenbogen gezogene Horizontale trifft ungefähr die Stelle, an welcher sich der Rippenbogen mit der grossen Curvatur kreuzt.

Der Anfang des Magens, die pars cardiaca (Taf. I, *t*), nach LUSCHKA richtiger pars abdominalis der Speiseröhre genannt, d. h. dasjenige 2—3 Ctm. lange Stück des Nahrungsschlauches, welches zwischen dem hiatus oesophageus des Zwerchfelles und der an der Schleimhaut durch eine unregelmässig gebrochene Linie sehr scharf ausgeprägten Grenze zwischen Speiseröhre und Magen liegt, befindet sich etwa in der Höhe des Sternalrandes des 6. Intercostalraumes, von der Vorderwand des Thorax mindestens 10 Ctm. entfernt. — Die Pars pylorica (Taf. I, *u*) liegt in der rechten Hälfte des

Epigastriums und erreicht in der Regel kaum den rechten Rippenbogen. — Während die kleine Curvatur (Taf. I, *v*) die Lendenwirbelsäule umgreift, oder neben ihrem linken Umfang herabsteigt, ist die grosse Curvatur (*w*) der Seitenwand des linken Hypochondrium und der Innenseite der vorderen Bauchwand zugekehrt. — Die vordere obere Seite des Magens folgt, solange sie dem linken Hypochondrium angehört, der Concavität des Diaphragma, dessen höchstem Theile der Blindsack entspricht; sie ist in ihrem hinteren oberen Abschnitte zum grösseren Theil von der Basis der linken Lunge umfasst, während der im Epigastrium befindliche Abschnitt dieser Fläche zum Theil durch den linken Leberlappen von der vorderen Bauchwand geschieden wird. — Die untere hintere Seite des Magens, welche theils der Dorsalwand des Bauches zugekehrt, theils nach abwärts gerichtet ist, kommt mit der Abdominalwand nirgends in directe Berührung. — Der grossen Curvatur entlang verläuft das Colon transversum, um im Bereiche des Blindsackes als flexura coli sinistra zu enden.

Aus dieser Betrachtung ergeben sich folgende für die Percussion des Magens wichtige Punkte: Nicht nur die ganze hintere untere Seite des Magens liegt der Körperwand nirgends an, sondern auch die Cardia, die kleine Curvatur, ein Theil der vorderen oberen Fläche werden von der vorderen Bauchwand durch den linken Leberlappen, ein anderer Abschnitt der vorderen oberen Fläche und der grossen Curvatur von der Thoraxwand durch Lunge geschieden. **Nur ein kleiner der vorderen oberen Fläche des Magens angehöriger Bezirk wird direct wandständig getroffen. Er ist begrenzt nach rechts durch den Rand des linken Leberlappens, nach oben durch den unteren Rand der linken Lunge, nach unten durch eine demjenigen Theil der grossen Curvatur entsprechende Linie, welcher im allgemeinen in horizontaler Richtung von einem Punkte des unteren Leberrandes aus nach dem unteren Rande der linken Lunge hinüberzieht.**

Feststellung der Magengrenzen durch die Percussion.

Piorry hat, wie überhaupt die Percussion des Unterleibes, so auch die des Magens zuerst ausgeübt, durch eine Anzahl von Experimenten, die an Cadavern und Lebenden ausgeführt wurden, illustrirt und als eine für die Pathologie brauchbare Methode hingestellt. Was sich in den frühesten Arbeiten Piorry's über die Percussion des Magens findet, wurde in seinen späteren nur wenig modificirt und erweitert, und darf noch heutzutage als in erster Linie maassgebend betrachtet werden. — Bei uns in Deutschland hatte sich bis vor Kurzem die Percussion des Magens keiner grossen Beliebtheit zu erfreuen. Erst die Arbeiten von LEUBE, PENZOLDT, LEICHTENSTERN haben der Percussion des Magens eine gewisse Bedeutung eingeräumt. Allerdings ist die Percussion des Magens schwierig, und das Resultat zuweilen ein unsicheres. Aber auf Schwierigkeit der Methode und die Nothwendigkeit einer äusserst vorsichtigen Beurtheilung der gewonnenen Grenzen sind wir auch bei der Percussion der Milz gestossen, ohne uns dadurch einschüchtern oder gar abschrecken zu lassen.

Die Schwierigkeiten der Magenpercussion beruhen zum Theil auf den je nach der mehr oder weniger starken Füllung ausserordentlich schwankenden Grössenverhältnissen dieses Organes, zum Theil darauf, dass auch je nach der Qualität des bald vorwiegend festen oder flüssigen, bald gasförmigen Inhaltes, ferner mit wechselnder Spannung der Magen- und Bauchwand dumpfer, tympanitischer, metallischer, nicht tympanitischer Schall in der Magengegend auftreten kann. Dazu kommt noch, dass der Schall des Dickdarms, von dem den Magen abzugrenzen Hauptaufgabe der percussorischen Grössenbestimmung des letzteren ist, bei verschiedenen Füllungs- und Spannungszuständen des Colon ein sehr wechselnder ist und sich von dem des Magens nicht immer unterscheiden lässt.

Bei diesen so überaus schwankenden Verhältnissen ist es gewiss am zweckmässigsten, der Schilderung der percussorischen Magengrenzen einen concreten Fall zu Grunde zu legen. Ich gehe dabei, wie LEICHTENSTERN, von einem mittleren Füllungsgrade des Magens aus. Bei einem solchen werden sich in der Rückenlage des Untersuchten die festen und flüssigen Contenta in den hinteren Abschnitten des Magens anhäufen, während der gasförmige Inhalt in den vorderen, der Bauchwand unmittelbar anliegenden Partien des Magens sich ansammelt und bei nur mässiger Spannung der Magenwandung zur Entstehung tympanitischen Schalles Anlass geben wird. Dieser Schallbezirk, innerhalb dessen der tympanitische Schall allenthalben annähernd dieselbe Höhe und Lautheit erkennen lässt, zeigt unter der angegebenen Voraussetzung folgende Grenzen:

1. Nach oben und rechts die Lebermagengrenze (Taf. IV, *mn*);
2. Nach oben und links die Lungenmagengrenze (Taf. IV, *do*);
3. Nach unten die der grossen Curvatur entsprechende untere Magengrenze (*no*);
4. Zwischen Lebermagen- und Lungenmagengrenze schiebt sich

in solchen Fällen, in denen der linke Leberlappen von der absoluten Herzdämpfung nach links überragt wird, eine Herzmagengrenze ein. Von diesen Grenzen haben wir den Verlauf der Lebermagen-, Lungenmagen- und Herzmagengrenze, ebenso die Methoden zu ihrer Auffindung bereits bei Percussion der Leber, der Lungen und des Herzens auf's ausführlichste beschrieben. Es wurde auch auf die Schwierigkeiten hingewiesen, die der Feststellung der Lungenmagengrenze häufig entgegenstehen. — Es bleibt daher, um Wiederholungen zu vermeiden, nur noch die Bestimmung der unteren Magengrenze übrig. Dieselbe hat aus dem Grunde besonders hervorragenden Werth, weil sie die einzige durch die Percussion festzustellende **wahre Magengrenze** darstellt und weil wir nach ihrem Stande die jeweilige Ausdehnung des Magens beurtheilen. Wir setzen dieselbe dorthin, wo sich der tympanitische Schall des Magens nach unten von einem anders beschaffenen dem Colon transversum angehörigen Schalle abgrenzen lässt, der sich entweder durch seine (in der Regel grössere) Höhe oder differente Helligkeit von demjenigen des Magens unterscheidet. Diese untere Grenze (Taf. IV, *no*; Taf. V, *q*) steht bei mässiger Ausdehnung des Magens in der Mittellinie in der Mitte zwischen Spitze des process. xiphoideus und Nabel, verläuft von da ziemlich horizontal gegen das linke Hypochondrium, schneidet den Rippenbogen etwa in der Höhe des 9. Rippenknorpels und folgt von da annähernd dem Verlauf der 8. Rippe, um in der mittleren Axillarlinie hinter dem unteren Lungenrand zu verschwinden. — Nach rechts von der Mittellinie lässt sich die untere Magengrenze nur wenige Centimeter weit verfolgen, weil sie sehr bald (bei *n* in Taf. IV) hinter dem unteren Leberrand verschwindet. — Von dem geschilderten Verlauf weicht die untere Magengrenze je nach der geringeren oder stärkeren Ausdehnung des Organes nach oben oder unten ab (s. Taf. V u. IX). Während dabei das in der Mitte und nach rechts gelegene Stück der unteren Magengrenze verhältnissmässig wenig nach oben oder unten sich verschiebt, legt der am meisten nach links gelegene Punkt derselben bedeutende Strecken zurück. Je geringer die Ausdehnung des Magens, desto mehr zieht er sich aus dem Lungenmilzwinkel zurück, desto weiter nach oben und rechts kommt der Schnittpunkt der unteren Magengrenze mit dem unteren Lungenrand zu liegen, so dass sich dieser Kreuzungspunkt schliesslich auf der 6. Rippe nach innen von der Mammillarlinie findet, und der Magen nur noch im Lungenleber- oder Herzleberwinkel wandständig getroffen wird. Bei stärkerer Ausdehnung des Magens dagegen wird der ganze Milzlungenwinkel von demselben ausgefüllt; die untere Magengrenze tritt dann entweder in diesem Winkel selbst hinter den unteren Lungenrand, oder sie verschwindet noch weiter unten hinter einem Punkte des vorderen Randes der Milzdämpfung.

Aus dieser Schilderung geht hervor, dass wir uns mit Umgrenzung des wandständigen Theiles des Magens begnügen. Es ist ganz richtig, dass in manchen Fällen der tympanitische Schall des Magens an den dem Rande der Leber und Lunge entsprechenden Linien nicht scharf abschneidet. Man findet vielmehr, namentlich bei etwas stärkerer Percussion, bald in geringerer, bald in grösserer Ausdehnung noch oberhalb der Lungen- und Lebermagengrenze tympanitischen Schall, welcher bei besonders günstigen Spannungs- und Füllungsverhältnissen des Magens nicht nur im ganzen Epigastrium, sondern auch an den seitlichen und hinteren unteren Abschnitten der linken Brusthälfte wahrgenommen werden kann. Aber dieser „circuläre Magenlungenraum" (FERBER), innerhalb dessen zuweilen durch die Lunge hindurch mit starken Percussionsschlägen der tympanitische Schall des in der Tiefe gelegenen Magens hervorgerufen werden kann, lässt keine scharfe Abgrenzung nach oben zu.

Innerhalb der beschriebenen Grenzen finden wir meistens tympanitischen Schall von beträchtlicher Tiefe. Mit Recht bemerkt LEICHTENSTERN, dass dieser ungewöhnlich tief tympanitische Schall seine Entstehung nicht allein den Schwingungen der eingeschlossenen Luft verdanke, dass vielmehr auch die mässig gespannte membranöse Wandung an seiner Bildung betheiligt sei und seine Höhe beeinflusse.

Bei sehr starker Spannung der Magenwandung tritt an Stelle des tympanitischen nicht tympanitischer Schall auf. — Auch bei lufthaltigem Magen lässt sich die untere Grenze desselben nicht bestimmen, wenn das gleichfalls lufthaltige Colon einen tympanitischen oder nicht tympanitischen Schall von derselben Höhe und Intensität liefert, wie der Magen. — Ist der Magen zum grössten Theile mit flüssigen oder festen Substanzen erfüllt, so zieht sich der Bezirk tympanitischen Schalles mehr und mehr gegen den Lungenleberwinkel zurück. In diesem hält er sich am längsten; doch trifft man auch in diesem Winkel gar nicht so selten kurz nach einer Mahlzeit dumpfen Schall. In solchen Fällen lässt sich zuweilen die untere Magengrenze entsprechend einer Linie feststellen, in welcher der gedämpft tympanitische oder dumpfe Schall (des Magens) in hellen tympanitischen

Schall (des Colons) übergeht. Eine solche Abgrenzung gelingt natürlich nicht, wenn auch das Colon mit festen oder flüssigen Massen erfüllt einen mehr oder weniger dumpfen Schall gibt. — Andererseits darf auch tympanitischer Schall im Lungenleberwinkel nicht mit absoluter Sicherheit auf den Magen bezogen werden. Man kann sich am Leichentische zuweilen davon überzeugen, dass gar nicht so selten, namentlich bei stärkerem Meteorismus, der Magen auch von dieser Stelle durch Darmschlingen verdrängt und dann nirgends mehr wandständig getroffen wird.

Derjenige Theil des tympanitisch schallenden Raumes, welcher dem Magen (und Colon) entspricht und oberhalb des Rippenbogens zwischen diesem, dem Rand der Leber, Lunge und Milz gelegen ist, wurde von Traube als halbmondförmiger Raum bezeichnet und als diagnostisch bedeutsam hervorgehoben. Traube beschreibt den halbmondförmigen Raum folgendermassen:

a) „Die eben erwähnte Region des tympanitischen Percussionsschalles hat etwa eine halbmondförmige Gestalt, d. h. sie wird nach unten vom Thoraxrand, nach oben von einer bogenförmigen Linie begrenzt, deren Concavität nach unten sicht."

b) „Der so gebildete halbmondförmige Raum beginnt vorn unterhalb des 5. oder 6. Rippenknorpels und erstreckt sich längs des Thoraxrandes nach hinten bis zum vorderen Ende der 9. oder 10. Rippe."

c) „Seine grösste Breite beträgt $3 - 3\frac{1}{2}$ Zoll."

d) „Der Schall innerhalb desselben unterscheidet sich bei normalem Verhalten des Magens und Dickdarmes nicht bloss durch sein tympanitisches Timbre, sondern auch durch seine grössere Höhe von dem darüber befindlichen Lungenschall."

Wenn ich erwäge, dass diejenigen, die nach Traube über den halbmondförmigen Raum geschrieben haben, denselben fast wörtlich so schildern, wie Traube, so wird mir der Ausspruch schwer, dass ich die Schilderung Traube's weder den anatomischen Verhältnissen noch den Resultaten der Percussion entsprechend finden kann. Es wird nämlich, wie ein Blick auf Taf. V und IX, ferner auf die Tafeln Luschka's lehrt, der fragliche Raum nach oben von einer dem unteren Lungenrand entsprechenden Linie begrenzt, deren Concavität nicht nach unten, sondern nach oben gerichtet ist.[1]) Will man also die Bezeichnung „halbmondförmiger Raum"

---

1) Dass Traube unter der oberen Grenze seines halbmondförmigen Raumes das verstanden wissen wollte, was wir als Lungenmagengrenze bezeichnet haben, und nicht, wie Ferber meint, den mit der Kuppe des Zwerchfelles zusammen-

beibehalten, so muss man sich erinnern, dass derselbe bei sorgfältiger schwacher Percussion¹) die auf Taf. V abgebildete Gestalt besitzt (der Raum zwischen Rand des Rippenbogens, linkem Leberlappen, Milzdämpfung und unterem Lungenrand), also vielmehr einer Mondsichel mit nach oben gerichteter Concavität gleicht. Wenn sich daher FRÄNTZEL darüber beklagt, „dass der diagnostische Werth des halbmondförmigen Raumes in den Hand- und Lehrbüchern viel zu sehr unterschätzt wird", so dürfte die Schuld dieser Missachtung wohl darin gelegen sein, dass es den meisten Beobachtern ebenso wenig wie mir selbst gelungen ist, einen halbmondförmigen Raum in der von TRAUBE geschilderten Form zu umgrenzen. Uebrigens möchte ich auch die diagnostische Bedeutung des fraglichen Raumes nicht so hoch veranschlagen, wie FRÄNTZEL, der um dieses Raumes willen die Diagnose eines linksseitigen pleuritischen Exsudates für viel leichter erklärt, als die eines rechtsseitigen. Es wird nämlich dieser Raum nicht nur durch pleuritische Exsudate und, wie TRAUBE selbst betont hat, ausnahmsweise durch pneumonische Infiltrate des linken Unterlappens verkleinert, sondern es kann auch in Folge aller der Zustände ein dumpfer Schall in demselben getroffen werden, welche wir als die Percussion der Milz erschwerend S. 152 ff. besprochen haben (Anfüllung des Magens und Colon mit festen und flüssigen Substanzen, sehr fettreiches Omentum majus). Andererseits trifft man zuweilen bei ganz beträchtlichen linksseitigen pleuritischen Exsudaten den halbmondförmigen Raum von normaler Grösse.

fallenden höchsten Punkt des Magens, geht am deutlichsten aus den praktischen Consequenzen hervor, die Traube selbst aus dem Verhalten des fraglichen Raumes zog. Würde er sich, nach FENDER's Auffassung, im obersten Theil seines halbmondförmigen Raumes den Magen durch Lunge von der Brustwand getrennt gedacht haben, so hätte er nicht eine im oberen Theile des Raumes auftretende Dämpfung zur differentiellen Diagnose eines pleuritischen Exsudates von pneumonischer Infiltration verwenden können, da selbstverständlich Verdichtung der wandständigen Lunge den Schall ebenso hätte dämpfen müssen, als ein pleuritisches Exsudat. In Wirklichkeit führt es TRAUBE aber als eine höchst merkwürdige Ausnahme an, wenn einmal der halbmondförmige Raum auch durch pneumonische Verdichtung von oben her verkleinert wird. — Dass auch die Darstellung von LEICHTENSTERN, welcher den „halbmondförmigen Raum" mit dem Complementärraum identificirt, und dementsprechend nach oben vom Lungenrand, nach unten vom Pleurarand begrenzt sein lässt, der Auffassung TRAUBE's nicht entspricht, geht aus der Schilderung des letzteren, wonach der halbmondförmige Raum nach unten vom Thoraxrand begrenzt wird, aufs unzweideutigste hervor.

1) Bei starker Percussion überschreitet allerdings der tympanitische Schall den Lungenrand nach oben; aber er geht dann so allmählich in nicht tympanitischen Lungenschall über, dass sich überhaupt keine scharfe Grenze statuiren lässt.

Bei der Schwierigkeit, welche die percussorische Umgrenzung des Magens häufig darbietet, bei der nicht sicher abzuweisenden Möglichkeit, dass selbst ein im Lungenleberwinkel vorhandener, nach unten abzugrenzender tympanitischer Schallbezirk nicht durch den Magen, sondern durch Darmstücke, namentlich Colon, bedingt ist, hat man verschiedene Methoden in Anwendung gezogen, welche geeignet sind, den Resultaten der Percussion eine etwas grössere Sicherheit zu verleihen. Dieselben gehen von der Voraussetzung aus, dass ein dem Magen angehöriger Percussionsschall nach der Einführung grösserer Mengen von Flüssigkeit oder Gas in den Magen Aenderungen erleiden werde, ferner von der Annahme, dass bei der gleichzeitigen Anwesenheit von Flüssigkeit und Luft im Magen bei Lageveränderungen des Untersuchten die Percussionsresultate sich ändern müssen. Schon PIORRY macht die Angabe, dass gleichzeitig im Magen vorhandene Flüssigkeiten und Gase sich bei aufrechter Haltung und in der Seitenlage durch eine Horizontallinie von einander abgrenzen. Für viele Fälle trifft das vollkommen zu; man findet z. B. in der Rückenlage tympanitischen Schall, der sich nach unten vom Colon leicht abgrenzen lässt; in aufrechter Haltung dagegen tritt im unteren Abschnitt des früher tympanitisch schallenden Bezirkes eine Dämpfung auf, die nach oben mit einer horizontalen Linie (Taf. XV, k) abschneidet. In anderen Fällen dagegen findet man bei aufrechter Haltung wegen der dabei eintretenden Spannung der Bauchwand entweder im ganzen Bereich des zuvor tympanitisch schallenden Raumes dumpfen Schall, oder doch so wenig ausgeprägte Schallunterschiede, dass man von ihrer Verwerthung abstrahiren muss. — Die Einführung grösserer Flüssigkeitsmengen in den Magen in der Absicht, um aus den darnach eintretenden oder ausbleibenden Aenderungen im Percussionsschalle der epigastrischen Gegend diesen als vom Magen oder Colon herrührend zu charakterisiren, hat ebenfalls PIORRY zuerst in Anwendung gezogen. Man kann sich in den meisten Fällen überzeugen, dass nach Einverleibung grösserer Mengen von Flüssigkeit der Bezirk des tympanitischen Magenschalles schon in der Rückenlage, mehr aber noch bei aufrechter Haltung eine deutliche Verkleinerung erleidet, indem an einer vorher hell schallenden Partie deutliche Dämpfung auftritt.

Eine andere von FRERICHS und MANNKOPFF geübte Methode, die Percussion des Magens zu erleichtern, hat WAGNER beschrieben. Dabei reicht man dem zu Untersuchenden die Ingredienzien eines Brausepulvers getrennt, oder lässt künstliches Sodawasser trinken. Durch die sich entwickelnde Kohlensäure wird der Magen aufgebläht und liefert dann einen tympanitischen Schall, der tiefer ist als über den benachbarten Darmtheilen. Auftreibung des Magens mit Kohlensäure kann nach den Untersuchungen von EBSTEIN auch zur Diagnose einer Incontinentia pylori verwerthet werden. Ist der Pylorus insufficient, so entsteht gleichzeitig mit der Aufblähung des Magens auch eine ebensolche des Darmes, und der tief-tympanitische Schall, der nach Einführung von Kohlensäure bei schlussfähigem Pylorus auf die Magengegend sich beschränkt, breitet sich auch auf andere Stellen des Unterleibes aus. Beide Methoden, Einführung von grösseren Flüssigkeitsmengen und Auftreibung des Magens durch Kohlensäure können im Verein mit öfter und in verschiedenen Situationen wiederholter Untersuchung die Bestimmung der Magengrenzen zu einer sicheren gestalten. — Dagegen vermag ich einer anderen Methode, die Magengrenzen zu bestimmen, nämlich durch Hervorrufung von Metallklang mittelst der Stäbchenplessimeterpercussion und gleichzeitige Auscultation (Percussionsauscultation), keine besonderen Vortheile abzugewinnen. Der luftführende, von glatten, schallreflexionsfähigen Wänden gebildete Magen ist ein zur Entstehung des Metallklanges besonders geeigneter Ort. Wegen des allseitigen Abschlusses nach aussen wird aber der im Innern des Hohlraumes hervorgerufene Metallklang bei der gewöhnlichen Methode der Percussion nur selten wahrgenommen; man hört dagegen sehr häufig schönen Metallklang, wenn man das Plessimeter mit einem metallnen Körper (z. B. einem silbernen oder neusilbernen Katheter) beklopft und in der Nähe der percutirten Stelle das Ohr oder Stethoskop anlegt. So leicht es mir, ebenso wie LEICHTENSTERN, in sehr vielen Fällen gelingt, auf diese Weise schönen Metallklang über dem Magen hervorzurufen, so selten war ich in der Lage, denselben zur Abgrenzung des Organes benützen zu können, weil sich der Metallklang nach den Grenzen des Magens hin ganz allmählich verliert, weil seine Höhe sehr häufig nicht zu bestimmen ist, oder von derjenigen des unter Umständen auch vom Colon gelieferten Metallklanges sich nicht genügend unterscheidet. Die Grenzbestimmung mit Rücksicht auf diejenigen Punkte, an denen der Metallklang seine Höhe wechselt, ist aber auch aus dem Grunde unsicher, weil an ein und derselben Stelle die Höhe des Metallklanges fortdauernden Schwankungen unterliegen kann, die den durch die Peristaltik, aber auch durch die Bewegung des Zwerchfelles eingeleiteten Formveränderungen des Magens entsprechen.

Es wäre für die Beurtheilung pathologischer Zustände sehr wünschenswerth, wenn man im Stande wäre, genau anzugeben, welche

Grenzen unter normalen Verhältnissen die Percussion des Magens ergibt, je nachdem derselbe im nüchternen Zustand, oder nach Einführung geringerer oder grösserer Quantitäten von Flüssigkeit untersucht wird. Leider waren meine auf Feststellung dieser Punkte gerichteten Bestrebungen nicht von entsprechendem Erfolge gekrönt. Die Ergebnisse sind so wechselnde, dass ihre Mittheilung wenig Werth beanspruchen könnte. Nur ganz im allgemeinen kann man als Regel hinstellen, dass bei nüchternem Magen in verschieden grosser Ausdehnung in der Rückenlage tympanitischer Schall getroffen wird, der bei aufrechter Haltung an Helligkeit verliert. Lässt man nun grössere Mengen von Flüssigkeit, $1/2-1$ Liter geniessen — kleinere Quantitäten bewirken häufig gar keine Aenderung des Percussionsschalles — so tritt in aufrechter Haltung ein stark gedämpfter Schallbezirk auf. Derselbe liegt, je nachdem die untere Grenze des nüchternen Magens sehr hoch oder in mittlerer Höhe getroffen wurde, entweder unterhalb oder noch innerhalb des zuvor tympanitisch schallenden Raumes, ist nach unten durch eine horizontale oder leicht convexe, nach oben durch eine horizontale Linie begrenzt. Die untere Grenze dieser Dämpfung finde ich in Uebereinstimmung mit PENZOLDT stets höher als die horizontale Nabellinie. In der Rückenlage macht sich meistens ebenfalls eine Einengung des tympanitischen Schalles gegen den Lungenleberwinkel hin bemerklich; in anderen Fällen sind die Grenzen des tympanitischen Schalles in der Rückenlage fast dieselben, wie vor Einführung der Flüssigkeit; in wieder anderen genügt schon eine verhältnissmässig geringe Quantität von Flüssigkeit, um selbst im Lungenleberwinkel an Stelle des tympanitischen dumpfen Schall treten zu lassen.

Verkleinerung des Magenschallraumes. Bei völlig normalem Verhalten des Magens kann der demselben entsprechende tympanitische Schallbezirk verkleinert werden oder völlig verschwinden, wenn der Magen von Leber, Milz oder Lunge in grösserer Ausdehnung überlagert wird, als unter normalen Verhältnissen. Vergrössert sich die Leber nach links hin (Taf. XVI), so wird der Lungenleberwinkel nach links verrückt, der Raum zwischen linkem Leberrand und Milz beträchtlich eingeengt, und die grosse Curvatur des Magens bei einem mittleren Grade der Ausdehnung, wie er der auf Taf. IV gegebenen Darstellung entspricht, nur in sehr beschränktem Raume (Taf. XVI, p) wandständig getroffen werden. — Desgleichen erfährt der Magenschallraum durch Vergrösserung der Milz, wobei der Lungenmilzwinkel nach rechts herüberrückt (Taf. XVII), eine Verkleinerung. Ist Leber oder Milz so bedeutend vergrössert, dass sich die beiden Organe berühren, und an Stelle des Lungenleber- und Lungenmilzwinkels ein Lebermilzwinkel getreten ist, so ist der Magen, wenn er nicht vollständig von den genannten Organen überlagert wird, nur noch in diesem Winkel wandständig. — Desgleichen verkleinert sich der Magenschallraum bei normalem Volumen der Leber und Milz in Folge von Emphysem der Lunge, bei beträchtlichen linksseitigen pleuritischen Ergüssen, seltener bei Infiltration und gleichzeitiger stärkerer Ausdehnung des linken Unterlappens. Um dies zu verstehen, muss man sich erinnern, dass der Lungenleberwinkel durch die linke untere Pleuragrenze halbirt wird (s. Taf. I), somit den entsprechenden Complementärraum einschliesst. In demselben Maasse nun, in welchem dieser Complementärraum durch die lufthaltige oder verdichtete Lunge, oder durch ein pleuritisches Exsudat eingenommen wird, nähert sich die Lungenmagengrenze dem Rippenbogen, wodurch der Magenschallraum von oben und links her eine Einschränkung erfährt. Dasselbe hat normaler Weise bei jeder tiefen Inspiration statt. Oberhalb der zu tief stehenden Lungenmagengrenze findet sich beim Emphysem nicht tympanitischer, bei linksseitiger Pleuritis dumpfer Schall (Verkleinerung des halbmondförmigen Raumes: TRAUBE). — Auch bedeutende Vergrösserung des Herzens ist im Stande, den Magenschallraum von oben her zu verkleinern.

Vergrösserung des Magenschallraumes, Magenerweiterung. Von grösserer Bedeutung für die Pathologie des Magens selbst ist der Nachweis einer beträchtlichen Vergrösserung des ihm angehörigen Schallbezirkes. Sehen wir von jenen Fällen ab, in denen dieselbe durch Hinaufrücken der Lungenmagengrenze (bei Schrumpfung der linken Lunge) oder ein Zurückweichen der Lebermagengrenze nach rechts und oben (bei Verkleinerung des linken Leberlappens) bewirkt wird, so handelt es sich in der Regel um ein tieferes Herabtreten der unteren Magengrenze in Folge von Erweiterung des Magens, für deren Diagnose die Resultate einer umsichtig ausgeführten Percussion schwer ins Gewicht fallen. Namentlich wenn man die Grenzen des Magens vor und nach der Entleerung grösserer Flüssigkeitsmengen durch Erbrechen, vor und nach der Einführung von solchen mittelst der Magenpumpe mit einander vergleicht, und bei öfters wiederholten Untersuchungen stets dieselben Ergebnisse findet, kann die Diagnose der Magendilatation schon durch die Percussion allein sicher gestellt werden. Untersucht man die Kranken in der Rückenlage, so findet man die untere, der grossen Curvatur entsprechende Magengrenze tiefer stehend als normal, bis an den Nabel, bis unter denselben, in den hochgradigsten Fällen bis nahe an die Symphyse sich erstreckend (s. Taf. XIV, *lm*, *ik*). Oberhalb dieser Linie findet man einen meist tief tympanitischen Schall, der sich auch weiter nach rechts erstreckt, als unter gewöhnlichen Verhältnissen. Untersucht man nun den Kranken im Stehen, so tritt eine Dämpfung auf, deren untere, nach unten leicht convexe Grenze in der Regel etwas tiefer steht, als die untere Grenze des zuvor in der Rückenlage vorhandenen tympanitischen Schallbezirkes. Die obere Grenze dieser je nach der verschiedenen Füllung des Magens verschieden hohen und breiten Dämpfung ist nicht immer scharf zu bestimmen, verläuft auch nicht immer so horizontal, wie man dies a priori und nach PIORRY erwarten sollte. Nach oben grenzt sich diese Dämpfung vom tympanitischen Schall des Magens, nach unten von dem des Darmes ab.[1]) Dass diese Dämpfung wirklich dem Magen angehört, wird ferner bewiesen durch Schwinden oder Verkleinerung derselben nach Entleerung des Magens mittelst der Pumpe oder durch Erbrechen, sowie durch die Möglichkeit, dieselbe willkürlich durch Einführung grosser Mengen von Flüssigkeiten zu vergrössern. — Findet man auch bei aufrechter Haltung keine Dämpfung, sondern etwa dieselben Grenzen tympanitischen Schalles, wie in der Rückenlage, so führt man mittelst der Sonde so lange Flüssigkeit ein, bis dieselbe eine deutliche Dämpfung bewirkt. Bei derartigen Untersuchungen, die sich in mannigfacher Weise modificiren lassen, wird die Magendilatation in hohem Grade wahrscheinlich, wenn in der Rückenlage tympanitischer Schall von allenthalben derselben Höhe und Helligkeit bis unter die Nabellinie sich erstreckt, und wenn dann bei aufrechter Haltung entweder sofort oder nach vorhergehender Einverleibung von Flüssigkeit eine Dämpfung auftritt, die links von der Mittellinie gelegen ist und mit ihrer unteren Grenze weit unter die horizontale Nabellinie herunterreicht (s. Taf. XIV).

---

1) Nach FERBER kann man bei Magendilatation, wenn der Kranke in aufrechter Haltung untersucht wird, häufig über der linken hinteren unteren Lungengrenze eine ziemlich starke verschieden hoch hinaufreichende Dämpfung constatiren, die sofort verschwindet, wenn der Untersuchte die Kniеellenbogenlage einnimmt, oder sich flach auf den Leib legt. Die Erklärung ist darin gegeben, dass durch die in aufrechter Haltung gespannten Bauchmuskeln der Magen nach hinten und oben gedrückt wird, und bei starker Füllung Hochstand des Zwerchfelles und Retraction der Lunge bedingt. In der Knieellenbogenlage dagegen erschlafft die Bauchwand, der schwere Magen fällt nach vorn; dadurch werden die hinteren Zwerchfellpartien entlastet, und die Lunge dehnt sich wieder aus.

VII. Die Percussion der Nieren.

PIORRY, Traité de la percussion médiate. 1827 und Traité de Plessimétrisme et d'organographisme. 1866. p. 608 ff. — EDUARD MAYER, Die Percussion d. Unterleibes. Halle 1839. S. 114. — J. VOGEL in Virchow's spec. Pathol. und Therapie. Bd. VI. 2. Abth. S. 420 ff. — REINHOLD, Die physikalische Untersuchung der Niere mit besonderer Berücksichtigung der Percussion derselben. Inaug. Dissert. Jena. 1865. — GERHARDT, Lehrbuch der Auscultation und Percussion. III. Aufl. 1876. S. 150 ff. — BARTELS in v. ZIEMSSEN's spec. Pathol. u. Therapie. Bd. IX. 1. Abth. S. 7 ff. — PANSCH, Ueber die Lage der Nieren mit besonderer Beziehung auf ihre Percussion. Reichert's und Du Bois-Reymond's Archiv. 1876. S. 327 ff. — FERBER, Situsphantom etc. S. 54. — GUTTMANN, Lehrbuch der klinischen Untersuchungsmethoden etc. III. Aufl. 1878. S. 375.

Topographische Anatomie.

Die beiden Nieren (Taf. III, *k* u. *l*) sind zu beiden Seiten der Wirbelsäule in der Höhe des letzten Brust- und der 2—3 oberen Lendenwirbel dicht vor der hinteren Bauchwand mit Ausnahme einer etwas tieferen Stellung der rechten, seltener der linken Niere im allgemeinen symmetrisch in der Weise gelegen, dass ihr concaver Rand nach innen gegen die Wirbelsäule, ihr convexer Rand nach aussen gerichtet ist. Das obere Ende der rechten Niere stösst an die Leber, welche etwa das obere Drittel derselben bedeckt; dasjenige der linken Niere tritt mit dem hinteren unteren Rande der Milz in die früher beschriebene Beziehung. Die Nieren ragen, was LUSCHKA ganz besonders betont, in das Gebiet des Brustkorbes hinauf; sie werden zum Theil (etwa zur Hälfte) von der 12. und 11. Rippe umfasst und treten durch Vermittelung der pars lumbalis des Zwerchfelles mit den Pleurasäcken in eine derartige Beziehung, dass etwa ihr oberes Dritttheil im Bereich derselben liegt und durch vom Rücken her horizontal eindringende Wunden nur unter gleichzeitiger Verletzung der Pleura getroffen werden kann. Vor der rechten Niere ist das Duodenum und aufsteigende Colon, vor der linken Niere das absteigende Colon gelegen. Der Dickdarm überragt sowohl rechts wie links den äusseren Rand der Niere lateralwärts. Nach hinten stossen die Nieren auf eine sehr dicke Muskellage, die durch die Schenkel des Diaphragma, den Quadratus lumborum, transversus abdominis, sacrospinalis und latissimus dorsi gebildet wird. — Ueber den Verlauf der Längsaxe, sowie über die Lage des unteren Endes der Nieren differiren die Angaben der einzelnen Anatomen. Nach LUSCHKA divergiren die Längsaxen beider Nieren in der Weise, dass die unteren, etwa 11 Ctm. von einander abstehenden Enden der beiden Nieren um ein Drittel weiter von

einander entfernt sind, als die oberen.¹) Nach PANSCH liegt das
obere Ende der Niere mit seinem medialen Rand 0,5—1,5 Ctm. von
der lateralen Seite der Wirbelkörper entfernt. Die medialen Ränder
der unteren Enden sind 11 Ctm., die tiefsten Endpunkte 15 Ctm.
von einander, also 7—8 Ctm. von der Medianlinie entfernt. In Folge
des nach unten divergirenden Verlaufes der Längsaxen beider Nieren
ist deren innerer concaver Rand gleichzeitig etwas nach unten, der
convexe laterale Rand etwas nach aufwärts gerichtet. — Die schräge
Lage der Queraxe der Niere ist eine sehr verschiedene; bald ist
nur der convexe Rand, bald die ganze Hinterfläche dorsalwärts gerichtet; im ersten Fall erscheint die Niere von vorn oder hinten
betrachtet schmal, im zweiten breit. — Wenn man erwägt, dass
nach den übereinstimmenden Angaben der Anatomen die Länge der
Niere durchschnittlich 10—12 Ctm., ihre Breite 5—6 Ctm. beträgt,
sowie ferner, dass der Abstand zwischen dem unteren Rande des
11. Brustwirbels und Darmbeinkamm durchschnittlich zwischen 14
und 18 Ctm. schwankt (PANSCH), so muss man die von Manchen
aufgestellte Behauptung, dass das untere Ende der Niere hinter den
Darmbeinkamm herabreiche, als durchaus unzutreffend bezeichnen;
dasselbe bleibt vielmehr vom Darmbeinkamm durch einen Abstand
von allerdings wechselnder Grösse getrennt. Auf LUSCHKA's Taf. II
beträgt derselbe links 5, rechts 4 Ctm.; HENKE²) bildet das untere
Ende der Nieren 2 - 3 Ctm. vom Darmbeinkamm entfernt ab; und
PANSCH fand in 100 Fällen nur ein einziges Mal die Niere bis an
das Darmbein herabreichend; in den übrigen Fällen blieb sie 2 bis
6 Ctm. von demselben entfernt. — Von der Mittellinie ist der äus-
serste Punkt des convexen Randes der Niere etwa 10 Ctm., die
äussersten Punkte beider Nieren von einander etwa 20 Ctm. entfernt.
Nur ein sehr kleines, dem convexen Rand zunächst gelegenes Seg-
ment der Niere überragt den Rand des extensor dorsi communis
(sacrospinalis) lateralwärts, welch' letzterer Muskel im allgemeinen
7—8 Ctm. breit ist und mit seinem lateralen Rande von unten nach
oben divergirend verläuft. — Der äussere Rand der Niere bildet
rechts mit dem unteren Rand der Leber, links mit dem unteren Rand
der Milz einen Winkel (Leber- und Milznierenwinkel). In diesem
Winkel, der sich beiderseits in der Scapularlinie oder zwischen ihr
und hinterer Axillarlinie auf der 11. Rippe oder im 11. Intercostal-

---

1) So im Text S. 31. Auf Taf. II dagegen beträgt die Entfernung der unteren Enden 13—14, die der oberen 9—10 Ctm.

2) Topographische Anatomie des Menschen in Abbildung und Beschreibung.
Berlin 1879. Taf. XL.

raum befindet, ist rechts Colon ascendens, links Colon descendens gelegen. — Aus diesen Betrachtungen ergeben sich für die Percussion folgende Schlüsse:

Das obere Ende, desgleichen der obere Abschnitt des convexen Randes können von den luftleeren Organen, an welche sie stossen, nicht abgegrenzt werden, ebenso wenig der concave innere Rand von der Wirbelsäule. Dagegen erscheint es a priori möglich, das untere Ende, desgleichen das unterhalb des Milz- und Lebernierenwinkels gelegene Stück des äusseren Randes vom tympanitischen Schall des Colon abzustecken, falls nicht die ausserordentlich dicke Lendenmuskulatur jede percussorische Abgrenzung vereitelt.

Umgrenzung der Nieren durch die Percussion.

Der Erste, der ohne Wissen und Wollen an der Leiche die Niere percutirt hat, ist PIORRY. An der Leiche einer mageren alten Frau hatte man die Milzdämpfung im linken Hypochondrium vergebens gesucht, statt dessen aber in der linken Nierengegend eine 3½ Zoll hohe, 2 Zoll breite Dämpfung gefunden. Von den an den Grenzen der Dämpfung eingesenkten Nadeln fand man statt der erwarteten Milz vielmehr die linke Niere genau umgrenzt. Von da an hat PIORRY die Niere an Cadavern, später an Lebenden häufig percutirt und Vergrösserung und Verkleinerung, Form- und Lageveränderungen derselben richtig diagnosticirt (l. c. S. 613 u. 614). Zu einer genauen Umgrenzung, die bei Untersuchung von vorn und von der Seite her nicht gelingt, zieht PIORRY fast ausschliesslich die Percussion von der Rückenfläche aus in Anwendung. Der zu Untersuchende nimmt die Bauchlage ein, während unter den Bauch ein Kissen gelegt wird. Dann wird eine die Dornfortsätze der Lendenwirbel verbindende Linie, ebenso der hintere Abschnitt des Darmbeinkammes und der untere Rand der letzten Rippe, sowie der untere Rand der Leber und Milz angezeichnet. Man gelangt dann, indem man auf das möglichst tief eingedrückte Plessimeter in verschiedenen horizontalen, verticalen und schrägen Linien stark percutirt, zu einer vollständigen Umgrenzung der Niere nach allen Seiten (selbst nach innen von den Körpern der Wirbel gelingt die Abgrenzung! vgl. Fig. 76 auf S. 619). Die Höhe der Nierendämpfung beträgt nach PIORRY 8—9, ihre Breite 4—5 Ctm.

ED. MAYER (l. c. S. 114) percutirte die Niere von drei Seiten her, einmal von der Vorderfläche des Bauches aus, während der Untersuchte bei möglichst erschlafften Bauchmuskeln die Rückenlage einhält, dann von der Seite her, während der Untersuchte auf der entgegengesetzten Seite liegt, endlich von der Rückenfläche her. Wie es scheint, bevorzugte er im allgemeinen die erste dieser drei Methoden. Genauere Angaben über die Lage und Grösse der Nierendämpfung finden sich bei ED. MAYER nicht vor.

J. VOGEL untersuchte die Nierendämpfung ähnlich wie PIORRY von der Rückenfläche her, während unter den Bauch des Untersuchten ein Kissen geschoben wird. Hierauf wird eine die Dornfortsätze der Lendenwirbel verbindende Linie aufgezeichnet und die obere Grenze der Niere indirect in der Weise bestimmt, „dass man den unteren Rand der Milz und Leber an den mehr nach aussen liegenden Stellen ermittelt, wo diese Organe nach unten an lufthaltige Darmpartien grenzen, und die dadurch gewonnene Linie in horizontaler Richtung bis an die Wirbelsäule verlängert." Die Bestimmung der äusseren Grenze hat in der Regel keine Schwierigkeiten „und kann direct geschehen, da die Nieren an dieser Stelle an meist lufthaltige Darmpartien anstossen, von denen sie sich leicht durch Percussion abgrenzen lassen". „Indem man von den so gefundenen äusseren Grenzen der Nieren in horizontaler Richtung nach innen bis an die Mittellinie misst, erhält man die Breite der Nieren, vermehrt durch die halbe Dicke der Wirbelsäule, von welcher sich natürlich die innere Grenze der Nieren durch Percussion nicht unterscheiden lässt."

„Die Bestimmung der unteren Grenze der Niere und damit die Messung ihres Längsdurchmessers hat grössere Schwierigkeiten und gelingt nicht in allen Fällen. Der untere Theil der Nieren reicht nämlich meist bis unter den oberen Rand des Darmbeines herab und eine Bestimmung seiner Grenzen mittelst der Percussion durch die knöcherne Decke hindurch gelingt nicht immer. Doch lässt sich dies in manchen Fällen ausführen und dann hat die Messung auch des Längsdurchmessers der Niere keine Schwierigkeit."

Zahlreiche nach dieser Methode an Lebenden angestellte Messungen ergaben als mittlere Maasse normaler Nieren bei Erwachsenen für den Querdurchmesser von der äusseren Grenze der Niere bis an die Mittellinie (also inclusive der halben Dicke der Wirbelsäule) 6—7, für den Längsdurchmesser 8—12 Ctm. Durch sorgfältige Percussion gelang es VOGEL sogar öfters, eine normaler Weise bestehende Grössendifferenz zwischen rechter und linker Niere zu Gunsten der letzteren nachzuweisen.

Die Methode von VOGEL wurde auch von REINHOLD und GERHARDT adoptirt. Nach REINHOLD schwankt die Länge der normalen

Nierendämpfung zwischen 8 und 12, ihre Breite zwischen 4 und 6 Ctm. Ob diese Breite der Entfernung der äusseren Grenze von der Mittellinie, oder vielmehr dieser Distanz vermindert um die Dicke der halben Wirbelsäule entspricht, wie hoch im letzteren Falle diese Dicke veranschlagt wurde, ist aus der Dissertation von REINHOLD nicht ersichtlich.

Unterwirft man die VOGEL'sche Methode einer strengen Kritik, so wird man ernste Bedenken tragen müssen, ob man die in VOGEL's Weise bestimmte Dämpfung wirklich als der Niere entsprechend betrachten dürfe. — Wir haben früher gesehen, dass sich sowohl der untere Rand der Milz, als derjenige der Leber nach hinten höchstens bis zur Scapularlinie verfolgen lässt. Eine von diesem Punkte, der sich auf der 11. Rippe oder im 11. Intercostalraum findet, horizontal nach der Wirbelsäule verlaufende Linie entspricht aber weder dem unteren Rande der Milz oder Leber, noch, wie VOGEL meint, dem oberen Ende der Niere (siehe Taf. III); eine derartige Linie, welche die Wirbelsäule erst in der Höhe des 1. Lendenwirbels trifft, schneidet vielmehr ein gutes Stück der Niere, etwa das obere Drittel derselben ab (s. Taf. II u. III). Nach dieser Methode wird also die obere Grenze der Niere constant um 3—4 Ctm. zu hoch gesetzt. Sollte nun dennoch eine Dämpfung herauskommen, deren Längsausdehnung der wirklichen Länge der Niere einigermassen entspräch, so musste die untere Grenze um ebensoviel, als die obere, zu tief gesetzt werden. Daher die den anatomischen Daten widersprechende Angabe, dass das untere Ende der Niere häufig deshalb nicht abgegrenzt werden könne, weil dasselbe bis hinter den Darmbeinkamm herabreiche.

Nach diesem historischen Ueberblick kann ich meine eigene Meinung über die Percussion der normalen Niere in wenige Sätze zusammenfassen, deren Kürze allerdings mit der von mir auf diese Untersuchungsmethode verwandten Mühe und Zeit und den Unbequemlichkeiten, welchen die auf dem Bauche liegenden Untersuchungsobjecte ausgesetzt werden mussten, einen bedauerlichen Contrast bildet. Ich finde mit VOGEL, REINHOLD und GERHARDT zu beiden Seiten der Lendenwirbelsäule am besten bei starker Hammerpercussion eine Dämpfungsfigur, die sowohl nach oben (von Leber und Milz) als nach innen (von der Wirbelsäule) gar nie, nach unten nur ausnahmsweise abgegrenzt werden kann, weil sie sich meist bis an den Darmbeinkamm erstreckt. Nach aussen dagegen lässt sich diese Dämpfung sehr häufig vom tympanitischen Schall des Colon in einer Linie

(Taf. VII, *h i*, *k l*) abstecken, deren Entfernung von der Mittellinie ich durchschnittlich etwas grösser finde, als die genannten Untersucher, nämlich 7 bis 9 Ctm. Stimmt die Lage dieser Linie ganz im allgemeinen auch mit dem Verlauf des äusseren Randes der Niere einigermassen überein, so bestehen doch wieder zwischen dem convexen Rand der Niere und dem äusseren Rande dieser Dämpfung so gewichtige Unterschiede, dass ich es für unstatthaft halte, die Niere für diese Dämpfung verantwortlich zu machen. Einmal erstreckt sich die Dämpfung in der Regel bis zum Darmbeinkamm, von dem doch die Niere 3—5 Ctm. entfernt bleibt; ferner ist sie häufig, entgegengesetzt dem Verhalten der Niere, mit ihrem oberen Ende weiter von der Mittellinie entfernt, als mit ihrem unteren. Mir wollte es häufig scheinen — namentlich bei mageren Individuen habe ich dies meinen Zuhörern zuweilen demonstrirt — als ob der äussere Rand der „Nierendämpfung" viel mehr dem äusseren Rand des extensor dorsi communis, als dem der Niere entsprechen würde. So lange sich das Plessimeter auf dieser dicken durch den Quadratus lumborum verstärkten Muskulatur befindet, bleibt der Schall dumpf; wird aber der Rand derselben überschritten, tritt lauter tympanitischer Schall auf. Da, wie oben erwähnt, der laterale Rand des gemeinsamen Rückenstreckers mit dem äusseren Rand der Niere so ziemlich zusammenfällt, so vermag ich die von REINHOLD angeführte Thatsache, dass am Rande der Dämpfung eingestochene Nadeln den Rand der Niere umsteckten, nicht als beweiskräftig für die Genauigkeit der Methode anzuerkennen. Meine oben ausgesprochene Vermuthung wurde durch Untersuchungen an Leichen zur Gewissheit erhoben. Von mehreren Versuchen, die alle dasselbe Resultat ergaben, führe ich einen ausführlicher an, bei dem mich Herr Professor J. ARNOLD freundlichst unterstützte: Die Leiche eines 15jährigen an Phthise verstorbenen Mädchens wird in die Bauchlage mit unterstütztem Bauche gebracht und percutirt. Die hintere untere Lungengrenze steht beiderseits in der Scapularlinie im 10. Intercostalraum, verläuft von da horizontal nach der Wirbelsäule. Untere Leber- und Milzgrenze in der Scapularlinie beiderseits an der 12. Rippe, 5 Ctm. unter der unteren Lungengrenze. Aeussere Grenze der Nierendämpfung links 7, rechts 8 Ctm. von der Mittellinie entfernt, verläuft der letzteren parallel, trifft etwa rechtwinklig auf die untere Leber- und Milzgrenze. Die Dämpfung lässt sich weder nach oben noch nach unten abgrenzen. Es werden Nadeln am äusseren Rande der Dämpfung, eine auch unmittelbar über der unteren Lebergrenze eingestochen, die Leiche umgedreht, und von vorn her die Lage der

Theile controlirt. Es zeigt sich dabei, dass die am äusseren Rande der Dämpfung unmittelbar unter dem Milz- und Lebernierenwinkel eingestochene Nadel den äusseren Rand der Niere etwa **in der Mitte der Höhe der Niere** trifft, dass die Niere sowohl rechts wie links einige **Centimeter vom Darmbeinkamm entfernt bleibt, trotzdem die Dämpfung in der Nähe des Darmbeinkammes sich gerade so scharf nach aussen abgrenzte,** wie höher oben; es zeigte sich ferner, dass eine vom Milz- oder Lebernierenwinkel horizontal nach der Wirbelsäule gezogene Linie **nicht das obere Ende der Niere** trifft, **sondern ein Drittel bis die Hälfte von derselben abschneidet.** Bei sorgfältiger Präparation von hinten her ergibt sich, **dass die äussere Grenze der Dämpfung genau dem Rande des Sacrospinalis entspricht.** — — Vor wenig Tagen war es mir möglich, **auch am Lebenden den Nachweis zu liefern, dass die sogenannte Nierendämpfung mit der Niere nichts zu schaffen hat.** Durch die Freundlichkeit des Herrn Geh. Hofrath CZERNY war mir die seltene Gelegenheit geboten, bei einem jungen Manne, dem derselbe wegen eines Nierensteines die linke Niere exstirpirte, **vor** und einige Wochen **nach** der Operation die Grenzen der „Nierendämpfung" aufs sorgfältigste festzustellen. Die Grösse und Intensität der „Nierendämpfung" war vor der Operation beiderseits die gewöhnliche; **aber auch mehrere Wochen nach der Entfernung der linken Niere, zu einer Zeit, als die Schnittwunde längst vernarbt war, verhielt sich die „Nierendämpfung" auf der linken Seite genau so wie auf der rechten, und genau so, wie vor der Exstirpation der Niere!** — Die Ursache der Unmöglichkeit, die normale Niere durch die Percussion abzugrenzen, ist darin gelegen, dass an denjenigen Stellen, an welchen Niere liegt und an den benachbarten Punkten, hinter denen keine Niere liegt, wegen der enorm dicken Muskulatur und der Fettkapsel der Nieren die Differenz in der Dicke der schalldämpfenden Schichte eine viel zu geringe ist, um bei der tiefen Lage des lufthaltigen Organes (Colon) percussorische Unterschiede zur Wahrnehmung gelangen zu lassen. — Ich kann daher der Percussion der Nieren keine praktische Bedeutung beimessen; factisch thun dies auch diejenigen nicht, welche die Grösse der normalen Niere genau durch die Percussion feststellen zu können glauben. So geben z. B. VOGEL, GERHARDT und BARTELS in übereinstimmender Weise an, dass trotz hochgradigen Schwundes der Niere deren Percussionsgrenzen normal getroffen werden können; ebensowenig ist es BARTELS gelungen, diffuse Schwellungen der Nieren mit Sicherheit durch die Percussion nachzuweisen. Und wenn wir uns in der Literatur und Casuistik der Nierenerkrankungen umschauen, so finden wir (von Nierengeschwülsten und Wandernieren abgesehen) so gut wie nirgends Angaben über die Grösse der Nierendämpfung in verschiedenen pathologischen Zuständen der Nieren (acute und chronische, parenchymatöse und interstitielle Entzündung, Amyloiddegeneration).

Dass die Percussion der Nierengegend für die Diagnose von Nierengeschwülsten eine hervorragende Bedeutung gewinnen kann, will ich nicht bestreiten. Bei dem Mangel einschlägiger Fälle, an denen es mir möglich gewesen wäre, selbständige Untersuchungen an Nierengeschwülsten anzustellen, beschränke ich mich darauf, die bezüglichen Angaben GERHARDT's (S. 152) wörtlich wiederzugeben: „Die praktische Bedeutung der Nierenpercussion erstreckt sich hauptsächlich auf zwei Fälle: . . . . Zweitens den Nachweis von Nierengeschwülsten, die der Palpation entweder noch nicht zugängig geworden sind, oder obwohl sie gefühlt werden, durch die Palpation noch nicht genügend als Nierengeschwülste charakterisirt sind . . . . Grössere Nierengeschwülste geben eine von der erwähnten Gegend aus mehr oder weniger weit um den Brustkorb herum sich erstreckende Dämpfung, deren Bereich mit der Respiration nicht wechselt, und die ein ganz besonderes Characteristicum darin erlangt, dass über die seitliche oder hintere Fläche ein circa 2 Finger breiter Streif tympanitischen hellen Percussionsschalles verläuft, der dem auf der Nierengeschwulst befestigten Colon ascendens oder descendens entspricht. Wo an einer solchen Geschwulst die normale Form einer Niere erhalten ist, und an dem Aufrisse derselben in vergrössertem Maassstabe wieder erscheint, wird dadurch die Diagnose wesentlich erleichtert."

Der Angabe GERHARDT's, dass der Nachweis einseitig hellen Schalles, „der, sobald die Niere reponirt wird, wieder in den dumpfen übergeht", sich für die Diagnose der Wanderniere verwerthen lasse, steht nicht nur meine Beobachtung in Betreff der Dämpfung nach Exstirpation der Niere, sondern auch die Erfahrungen GUTTMANN's entgegen, der unter 6 Fällen von Dislocation der rechten Niere viermal den Schall auf beiden Seiten gleich gefunden hat, ein weiterer Beweis für die Richtigkeit meiner Auffassung, dass an der „Nierendämpfung" die Niere unschuldig ist.[1])

---

[1]) An einem sehr exquisiten Falle von rechtsseitiger Wanderniere, den ich in jüngster Zeit gemeinsam mit Herrn Geh. Hofrath CZERNY untersuchen konnte, verhielt sich, trotzdem die Niere sehr weit nach vorn und unten dislocirt war, die „Nierendämpfung" auf beiden Seiten völlig gleich; die rechtsseitige „Nierendämpfung" war vor der Reposition des Organes ebenso intensiv, wie nach derselben.

VIII. Flüssigkeit in der Pleurahöhle. Pleuritis exsudativa.

PIORRY, Traité de la percussion médiate und Traité de plessimétrisme et d'organographisme. 1866. p. 296. — DAMOISEAU, Recherches cliniques sur plusieurs points du diagnostic des épanchements pleurétiques. Arch. gén. de Méd. Octobre et Décembre 1843. — WINTRICH in VIRCHOW's spec. Pathologie und Therapie. Bd. V, 1. 1854. — DAMOISEAU, Union médicale. No. 149. 1856. — SEITZ, Die Auscultation und Percussion der Respirationsorgane. Erlangen 1860. S. 208. — SKODA, Abhandlung über Percussion u. Auscultation. VI. Aufl. 1864. S. 203. — PETER, Valeur diagnostique, prognostique et thérapeutique des courbes de Damoiseau. Gazette des hôpitaux. No. 4. 1869. — Idem, Leçons de clinique médicale. Paris 1873. p. 532. — TRAUBE, Gesammelte Beiträge etc. 1871. II. S. 852. — FRÄNTZEL in v. Ziemssen's spec. Pathol. u. Therapie. IV. Bd., 2. 2. Aufl. 1877. Abschnitt Pleuritis. — FERBER, Die physikalischen Symptome der Pleuritis exsudativa. Habilitationsschrift. Marburg 1875 (ausgezeichnete Monographie). — GERHARDT, Lehrbuch der Auscultation u. Percussion. III. Aufl. 1876. S. 234. — ELLIS, C., The curved line of pleuritic effusion. Boston med. and surg. Journal. Dezemb. 14. 1876. — G. M. GARLAND, Pneumono-Dynamics. New-York. 1878. — Idem, The letter S Curve. New-York Medical Journal. Nov. 1879. — ROSENBACH, O., Ein Beitrag zur physikalischen Diagnostik der Pleuraexsudate. Berl. klin.Woch. No. 12. 1878. — LADENDORF, Ueber die Dämpfungscurven pleuritischer Exsudate. Ibidem. Nr. 38. 1878. — LEICHTENSTERN, in GERHARDT's Handbuch der Kinderkrankheiten. III. Bd. 2. Hälfte. Tübingen 1878. Artikel Pleuritis. — HEITLER, Ueber die Dämpfungsfigur pleuritischer Exsudate. Wiener med. Woch. No. 52. 1878. — QUINCKE, H., Ueber den Druck in Transsudaten. Deutsch. Arch. f. klin. Med. Bd. XXI. 1878. S. 453 ff. — LEYDEN, Manometrische Messungen über den Druck innerhalb der Brust-, resp. Bauchhöhle bei Punctionen des Thorax, resp. des Abdomens. Charité-Annalen. III. Jahrgang. 1878. S. 264. — A. WEIL, Zur Lehre vom Pneumothorax. Experimentelle und klinische Untersuchungen. Deutsch. Arch. f. klin.Med. Bd. XXV. 1879. S. 1. — HOMOLLE, De la tension intrathoracique dans les épanchements pleuraux etc. Revue mensuelle. 1879. No. 2. S. 81.

1. Allgemeines; Mechanik des pleuritischen Exsudates.

Die in eine oder beide Pleurahöhlen ergossene Flüssigkeit unterliegt zahllosen qualitativen und quantitativen Schwankungen. Von nur wenige Unzen betragenden Mengen zu Exsudaten, welche die ganze Brusthöhle einnehmen, finden sich alle Uebergänge vertreten. — Während die Menge der ergossenen Flüssigkeit in erster Linie die Resultate der Percussion beeinflusst, kommt die Qualität derselben so gut wie gar nicht in Betracht. Ob es sich im einzelnen Falle um seröse, eiterige, blutige oder jauchige Flüssigkeit handelt, lässt sich durch die Percussion allein in keiner Weise entscheiden. Nicht einmal die Frage, ob das Product einer Entzündung (pleuritisches Exsudat) oder ein hydropisches Transsudat (Hydrothorax) vorliegt, kann aus der Percussion mit Sicherheit beantwortet werden. Aus diesem Grunde ist es gewiss zweckmässig, wenn wir die percussorische Abgrenzung von in der Pleurahöhle befindlicher Flüssigkeit an der häufigsten und wichtigsten Form derselben studiren, am pleuritischen Exsudate.

Bevor wir die den einzelnen Stadien der Erkrankung entsprechenden percussorischen Zeichen eingehender schildern, scheint es zweckmässig, die Mechanik des pleuritischen Exsudates, die Druckverhältnisse der Flüssigkeit selbst und die daraus sich ergebende Einwirkung auf Lunge und die Nachbarorgane etwas eingehender zu betrachten. Diese Verhältnisse sind in Wirklichkeit viel verwickelter, als man sich häufig vorstellt. Auf manche nicht unwesentliche Punkte ist erst durch die Arbeiten der letzten Jahre, vor allem diejenigen von FERBER, GARLAND, QUINCKE, LEYDEN, LEICHTENSTERN, HOMOLLE hingewiesen worden; auch die Ergebnisse meiner eigenen, den Pneumothorax betreffenden Untersuchungen lassen sich in mancher Hinsicht für die Lehre vom pleuritischen Exsudate verwerthen.

Der Raum für einen pleuritischen Erguss wird zunächst — darüber sind alle Autoren einig — dadurch gewonnen, dass die Lunge der erkrankten Seite sich retrahirt. Ehe sich dieselbe vollständig retrahirt, d. h. das ihrer Gleichgewichtslage entsprechende Volumen eingenommen hat, kann von einem positiven Druck der Flüssigkeit auf die Lunge, von einer Compression der Lunge durch die Flüssigkeit nicht die Rede sein. Das haben eine grosse Anzahl von Schriftstellern — auch vor GARLAND — in unzweideutiger Weise ausgesprochen. Die daran sich unmittelbar knüpfende weitere Frage, **um wieviel die intra vitam retrahirte Lunge kleiner ist, als die normale in den Thorax eingefügte**, ist für den Menschen eine völlig offene. **Diese Grösse, für die ich die Bezeichnung Retractionsgrösse der Lunge vorgeschlagen habe, ist beim lebenden Thiere eine überraschend grosse,** diejenige der Leichenlunge vielmal übertreffende. Wir werden darum der Wahrheit näher kommen, wenn wir unsere Vorstellungen über die Retraction der lebenden menschlichen Lunge nicht auf die Beobachtung an menschlichen Leichen, an denen die Retraction der Lunge sehr geringfügig ausfällt, sondern auf die an lebenden Thieren angestellten Untersuchungen gründen. Die einfachste Methode, eine Anschauung von der Retraction der lebenden Lunge zu gewinnen, ist die, dass man einen Pneumothorax erzeugt, indem man die Pleurahöhle eröffnet. Misst man nach der von mir (l. c.) beschriebenen Methode die Menge Luft, welche unter dem Atmosphärendruck in die Pleurahöhle eindringt (das Pleuravolumen), so bekommt man eine ungefähre Vorstellung von der Retractionsgrösse der Lunge.

Die Menge der unter dem Atmosphärendruck in die Pleurahöhle eindringenden Luft schwankte bei verschieden grossen Hunden (4 bis 43 Kilogr. Körpergewicht) zwischen 100 und 1600 Ccm. Berück-

sichtigt man, dass bei verschiedenen Hunden die Menge der auf ein
Kilogramm Körpergewicht in die Pleurahöhle eindringenden Luft
zwischen 30 und 40 Ccm. betrug, so würde man, falls beim Menschen die Verhältnisse ähnlich liegen, wie beim Hunde, für einen
60 Kilogramm schweren Menschen die Grösse des Pleuravolumens zu 1800—2400 Ccm. annehmen dürfen. Der Raum
für diese Luftmenge wird nun aber nicht ausschliesslich durch die
Retraction der Lunge, sondern zum Theil durch Verschiebung des
Zwerchfells, Mediastinum und Ausdehnung der Brustwand gewonnen.
Die Thatsache, dass beim Pneumothorax auch dann, wenn
in der Pleurahöhle kein positiver, sondern lediglich
Atmosphärendruck herrscht, eine hochgradige Dislocation des Zwerchfells und Mediastinum, sowie eine
Ausdehnung der Brustwand beobachtet wird, ist nicht nur
für die Pathologie des Pneumothorax, sondern auch für diejenige
des pleuritischen Exsudates von fundamentaler Bedeutung. Diese
Thatsache, die ich durch directe Beobachtung am lebenden Thiere
erhärtet habe (l. c. S. 18), ist auch aus theoretischen Gründen leicht
verständlich. Die Stellung des Zwerchfells, Mediastinum und der
Brustwand, — alles nachgiebige Gebilde — ist ebenso wie die Lage
einer elastischen Membran ausser durch die Elasticität dieser Theile
durch den Druck bedingt, welcher auf beiden Flächen derselben
lastet. Normaler Weise wirkt auf die äussere Fläche der Brustwand der Atmosphärendruck, auf die innere ein um den Betrag des
negativen Drucks der Pleurahöhle kleinerer, also negativer Druck
ein; Mediastinum steht nach rechts und links unter dem gleichen
negativen Druck der Pleurahöhle, das Zwerchfell nach oben ebenfalls unter dem letzteren, nach unten unter dem wechselnden Drucke
der Bauchhöhle. Jede einseitige Aenderung dieses Druckes muss,
soweit Brustwand, Mediastinum und Zwerchfell nachgiebig genug
sind, eine Verschiebung dieser Theile im Sinne der Druckänderung
zur Folge haben. Bei Entstehung eines rechtsseitigen Pneumothorax
z. B. bleibt der Druck, welcher auf die Aussenseite der Brustwand,
die nach links gewandte Fläche des Mediastinum und die untere
Fläche des Zwerchfells einwirkt, ungeändert, dagegen wächst der
Druck, welcher auf der Innenseite der Brustwand, der nach rechts
gewandten Fläche des Mediastinum und der convexen Fläche des
Zwerchfells lastet; er wird, während er zuvor negativ war, beim
Pneumothorax (mit offener Communication) gleich dem Atmosphärendruck. Dieser einseitigen Drucksteigerung muss eine Verschiebung
der Brustwand nach aussen, des Mediastinum nach links, des Zwerch-

fells nach unten entsprechen. Wegen dieser Verdrängung der genannten Gebilde ist die Menge der unter dem Atmosphärendruck in die Pleurahöhle eindringenden Luft (das Pleuravolumen) grösser, als die Retractionsgrösse der Lungen, und zwar um den Betrag, um welchen die Wandungen der Pleurahöhle aus ihrer ursprünglichen Lage verdrängt werden. — Aus diesen beim Pneumothorax gewonnenen Erfahrungen ergeben sich für das pleuritische Exsudat zwei Folgerungen:

1. **Bis es zur völligen Retraction der Lunge kommt, muss die Menge des Exsudates schon eine sehr beträchtliche sein** (ich schätze sie auf mindestens 2 Liter).

2. **Herrscht in Folge der Exsudation Atmosphärendruck in der Pleurahöhle, so sind Mediastinum, Zwerchfell und Brustwand verdrängt.**

Man muss aber von letzterem Satze aus noch einen Schritt weiter gehen; zur Dislocation der Nachbarorgane bedarf es nicht einmal des Atmosphärendruckes; sie tritt ein, sobald in der erkrankten Pleurahöhle ein geringerer negativer, also ein höherer Druck herrscht, als in der Norm. Denken wir uns z. B., während unter normalen Verhältnissen auf beiden Flächen des Mediastinum der gleiche negative Druck (z. B. von 10 Mm. Hg) lastet, den negativen Druck in der rechten Pleurahöhle auf die Hälfte reducirt, so steht die rechte Fläche des Mediastinum unter einem Drucke von -5, die linke unter einem solchen von -10 Mm. Hg. Diese Druckdifferenz von 5 Mm. Hg wird das nachgiebige Mediastinum nach links verdrängen, trotzdem der auf die rechte Seite wirkende Druck immer noch kleiner ist, als der Atmosphärendruck; es kommt für die Verschiebung einer auf beiden Seiten unter verschiedenem Druck stehenden Membran die absolute Grösse des Druckes gar nicht in Betracht, sondern nur die Druckdifferenz. Aus diesem Grunde halte ich es für ganz correct, eine derartige Verschiebung des Mediastinum als eine durch den auf der kranken Seite gesteigerten Druck bedingte aufzufassen und kann der Meinung Garland's nicht zustimmen, wenn er behauptet, dass Herz, Mediastinum u. s. w. nicht durch das Exsudat verdrängt, sondern von der Lunge der andern Seite herübergezogen werden. — Ganz ähnliche Betrachtungen lassen sich auch für Brustwand und Zwerchfell anstellen. Wenn auf der oberen Fläche des Zwerchfells nur die Hälfte des normalen negativen Druckes lastet, während der Druck auf die untere Fläche ungeändert bleibt, so muss sich das Zwerchfell abflachen. — Eine derartige Verminderung des negativen Druckes in der Pleurahöhle, vom normalen bis auf Null, hat aber in demselben Maasse statt, in dem sich mit steigendem Exsudate die Lunge retrahirt; je mehr sich die Lunge retrahirt, ein desto grösserer Bruchtheil des negativen Druckes der Pleurahöhle geht verloren. Es folgt daraus

3. dass, schon bevor die elastische Retractionskraft der Lunge erschöpft ist, Verschiebung der Nachbarorgane auftreten muss. Um so mehr wird dies der Fall sein, weil das flüssige Exsudat nicht nur, wie die Luft beim Pneumothorax, als raumausfüllender, die Retraction der Lunge gestattender Körper, sondern auch vermöge seiner Schwere einwirkt. Dadurch werden die Druckverhältnisse beim pleuritischen Exsudat ausserordentlich complicirte. Während beim Pneumothorax an jedem Punkte der Pleurahöhle der gleiche Druck herrscht, ist derselbe beim pleuritischen Exsudate in verschiedenen Schichten der Flüssigkeit ein verschiedener; auch der Seitendruck, den die das Exsudat begrenzenden Wandungen zu tragen haben, ist in verschiedener Höhe ein verschiedener; er sowohl, als der Bodendruck hängen ausserdem von der Lage des Kranken ab. Denkt man sich z. B., wie dies häufig der Fall, die Hauptmasse der Flüssigkeit zwischen Lungenbasis und Zwerchfell angehäuft, so hat das letztere bei aufrechter Haltung den grössten Druck auszuhalten. Die Angabe LEICHTENSTERN's, dass dieser Druck $= Q. h. d$ ist (wenn Q den Flächeninhalt des Zwerchfells, h die Höhe des Exsudates, d das specifische Gewicht der Flüssigkeit bedeutet), lässt den der Schwere des Exsudates entgegenwirkenden elastischen Zug der Lunge unberücksichtigt. Solange die Lunge nicht völlig retrahirt ist, übt sie auf das Exsudat einen negativen Druck aus, dessen Grösse x von jenem Werthe $Q. h. d$ zu subtrahiren ist. Es kann an den obersten Schichten des Exsudates negativer, an den tiefsten positiver Druck herrschen; oder der Druck wird bei mässigen Exsudaten, so lange x gross und h klein ist, auch in den tiefsten Schichten negativ sein können. Immer aber wird an jedem Punkte der Pleurahöhle der Druck grösser sein, als in der Norm. Der irgend einen Punkt der Brustwand und des Mediastinum treffende Seitendruck der Flüssigkeit ist um so grösser, je tiefer dieser Punkt unter dem Niveau des Exsudates gelegen ist. — Wenn somit nicht bezweifelt werden kann, dass schon, bevor die Lunge völlig retrahirt ist, eine Verdrängung der Nachbarorgane eintritt, so hängt doch der Grad dieser Dislocationen ausser von der Höhe des intrapleuralen Druckes von der Grösse des Widerstandes ab, wel-

chen Thorax, Mediastinum, Zwerchfell der Verschiebung entgegensetzen. Dieser Widerstand selbst ist theils durch die Elasticität der genannten Gebilde, theils durch den Druck bedingt, welcher auf der andern, nicht der erkrankten Pleurahöhle zugekehrten Fläche jener Wandung ruht. Während dieser Druck für die äussere Fläche der Brustwand ein für allemal gleich dem Atmosphärendruck ist, unterliegt der auf die andere Fläche des Mediastinum wirkende negative Druck, desgleichen der auf die untere Fläche des Zwerchfells wirkende mannigfachen Schwankungen. — Je grösser ferner die Elasticität des Zwerchfells, Mediastinum und der Brustwand, desto geringer ist bei der gleichen Druckdifferenz die Ausdehnung derselben. Der Grad der Verdrängung hängt aber auch aufs innigste zusammen mit der elastischen Kraft der sich retrahirenden Lunge; ist dieselbe eine bedeutende, so wird bei grossem Erguss die Verdrängung der Nachbarorgane gering ausfallen; ist sie eine unbedeutende, so wird im Gegentheil schon bei geringen Flüssigkeitsmengen die Verschiebung eine erhebliche sein können.

In Betreff der zur völligen Retraction der Lunge erforderlichen Flüssigkeitsmenge befinde ich mich in Uebereinstimmung mit Garland, welcher der Meinung ist, dass eine Compression der Lunge erst bei sehr grossen Exsudaten stattfinden könne.

Mit meiner Anschauung, dass eine Verschiebung des Zwerchfells, Mediastinum u. s. w. eintritt, noch bevor die Lunge völlig retrahirt ist, also zu einer Zeit, da selbst in den untersten Schichten des Exsudates noch negativer Druck herrschen kann, stimmen nicht nur zahlreiche klinische Erfahrungen, sondern auch die genaueren Druckmessungen, welche Quincke, Leyden und Homolle bei der Entleerung pleuritischer Exsudate ausgeführt haben. In früherer Zeit, bevor zur Entleerung pleuritischer Ergüsse die Aspiration angewandt wurde, konnte man häufig die unangenehme Erfahrung machen, dass bei einfacher Punction eines massenhaften Ergusses, der eine starke Verdrängung des Herzens und Zwerchfells bewirkt hatte, nur wenig Flüssigkeit entfernt, oder gar Luft in die Pleurahöhle aspirirt wurde, weil der Druck der Flüssigkeit ein zu geringer war. Quincke theilt drei Fälle mit, in denen der Druck im Anfang der Entleerung (Anfangsdruck) negativ war; in einem derselben war das Herz dislocirt. Dabei ist nicht zu vergessen, dass Quincke den Druck mass, den das Exsudat an der Punctionsstelle, also an einem verhältnissmässig tiefen Punkte des Pleurasackes, ausübte. In den höheren Schichten der Flüssigkeit war der Druck selbstverständlich noch stärker negativ. In einem andern Falle QUINCKE's war nach Entleerung von 1000 Ccm. der Druck an der Punctionsstelle (6. Intercostalraum in der Mammillarlinie) ± 0 geworden; das Herz reichte noch bis in die rechte Mammillarlinie. Die Angabe QUINCKE's, dass für die Höhe des Druckes ausser der Grösse des Exsudates die geringere oder grössere Nachgiebigkeit der Wandung in Betracht kommt, ist eine völlig zutreffende; aber die Thatsache, dass er bei frischer Erkrankung jugendlicher Individuen trotz grosser Ergüsse verhältnissmässig geringen Druck fand, möchte ich ausser aus der grösseren Nachgiebigkeit der Thoraxwand auch aus der grösseren Retractionskraft jugendlicher Lungen erklären. — Auch LEYDEN fand den Anfangsdruck zuweilen nicht positiv, oder selbst negativ, während der Enddruck immer negativ war, in einzelnen Fällen sogar bedeutende negative Werthe erreichte (—24 bis —28 Mm. Hg). Die von LEYDEN als auffallend hervorgehobene Thatsache, dass in manchen Fällen nur ein verhältnissmässig geringer positiver Druck ausreicht, um das Mediastinum stark zu verschieben, ist nach der obigen Auseinandersetzung leicht verständlich. — Eine noch eclatantere Bestätigung meiner Auffassung finde ich in den Angaben HOMOLLE's, welcher bei einer grossen Zahl von pleuritischen Exsudaten manometrische Untersuchungen angestellt hat. Derselbe fand gleichfalls in einigen Fällen den Anfangsdruck negativ; ausserdem führt er aber eine grosse Anzahl von Beobachtungen an, in denen der Druck an der Punctionsstelle negativ war, trotzdem sich, wie die fortgesetzte Aspiration lehrte, noch mehr als zwei Liter Flüssigkeit in der Pleurahöhle befanden!

Ist die Retraction der Lunge erschöpft, dann wird bei weiterem Steigen des Exsudates nicht nur Mediastinum, Zwerchfell, Brustwand noch stärker dislocirt, sondern auch eine weitere Verkleinerung der Lunge durch Compression eingeleitet. — Wie sich bei allmählich fortschreitender Retraction und Compression der Lunge das relative Lagerungsverhältniss zwischen Lunge und Flüssigkeit gestaltet, ist eine in verschiedenem Sinn beantwortete Frage. Die Mehrzahl der Autoren nimmt an, dass die Lagerung der Flüssigkeit durch die Schwere des Exsudates und die von dem Kranken eingenommene Lage in der Weise bedingt ist, dass das Niveau der Flüssigkeit einer Horizontalebene entspricht, und die Lunge selbst bei der Begrenzung des Exsudates eine nur passive

Rolle spielt. Für die Richtigkeit dieser durch die klinische Beobachtung gestützten Anschauung hat FERBER durch Versuche an lebenden Hunden den experimentellen Nachweis erbracht. Wurde denselben geschmolzene Cacaobutter in die Pleurahöhle injicirt, so sammelte sich die nach dem Tode des Thieres erstarrende Injectionsmasse je nach der Lage des Thieres in ganz verschiedenen Abschnitten der Pleurahöhle an, und zwar in der Rückenlage des Thieres neben der Wirbelsäule; bei schräger Stellung des Thieres „ähnlich wie ein Mensch im Bett liegt" lagerte die Hauptmasse mit ihrer grössten Dicke neben dem unteren Abschnitt der Brustwirbelsäule; bei verticaler Haltung in dicker Schichte auf dem Diaphragma, während sich zwischen die unteren seitlichen Abschnitte der Lunge und Thoraxwand eine dünne Exsudatschicht von vorn nach hinten etwa zwei Finger breit in die Höhe erstreckte; wurde endlich die Injection gemacht, während das Thier senkrecht auf dem Kopfe stand, so sass das Exsudat der Lungenspitze wie eine Haube auf; allemal grenzte sich das Exsudat in horizontaler Linie ab. Mit diesen Ergebnissen stimmt eine Reihe von Beobachtungen überein, die ich selbst bei Kaninchen anstellen konnte. Auch bei diesen Thieren sammelte sich regelmässig die Injectionsmasse an denjenigen Stellen des Pleurasackes an, welche bei der vom Versuchsthier eingenommenen Lage die tiefsten waren. Wurde das Thier z. B. in der Bauchlage operirt, so fand sich die injicirte Masse (Cacaobutter) zu einem Abguss erstarrt, der wie eine nach hinten (in der Bauchlage oben) offene Kapsel die Lunge umgab. Während die hinteren (in der Bauchlage oberen) Abschnitte der Lunge frei aus der Masse herausragten, tauchten die vorderen und seitlichen Abschnitte der Lunge in die Flüssigkeit ein, waren durch dieselbe von der Brustwand geschieden. Die Grenze zwischen Injectionsmasse und wandständiger Lunge entsprach einer horizontalen; das Verhältniss blieb constant dasselbe, einerlei ob die betreffende Lunge luftleer oder noch lufthaltig war. GARLAND, der auch hinsichtlich des klinischen Befundes bei Pleuritis sich im Widerspruche mit der überwiegenden Mehrzahl aller Untersucher befindet, ist bei seinen an Hunden angestellten Experimenten zu ganz anderen Resultaten gelangt, auf die ich bei Besprechung der von GARLAND so genannten S-Curve zurückkommen werde. Den Vorgang bei der Retraction der Lunge stelle ich mir, wenn das Lungengewebe normal ist und keinerlei Adhäsionen bestehen, in der Weise vor, dass zuerst die dem Exsudat benachbarten Lungenpartien der Retraction anheimfallen; dieselbe erfolgt nicht nur in der Richtung von unten nach oben, sondern allseitig, in der

Richtung gegen die Lungenwurzel; dabei werden die sich retrahirenden Abschnitte auch von der seitlichen Thoraxwand sich zu entfernen streben und so der Flüssigkeit das Eindringen zwischen Lunge und Brustwand gestatten. Die dadurch in die Flüssigkeit eintauchenden Lungenabschnitte sind dem Seitendruck der letzteren ausgesetzt; dies hat eine weitergehende Retraction und bei stetigem Steigen der Flüssigkeit eine Compression der Lunge zur Folge. Dieser Vorgang schreitet von unten nach oben fort, bis endlich die Lunge in Form einer luft- und blutleeren Masse der Wirbelsäule und dem Mittelfell anliegt.

2. Beginnende Pleuritis ohne Exsudat oder mit nur geringem flüssigen Ergusse.

Das einzige, was dabei die Percussion regelmässig ergibt, ist eine Verminderung der in- und exspiratorischen Excursionen des Lungenrandes der erkrankten Seite. Namentlich die hintere untere Lungengrenze traf ich mitunter völlig immobil, während die der anderen Seite normale, die vordere untere Lungengrenze der kranken Seite zwar geringere aber noch ziemlich ergiebige Bewegungen vollführte. Ich finde darin die klinische Bestätigung der von FERBER auf experimentellem Wege gefundenen Thatsache, dass die Flüssigkeit sich zuerst in dem hinteren unteren Complementärraum der Pleura ansammelt. — Oberhalb der unteren Lungengrenze erscheint zuweilen tympanitischer Schall; derselbe findet in der durch das Exsudat ermöglichten Retraction des Lungengewebes seine Erklärung; er erscheint mitunter lauter, als der nicht tympanitische Schall der gesunden Seite, welche dann von ungeübten Untersuchern für die erkrankte gehalten werden kann. Schon in diesem Stadium, ausgeprägter aber im nächstfolgenden konnte ich bei rechtsseitiger Pleuritis an der Vorderfläche des Thorax bei normalem Stande der unteren Lungengrenze einen höheren Stand der unteren Lebergrenze nachweisen. Die daraus resultirende Verkleinerung der absoluten Leberdämpfung ist zum Theil auf eine mässige Kantenstellung der Leber zurückzuführen, die ihrerseits dem nur auf den hinteren Abschnitten der Leber lastenden Drucke ihre Entstehung verdankt. In anderen Fällen mag auch eine Parese des Diaphragmas Schuld daran sein, dass die Kuppel dieses Muskels, so lange von oben her kein stärkerer Exsudatdruck ausgeübt wird, durch den intraabdominellen Druck nach oben geschoben, die Leber dadurch in geringerer Ausdehnung wandständig wird.

3. **Flüssiger Erguss von mittlerer Grösse mit nur mässiger Verdrängung der Nachbarorgane und Ausweitung des Thorax.**

Der Erguss macht sich durch eine zuerst in den hinteren unteren Abschnitten der erkrankten Thoraxhälfte nachweisbare Dämpfung des Percussionsschalles bemerklich. Es tritt hier zunächst die Frage an uns heran, wie gross die Menge des Exsudates überhaupt sein müsse, damit dasselbe eine Schalldämpfung bewirken könne. Es lässt sich hierauf, wie Seitz mit Recht hervorhebt, eine allgemein giltige Antwort wohl nicht geben, weil eine Reihe äusserer Umstände die Resultate der Percussion beeinflusst. Schon die Dicke der Brustwand spielt dabei eine Rolle; je bedeutender dieselbe ist, desto weniger wird ein kleines Exsudat im Stande sein, Differenzen in der Intensität des Schalles der beiden mit einander verglichenen Thoraxhälften hervortreten zu lassen. Die starke Percussion, deren man sich bei dicken Weichtheilen bedienen muss, um auf der gesunden Seite den Lungenschall hervorzurufen, wird auf der erkrankten Seite die hinter und über dem Exsudate befindlichen lufthaltigen Lungenabschnitte erschüttern und so die Wahrnehmung einer Schalldifferenz erschweren oder unmöglich machen, die bei geringer Dicke der Brustwand und dadurch ermöglichter schwacher Percussion schon deutlich hervortreten würde. Ferner kommt bei freibeweglicher Flüssigkeit die jeweilige Lage des Untersuchten, bei bereits abgekapselter Flüssigkeit die Situation in Betracht, welche der Kranke während der Bildung des Exsudates vorwiegend einhielt. Hatte sich das Exsudat in horizontaler Rückenlage gebildet, so wird sich eine mässige Flüssigkeitsmenge in grösserer Ausdehnung aber dünner Schichte zwischen hinterer Fläche der Lunge und Brustwand einlagern, und kaum eine Dämpfung des Schalles bewirken. Dieselbe Flüssigkeitsmenge dagegen kann, wenn sie sich bei aufrechter Haltung des Kranken gebildet und abgekapselt hatte, und dementsprechend sich im hinteren unteren Abschnitt des Pleurasackes vorfindet, die Lunge nach oben verdrängen und deutliche Dämpfung veranlassen. — In Bezug auf das zur Erzeugung einer Dämpfung erforderliche Flüssigkeitsquantum besitzen wir werthvolle Experimente von Seitz und Ferber. Seitz goss in die Pleurahöhle eines Cadavers, dessen Brusthöhle durch Wegnahme des Schlüsselbeines und der 1. Rippe eröffnet war, Wasser in Quantitäten von je 100 Cubikcentimetern und „stellte die normale Ausdehnung der Lunge durch Einblasen von Luft in die Trachea und Verschliessung der letzteren wieder her". Wurde nun die Leiche in aufrechter Stellung percutirt, so trat erst bei 200 Ccm. hinten unten eine ganz schwache 2 Ctm. breite Dämpfung auf, welche beim Zugiessen eines dritten Quantums um 1½ Ctm. stieg, während sie in den unteren Schichten deutlicher wurde. Beim Eingiessen jeder weiteren Portion stieg die Dämpfung beiläufig um 1 Ctm. Nachdem die Dämpfung an der Rückseite des Thorax eine Höhe von 4—5 Ctm. erreicht hatte, wurde auch an der vorderen unteren Brustgegend eine ungefähr 2 Ctm. betragende Dämpfung bemerklich. — Uebrigens lassen diese Ergebnisse keine directe Uebertragung auf die Verhältnisse der Pleuritis zu. Abgesehen davon, dass, wie Seitz selbst betont, bei dieser letzteren, weil sich das Exsudat gewöhnlich in der Rückenlage formirt, eine vordere Schalldämpfung erst viel später zu der hinteren hinzutritt, als nach den Experimenten zu erwarten wäre, verhalten sich bei diesen letzteren noch einige weitere für die Lagerung der Flüssigkeit nicht gleichgiltige Factoren ganz anders, als bei der Bildung eines pleuritischen Exsudates. Einmal musste nach Wegnahme des Schlüsselbeins und der 1. Rippe stets wohl auch etwas Luft in die Pleurahöhle gelangen; ferner kann für das pleuritische Exsudat in demselben Maasse als die Flüssigkeit steigt, durch Retraction der Lunge Raum geschafft werden; eine solche Retraction war aber der Lunge bei den Versuchen von Seitz nicht möglich, weil die Trachea verschlossen war. — Ferber konnte bei einer 12jährigen Kindsleiche, die ebenfalls in aufrechter Stellung percutirt wurde, erst nach Einbringung von 120 Ccm. in die Pleurahöhle eine schwache fingerhohe Dämpfung über der hinteren unteren Lungengrenze constatiren; bei einer ausgewachsenen männlichen Leiche trat erst bei 400 Ccm. eine zwei Finger hohe Dämpfung auf. An lebenden Hunden mit den nöthigen Cautelen angestellte Experimente ergaben, dass in die Pleurahöhle eingebrachte Flüssigkeit (500 Ccm.), wenn der Hund aufrecht gesetzt wurde, keine Dämpfung bewirkte, dass vielmehr die Lungengrenzen beiderseits gleich hoch standen. **Es lag die ganze Wassermasse zum kleineren Theile unter der unteren Fläche der Lunge, zum grössten Theil zwischen Diaphragma und Thoraxwand im complementären Pleurasinus.** — Der Meinung Ferber's, wonach auch beim Menschen die Flüssigkeit zuerst im hinteren unteren Abschnitt des Complementärsinus sich ansammelt, kann ich nur zustimmen. Ausser in der allbekannten Thatsache, dass man häufig in den ersten Tagen einer, wie aus dem weiteren Verlaufe erhellt, zweifellos exsudativen Pleuritis bei der vergleichenden Percussion der hinteren unteren Thoraxabschnitte keine Differenzen wahrnimmt, finde ich in dem

Mangel der Excursion der hinteren unteren Lungengrenze eine Bestätigung dieser Anschauung. Percutire ich einen solchen Kranken mit beginnender Exsudation auf der Höhe einer möglichst tiefen Inspiration, so wird die bei ruhiger Respiration latente Dämpfung manifest. Einen weiteren bisher zu wenig berücksichtigten Grund für das Fehlen jeder Dämpfung zu einer Zeit, in der doch zweifellos schon grössere Mengen von Flüssigkeit in der Pleurahöhle angesammelt sind, erblicke ich in dem Verhalten des hinter der Flüssigkeit gelegenen Lungengewebes. Ehe dasselbe dem zur Entstehung tympanitischen Schalles erforderlichen Grade von Retraction anheimfällt, liefert es einen nicht tympanitischen Schall, der in Folge der Spannungsabnahme des Gewebes tiefer und lauter ist, als der der gesunden Seite (s. unten). Diese abnorme Tiefe und Lautheit kann die durch die Flüssigkeit bewirkte mässige Dämpfung compensiren.
— Die hinten unten auch bei ruhiger Respiration nachweisbare Dämpfung ist im Beginne nur wenige Centimeter hoch und nur eine relative; sie wird bei leiser Percussion häufig deutlicher erkannt, als bei starker. Erst wenn sie beträchtlicher an Ausdehnung zugenommen, so dass ihre obere Grenze schon bis zur 7. oder 8. Rippe reicht, wird an den unteren Abschnitten der Schall absolut dumpf. So lange der Schall nur relativ gedämpft, hat er häufig deutlich tympanitischen Beiklang (in Folge der Retraction des Lungengewebes). **Die obere Grenze der absoluten Dämpfung wird meist durch eine Linie dargestellt, die neben der Wirbelsäule am höchsten steht und von da nach der Seitenwand des Thorax, etwa dem Verlaufe der 8. oder 7. Rippe entsprechend, abfällt.** Diese obere Grenze der absoluten Dämpfung verläuft in der Regel nicht in einer Geraden, sondern wie DAMOISEAU zuerst angegeben hat, unter Bildung verschiedener Curven. Je nach der Menge des Exsudates ist dann die Dämpfung entweder nur an den hinteren, oder auch an den seitlichen, selbst vorderen Abschnitten der Brustwand nachweisbar. An den absolut gedämpften Schallbezirk schliesst sich nach oben eine verschieden breite Zone an, innerhalb welcher der Schall relativ gedämpft ist, und zwar um so stärker, je näher der absoluten Dämpfung man percutirt. — Wenn man aber ein derartiges Verhalten der Exsudatgrenze als ein allgemein giltiges hingestellt hat, so ist das entschieden irrig. Der von hinten nach vorn abfallende Zug der Grenze passt nur für jene abgekapselten Exsudate, während deren Bildung die Kranken eine erhöhte Rückenlage eingehalten hatten. In anderen Fällen konnte ich mich aufs Entschiedenste davon überzeugen, dass die Exsudatdämpfung fast die ganze Seitenwand einer Brusthälfte

einnahm, während sie sich an der Vorderfläche des Thorax kaum bemerklich machte, an der Hinterfläche jedenfalls nicht so hoch hinaufragte, als in der mittleren Axillarlinie.[1]) In einem dieser Fälle hatte die Kranke, entgegen der Regel, schon in den ersten Tagen der Pleuritis auf der kranken Seite gelegen. Fälle, in denen die obere Grenze des Exsudates horizontal vom Sternum nach der Wirbelsäule verlief, konnte ich bisher nicht beobachten. Nach FERBER findet man eine derartige Begrenzung, „wenn der Kranke bei einer von wenig Reizerscheinungen begleiteten Entwicklung des Exsudates frei umhergegangen ist." Während ich es also in Uebereinstimmung mit fast sämmtlichen Autoren bei mässig grossen Exsudaten als den gewöhnlichen Befund hinstellen muss, dass die Grenze der Dämpfung (absoluten wie relativen) von hinten nach vorne abfällt, hat vor einigen Jahren GARLAND einen zuerst von ELLIS angegebenen Verlauf der Dämpfungsgrenze als S-Curve beschrieben und als die einzig wahre für pleuritische Exsudate pathognostische, in jedem uncomplicirten Falle sicher nachzuweisende Curve hingestellt, indem er alle anderen Curven, so auch die von WINTRICH beschriebene, dessen Angaben „alle deutschen Werke mehr oder weniger mechanisch wiederholen", auf eine ungenaue Unterscheidung zwischen absoluter und relativer Dämpfung (flatness und dulness) oder auf zufällige Complicationen zurückführt. Trotzdem ich mich, — auch seitdem ich mich in Folge der GARLAND'schen Publication mit erneuter Sorgfalt der betreffenden Frage zugewandt — in keinem einzigen Falle von der Realität der S-Curve überzeugen konnte, halte ich die Sache für wichtig genug, um auf die GARLAND'schen Angaben näher einzugehen und dieselben durch eine dessen Arbeit entnommene Abbildung zu illustriren, um so mehr, als auch HEITLER der

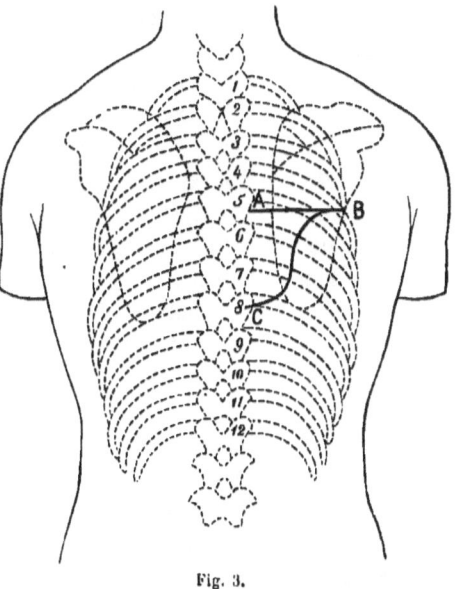

Fig. 3.

---

1) PAUL NIEMEYER bildet einen derartigen Fall ab.

Garland'schen Auffassung im wesentlichen beigetreten ist. Die S-Curve des pleuritischen Exsudates steht neben der Wirbelsäule am tiefsten (siehe Fig. 3 CB), steigt von da aus S-förmig nach aussen und oben gegen die Axillarlinie, wo sie ihren höchsten Punkt erreicht, um dann in gerader Linie gegen das Sternum hin wieder etwas abzufallen. Zwischen CB und Wirbelsäule ist der Schall nur relativ gedämpft (dull), nach aussen, lateralwärts von CB dagegen absolut dumpf (flat). Zieht man vom Gipfelpunkt B der Curve die Linie BA senkrecht zur Wirbelsäule, so wird dadurch ein zwischen dieser, den Linien AB und BC gelegener Raum abgegrenzt, den Garland als relativ gedämpftes Dreieck (dull triangle) bezeichnet. Wir andern alle sollen darin gefehlt haben, dass wir die starke relative Dämpfung dieses Raumes für absolute genommen und unterlassen haben, beide von einander abzugrenzen. Um die Abgrenzung richtig zu machen, müsse man systematisch in verschiedenen vertikalen und horizontalen Linien, ferner mit schwachem Anschlag percutiren, und die Percussion auf die erkrankte Seite beschränken, Vorschriften, die für Anfänger ganz am Platze sein mögen. Der Kern der Garland'schen Auffassung liegt nun darin, dass er, auf Versuche an Hunden gestützt, die Linie CB genau als Grenze zwischen Flüssigkeit und Lunge anspricht. Die Linie CB soll genau dem unteren Lungenrand entsprechen, nach aussen von ihr liegt die Flüssigkeit, nach innen von ihr, gegen die Wirbelsäule zu (im dull triangle) der untere Theil des Unterlappens der Brustwand unmittelbar an; zwischen Lunge und Brustwand findet sich keine Flüssigkeit (wenigstens wenn der Erguss nicht sehr gross ist). — Wie schon bemerkt, konnte ich bisher die S-Curve nicht darstellen, ich finde vielmehr nach wie vor im „dull triangle" die Dämpfung ebenso stark wie nach aussen davon. Ich kann mir auch nur schwer vorstellen, dass der untere Lungenrand jemals eine der Linie CB entsprechende S-förmige Gestalt sollte annehmen können; ich halte es für viel wahrscheinlicher, dass schon bei mässigen Ergüssen, sobald einmal der Complementärraum von Flüssigkeit erfüllt ist, die Retraction der Lunge nicht nur von unten nach oben, sondern auch in seitlicher Richtung in der Weise erfolgt, dass zwischen Lunge und Brustwand Flüssigkeit eintritt. Sobald dies aber der Fall, ist nicht nur die Unterscheidung zwischen absoluter und relativer Dämpfung, wegen des allmäligen Ueberganges beider in einander, sehr schwierig, sondern es ist, zumal bei der grossen Dicke der Brustwand an den hinteren Abschnitten des Thorax, nicht zulässig, die Grenzen der absoluten Dämpfung mit der Grenze des Exsudates zu identificiren. Wenn man eine gespannte Blase, oder einen excenterirten Thorax, die Luft und Flüssigkeit enthalten, percutirt, so beginnt schon oberhalb der Flüssigkeit relative Dämpfung, und wo die Flüssigkeit wandständig ist, wird der Schall erst in einiger Entfernung von der Grenze absolut dumpf, weil bei Percussion der Flüssigkeit in unmittelbarer Nähe der Grenze die benachbarte Luft in Mitschwingung geräth. Um so mehr wird, wenn auch hinter der Flüssigkeit lufthaltiges Lungengewebe gelegen ist, die absolute Dämpfung weiter unten, die relative Dämpfung höher oben beginnen, als das Niveau der Flüssigkeit.[1]) Ich verstehe auch nicht, woher die starke Dämpfung des Schalles im dull triangle kommt, wenn hier wirklich, wie GARLAND meint, die Lunge der Brustwand anliegt. Da, wie auch GARLAND ausdrücklich betont, selbst bei mittelgrossen Exsudaten von einer Compression der Lunge nicht die Rede ist, so könnte doch die Lunge sich nur im Zustande der Retraction befinden, und dann würde man einen tympanitischen, vielleicht gedämpft-tympanitischen, keinesfalls aber einen so stark gedämpften Schall erwarten dürfen, dass er allen Untersuchern mit Ausnahme von ELLIS, GARLAND und HEITLER als absolut dumpf imponirte. Schliesslich fallen auch die Resultate der Palpation und Auscultation schwer gegen die Richtigkeit der GARLAND'schen Darstellung ins Gewicht. Das Verhalten des Stimmfremitus und des Athmungsgeräusches müsste diesseits und jenseits der S-Curve ein differentes sein, wenn dieselbe wirklich der Grenze zwischen Flüssigkeit und wandständiger Lunge entsprechen würde. Thatsächlich besteht aber ein derartiger Unterschied nicht. Der Stimmfremitus ist neben der Wirbelsäule ebenso schwach, als weiter nach aussen; ebensowenig besteht in Bezug auf Stärke und Qualität des Athmungsgeräusches diesseits und jenseits der fraglichen Linie ein Unterschied.

Eine weitere Frage ist die, ob die Grenzen pleuritischer Exsudate bei Lagewechsel des Kranken Verschiebungen erleiden. Ich muss mich der Meinung jener anschliessen, welche diese Frage für eine Anzahl von Fällen bejahen (FRÄNTZEL, FERBER, LEICHTENSTERN). Oft Wochen nach Beginn der Erkrankung konnte ich den Nachweis führen, dass, während in der Rückenlage des Untersuchten normale Percussionsverhältnisse in der Seitenwand des Thorax zugegen waren, bei aufrechter Haltung daselbst schon an der 6. Rippe Dämpfung auftrat, oder dass eine in der Rückenlage seitlich an der 7. Rippe

---

1) Vgl. über diesen Punkt die Angabe von SEITZ (l. c. S. 183 u. 184) und WINTRICH (l. c. S. 55).

beginnende Dämpfung bei aufrechter Haltung bis zur 6. oder 5. hinaufreichte, und was zuvor nicht der Fall war, auch nach vorn sich erstreckte (s. Taf. XIX). Solche Beobachtungen beweisen zur Genüge, dass nicht jedes Exsudat, wie WINTRICH meint (l. c. S. 253), alsbald ein abgesacktes wird, dass vielmehr die ergossene Flüssigkeit bis zu einem gewissen Grade dem Gesetz der Schwere zu folgen vermag. In manchen Fällen findet man die veränderten Dämpfungsgrenzen erst nach Verlauf einiger Minuten, selbst Stunden; in sehr vielen Fällen fehlt schon in den ersten Tagen jede Mobilität der Grenzen. — An dieser Stelle sind auch die von ROSENBACH beschriebenen Veränderungen zu erwähnen, welche der Percussionsschall an der Hinterwand des Thorax bei mittelgrossen pleuritischen Exsudaten durch länger dauernde, aufrechte Haltung des Oberkörpers und tiefe Inspirationen erleidet. Die obere Grenze der Dämpfung, welche unmittelbar nach dem Aufrichten der Kranken hinten ungewöhnlich weit heraufreichte und steil nach der Seitenwandung abfiel, kam viel tiefer zu stehen, wenn die Patienten kräftig inspirirten und längere Zeit in aufrechter Haltung verharrten. Den oberen Theil der gleich nach dem Aufsitzen gefundenen Dämpfung leitet ROSENBACH von einer durch die Rückenlage und das raumbeschränkende Exsudat ermöglichten Atelektase der Lunge ab. Mir scheint der Lagewechsel der Flüssigkeit dabei gleichfalls eine Rolle zu spielen. — Ueber die respiratorischen Schwankungen der oberen Dämpfungsgrenze siehe den nächsten Abschnitt.

Die untere Grenze mässig grosser Exsudate lässt sich auf der rechten Seite überhaupt nicht durch die Percussion bestimmen, weil hier der dumpfe Schall der Flüssigkeit ohne Grenze in den dumpfen Schall der Leber übergeht. Links ist eine Abgrenzung des Exsudates nach unten von der Wirbelsäule bis zur Axillarlinie ebenfalls unmöglich; nur wenn sich das Exsudat weiter als bis zur Axillarlinie nach vorn erstreckt, lässt sich zwischen vorderem Rande der Milz und linkem Leberlappen die untere Grenze der Exsudatdämpfung feststellen. Dieselbe verläuft in einer nach unten convexen Linie, in welcher sich der dumpfe Schall der Flüssigkeit vom tympanitischen Schall des Magens abgrenzt. Wenn diese Linie, was mitunter schon bei mässig grossen Ergüssen der Fall ist, tiefer getroffen wird, als normaler Weise die Lungenmagengrenze verläuft, so wird dadurch der „halbmondförmige Raum" verkleinert (s. Taf. XX, *ci*).

Auch an solchen Stellen der Brustwand, hinter denen nicht Exsudat, sondern lufthaltiges Lungengewebe sich befindet, namentlich vorn oben zwischen Schlüsselbein und 3. Rippe, treten schon bei mässigen Ergüssen Veränderungen des Percussionsschalles auf, die, wenn sie auch streng genommen nicht zur topographischen Percussion gehören, doch das percussorische Bild des pleuritischen Exsudates vervollständigen helfen und darum nicht wohl übergangen werden können. — Man findet regelmässig bei mässigen Exsudaten den Schall unter dem Schlüsselbein der erkrankten Seite lauter und tiefer, als auf der gesunden Seite. Mit besonderer Rücksicht auf diesen Punkt bei Pleuritiskranken angestellte Beobachtungen haben mich gelehrt, dass in der Mehrzahl der Fälle diese abnorme Tiefe und Lautheit des Schalles zu einer Zeit schon deutlich ausgesprochen ist, in welcher der Schall noch keinen tympanitischen Beiklang hat.[1] Erst später wird der Schall auch deutlich tympanitisch (Bruit skodique). Diese Erscheinungen finden ihre Erklärung in den Veränderungen, welche das Lungengewebe in Folge des Exsudates eingeht. In demselben Maasse, in dem das letztere die Pleurahöhle erfüllt, ist es der unter normalen Verhältnissen gespannten Lunge möglich, sich ihrem Gleichgewichtszustande zu nähern, sich abzuspannen, sich zu „retrahiren". Hat sie ihren Gleichgewichtszustand erreicht, dann sind die Bedingungen des tympanitischen Schalles gegeben. Der tympanitische Schall, den die in Folge des Exsudates retrahirte Lunge am deutlichsten im 1. und 2. Intercostalraum sowohl bei starker als schwacher Percussion erkennen lässt, fällt wie der Schall der aus dem Thorax herausgenommenen Lunge, durch seine bedeutende Tiefe und Lautheit auf. Er ändert beim Oeffnen und Schliessen des Mundes seine Höhe nicht, wird aber, worauf bereits FRÄNTZEL und FERBER hingewiesen haben, bei tiefer Inspiration höher und weniger tympanitisch, beides in Folge der grösseren Anspannung des Lungengewebes und der Brustwand. — Seitdem SKODA zuerst auf das Vorkommen und die Genese des tympanitischen Schalles unter den angegebenen Verhältnissen hingewiesen hat, wurde das bruit skodique von den verschiedensten Autoren beschrieben. — Bevor aber die Lunge bis zu dem Grade entspannt wird, dass sie tympanitischen Schall liefert — also bei einem kleineren Exsudat, als es zur Entstehung des bruit skodique erforderlich — muss sie durch einen Zustand hindurchgehen, in welchem die Spannung des Lungengewebes zwar geringer ist, als unter normalen Verhältnissen, aber immer noch so gross, dass tympanitischer Schall nicht auftreten kann. In diesem Stadium liefert die weniger lufthaltige Lunge einen nicht tympanitischen Schall, der lauter und tiefer ist, als der-

---

[1] SEITZ (l. c. S. 205) hat analoge Erfahrungen gemacht.

jenige der gesunden Seite. Es stimmt dies völlig mit den von
Wintrich[1]) experimentell nachgewiesenen Gesetzen überein, wonach
mit abnehmender Spannung des Lungengewebes der nicht tympanitische Schall desselben lauter und tiefer wird.

Nimmt nun in Folge steigender Exsudation der vordere obere Abschnitt der Lunge ein noch kleineres Volumen ein, als ihrem Gleichgewichtszustande entspricht, mit andern Worten, wird die genannte Partie der Lunge durch die Flüssigkeit comprimirt, so wird der zuvor laute und tiefe tympanitische Schall wieder höher, gedämpft und weniger tympanitisch, schliesslich, wenigstens bei schwacher Percussion, absolut dumpf. In solchen Fällen kann man dann häufig durch starke Percussion einen gedämpft tympanitischen Schall hervorrufen, der bei geöffnetem Munde lauter und höher wird. Dieser „Williams'sche Trachealton" entsteht in der Weise, dass durch das bis an die obere Thoraxapertur hinaufreichende Exsudat, oder die comprimirte Lunge hindurch die von der Trachea oder den grossen Bronchien umschlossene Luftsäule bei starker Percussion in Erschütterung geräth. Wie es scheint, wurden das bruit skodique und der Williams'sche Trachealton oft mit einander confundirt. Beide Phänomene, die nichts mit einander gemein haben, als das Auftreten tympanitischen Schalles in den vorderen oberen Abschnitten der Brust, haben, wie aus der gegebenen Schilderung ersichtlich, eine sehr differente Genese und Bedeutung. Das bruit skodique stellt einen tiefen tympanitischen Schall dar, der bei mässig grossen Exsudaten in Folge der Retraction des Lungengewebes über der noch lufthaltigen Lunge sowohl bei schwacher als starker Percussion wahrgenommen wird, seine Höhe beim Oeffnen und Schliessen des Mundes nicht wechselt. Der Williams'sche Trachealton dagegen wird, von circumscripten Exsudaten um die Lungenspitze herum abgesehen, nur bei sehr grossen Exsudaten, wenn auch die oberen Abschnitte der Lunge luftleer geworden, und nur bei starker Percussion beob-

---

[1] Vgl. Wintrich l. c. S. 28: „Die Höhe und Tiefe des nicht tympanitischen Schalles hängt nie von der Kleinheit oder Grösse des enthaltenen Luftraumes, sondern immer nur von dem Spannungsgrade der unregelmässig schwingenden Wandung ab. Man kann deshalb nach der Höhe und Tiefe des nicht tympanitischen Schalles nie sagen, hier percutire ich wenig, dort viel Luft, sondern hier percutire ich die gespanntere, dort die weniger gespannte Wandung eines Luftschallraumes" und S. 29: „Aus dem Dumpfer- und Kürzerwerden des nicht tympanitischen Schalles darf ich daher weder auf eine Abnahme der enthaltenen Luftmenge, noch auf das Dazwischentreten luftleerer Medien als Schallschwächer mit Sicherheit schliessen und umgekehrt, weil die zunehmende Spannung der Wandung . . . . . vollkommen zu diesem Effecte genügen kann."

achtet, ist weniger laut, wechselt seine Höhe beim Oeffnen und Schliessen des Mundes, entsteht in Trachea und grossen Bronchien. — In seltenen Fällen tritt neben dem WILLIAMS'schen Trachealton Metallklang und Geräusch des gesprungenen Topfes auf. Es scheint mir nicht überflüssig, das thatsächliche Vorkommen des WILLIAMSschen Trachealtones bei grossen pleuritischen Exsudaten besonders zu betonen, weil trotz der positiven Angaben von WILLIAMS, WINTRICH, BRAUN[1]) u. a. SKODA selbst in der neuesten Auflage seiner Abhandlung über Percussion und Auscultation (1864) die Existenz des WILLIAMS'schen Trachealtones nicht unumwunden anerkennt, und auch FRÄNTZEL das Vorkommen desselben unter den physikalischen Zeichen der Pleuritis nicht erwähnt.

4. **Massenhafter Erguss mit starker Verdrängung der Organe und Ausweitung des Thorax.**

Für die Percussion machen sich derartige massenhafte Ergüsse in der Weise geltend, dass an die durch die Flüssigkeit bedingte Dämpfung sich seitlich oder nach unten Schallbezirke anschliessen, deren Grenzen den Grenzen der verschobenen Organe entsprechen. — Je mehr der Erguss zunimmt, desto höher steigt hinten, seitlich und vorn die Dämpfung hinauf, desto mehr wird sie wenigstens in den unteren Abschnitten eine absolute. Vollkommen dumpf wird nach WINTRICH der Schall rechts hinten unten bereits, wenn das Fluidum einen Dickendurchmesser von 4—6 Ctm. erreicht hat. Links unten, seitlich und vorn hört man auch bei dieser Mächtigkeit des Exsudates während starker Percussion den tympanitischen Schall des Magens durch. Bei sehr grossen Exsudaten hat man auf der ganzen hinteren Seite starke Dämpfung, die nur dort keine absolute ist, wo die comprimirte Lunge der Brustwand anliegt. An diesen Stellen ist, wenigstens bei starker Percussion, der Schall nicht so absolut dumpf, wie weiter unten, ein Verhalten, von dem man sich durch vergleichende Percussion leicht überzeugen kann. Doch geht der absolut gedämpfte in den etwas weniger dumpfen Schall so allmählich über, dass eine percussorische Abgrenzung der Flüssigkeit von der comprimirten Lunge nicht mit Sicherheit gelingt. — Bei so bedeutenden Ergüssen findet sich meist auch in der ganzen Seitenwand Dämpfung des Schalles, der dann höchstens hoch oben in der Achselhöhle etwas tympanitischen Beiklang hat, weiter nach

---

1) Das Vorkommen des WILLIAMS'schen Trachealtones etc. Inaug. Dissert. Erlangen 1861.

unten zu absolut dumpf getroffen wird. — Auf der Vorderfläche des Thorax bewirken nur die allergrössten Exsudate allenthalben absolute Dämpfung des Schalles, und auch dies nur bei schwacher Percussion; bei starker wird gerade in diesen Fällen auf der Clavicula, im 1. und 2. Intercostalraum gedämpft tympanitischer Schall wahrgenommen, der beim Oeffnen des Mundes höher und lauter wird (WILLIAMS' Trachealton).

Die Uebergänge der im vorigen Abschnitt beschriebenen mässigen zu diesen enormen Flüssigkeitsergüssen gehen natürlich allmählich von Statten. Das Ansteigen des Exsudates erkennt man daran, dass die obere Grenze der Exsudatdämpfung sich mehr und mehr nach vorn und oben erstreckt. Besonders schön kann man das Ansteigen des Exsudates auf der linken Seite beobachten. Während bei dem mässigen, auf Taf. XX abgebildeten Ergusse zwischen der linken Grenze der absoluten Herzdämpfung, der schräg nach vorn und unten ziehenden oberen Exsudatgrenze und dem unteren Lungenrande noch eine Zone tympanitischen Schalles (wegen Retraction der Lunge) sich vorfand, schwindet dieselbe bei Zunahme des Ergusses von unten her mehr und mehr, bis schliesslich die absolute Herzdämpfung und die Exsudatdämpfung ohne Grenze in einander übergehen. Bei weiterer Zunahme des Exsudates, wenn schon im 3. Intercostalraum der Schall in Folge der Flüssigkeit dumpf wird, lässt sich auch die obere Grenze der Herzdämpfung nicht mehr durch die Percussion bestimmen. Die obere Grenze der durch das Exsudat bedingten absoluten Dämpfung ist an der vorderen Thoraxfläche oft eine sehr scharfe. Die Dämpfung reicht in vielen Fällen, wie FRÄNTZEL zuerst hervorhob, in der Nähe des Sternums nicht so hoch hinauf, wie in der Mammillarlinie, in dieser weniger hoch als in der vorderen Axillarlinie; mit anderen Worten, sie begrenzt sich durch eine bogenförmige Linie, deren Concavität nach vorn und oben gerichtet ist (Taf. XXI, *ab*). Diese Linie entspricht, vorausgesetzt dass der Kranke eine erhöhte Rückenlage einnimmt, dem Durchschnitt einer dem Erdboden parallelen Ebene durch die Thoraxwand. Oberhalb dieser concaven Linie, dort wo die Lunge der Brustwand noch anliegt, verwandelt sich, sobald die Lunge ihren Gleichgewichtszustand überschritten hat, und durch den Druck des Exsudates comprimirt wird, der zuvor abnorm laute und tiefe tympanitische Schall in einen höheren und kürzeren, gedämpft tympanitischen. Dieser für die Diagnose der beginnenden Druckwirkung

bedeutungsvolle Moment tritt bald früher bald später, nach FRÄNTZEL
dann ein, wenn das Exsudat oberhalb der Brustwarze steht. — Bedeutender Hochstand des Ergusses allein ist, wie WINTRICH mit Recht hervorgehoben hat, kein sicheres Zeichen einer grossen Flüssigkeitsmenge. Es kann nämlich in all' den Fällen, in denen die Lunge aus irgend welchen Gründen sich nicht retrahiren kann (Infiltration, Emphysem etc.), das Exsudat in dünner Schichte hoch nach oben steigen. Dagegen gewinnt die Diagnose eines sehr grossen Exsudates an Sicherheit, wenn sich neben bedeutendem Hochstand des Ergusses starke Ausweitung des Thorax und Verdrängung der Nachbarorgane nachweisen lässt. In welcher Reihenfolge die einzelnen Organe verdrängt werden, darüber lässt sich eine allgemein giltige Regel nicht aufstellen, weil die Widerstandskraft der dabei in Betracht kommenden Organe gegen den Druck im Einzelfalle mannigfachen Variationen unterliegt. — Nach den Experimenten von FERBER, die, wie oben erwähnt, in den Resultaten der Percussion eine Bestätigung finden, dürfte schon frühzeitig eine leichte Verdrängung der hintersten Abschnitte des Diaphragma nach unten durch die im hinteren unteren Complementärraum angesammelte Flüssigkeit anzunehmen sein, und zwar zu einer Zeit, in der die Lunge noch ihr normales Volumen besitzt. Alsbald aber beginnt die Retraction der Lungen, unter gleichzeitiger Verdrängung des Diaphragma, des Herzens u. s. w.

Was die Dislocationen der einzelnen Organe betrifft, so ist die Frage, in welcher Weise das Herz durch pleuritische Exsudate verschoben wird, wohl am eingehendsten ventilirt, aber auch in der verschiedensten Weise beantwortet worden. Nach der Anschauung WINTRICH's (l. c. S. 255) verhält sich das Herz ähnlich wie ein Perpendikel; je mehr es in die senkrechte Lage hereinrückt, um so tiefer dessen Stand; je weiter es dagegen nach rechts und links verdrängt wird, um so höher kommt seine Spitze zu stehen, „so dass es durch massige linksseitige Ergüsse mit seiner Spitze sogar bis gegen die dritte Rippe und weit nach aussen fast gegen die Achselgegend hinauf jeweilig ansteigt." „Meist wird es jedoch, selbst wenn der ganze linke Pleurasack voll von Exsudat, nur zwischen der 4. und 6. Rippe rechts angetroffen. Durch rechtsseitige Ergüsse stellt sich die Verdrängung später und fast nie in hohem Grade ein."
— „Wohl wird das Herz indirect durch ein rechtsseitiges Exsudat bei solcher Dislocation der Leber, dass diese diagonal in das Abdomen herabgepresst mit dem dadurch höher hinaufsteigenden linken Leberlappen das linke Diaphragma aufwärts schiebt, ebenfalls in die Höhe und etwas nach links gehoben." Auch SKODA (l. c. S. 301) lässt

bei linksseitigem Exsudat insbesondere den Spitzentheil des Herzens nach rechts gedrängt werden, und gibt an, dass bei rechtsseitigen Exsudaten „das Herz nach links und aufwärts gehoben werden kann und sich daran eine Drehung der tiefgestellten Leber mittelst ihres linken Lappens in vielen Fällen betheiligen dürfte." Eine ähnliche Anschauung vertritt auch Lebert. Dagegen sprechen sich Gerhardt und Fräntzel für eine einfache Verdrängung des Herzens nach rechts oder links ohne gleichzeitige Dislocation der Herzspitze nach oben aus. — Ich glaube, nach den sorgfältigen und eingehenden experimentellen Untersuchungen von Ferber ist ein Zweifel darüber wohl kaum gestattet, dass nur bei mässiger Verschiebung des Herzens dasselbe seine ursprüngliche Richtung beibehält, dass dagegen bei excessiver Verdrängung des Herzens nach rechts oder links die Herzspitze einen grösseren Weg beschreibt als die Basis und dabei wieder gehoben wird. Auch klinische Thatsachen erhärten die Richtigkeit dieser Anschauung. Wenn Wintrich bei linksseitiger Pleuritis das Herz zwischen der 2. und 4. rechten Rippe in der Nähe der rechten Achsel, Lebert ebenfalls bis in die Nähe der vorderen Axillarlinie klopfen fühlte, Townsend gar bei rechtsseitigem Erguss das Herz im 4. Intercostalraum in der Nähe der linken Achsel fand, so fällt gegenüber den klinisch und experimentell wohl erhärteten Thatsachen die gegentheilige Behauptung Fräntzel's, dass das Herz nach oben nie dislocirt ist, und dass die Meinung Wintrich's auf einer anatomisch unrichtigen Vorstellung beruhe, nicht allzuschwer ins Gewicht. — Ich selbst habe zu wiederholten Malen mich mit aller Sicherheit davon überzeugt, wie bei rechtsseitigen Exsudaten der Herzchoc nicht nur nach links dislocirt, sondern auch statt im 5., vielmehr im 4. Intercostalraum sicht- und fühlbar war. — Mit dem Herzen werden selbstverständlich auch die unteren Abschnitte des Mediastinum verdrängt; die oberen geben erst später und auch später als das Zwerchfell dem Druck der Flüssigkeit nach. Nur bei sehr grossen Exsudaten lässt sich durch die Percussion der Nachweis liefern, dass die Exsudatdämpfung den jenseitigen Sternalrand um einige Centimenter überragt. Doch beginnt diese Ueberragung, entsprechend dem Verlauf der mediastinalen Pleurablätter (s. Taf. XXI, bc) erst unterhalb der 2. Rippe. Ebenso ist aus dem dem linken Sternalrand genäherten Verlauf dieser Blätter leicht erklärlich, dass ein Ueberragtwerden des linken Sternalrandes durch die Dämpfung bei rechtsseitigen Exsudaten frühzeitiger beobachtet wird, als ein Ueberragtwerden des rechten Sternalrandes bei linksseitigen.

Die Dislocation des Diaphragma nach unten erfolgt je nach der Widerstandsfähigkeit dieses Muskels, je nach der Grösse der gedrückten Fläche bald früher, bald später. Aus diesen Gründen gibt nach WINTRICH das Zwerchfell der Weiber früher nach, als das der Männer, desgleichen das rechte, welches dem Drucke eine grössere Fläche darbietet, früher als das linke. Verwachsungen der Lungenbasis mit dem Diaphragma, starker intraabdomineller Druck in Folge von Tumoren, Meteorismus, Ascites etc. verhindern selbst bei massenhaften Pleuraexsudaten das Ausweichen des Zwerchfelles nach unten. Bei Verdrängung des Zwerchfelles nach unten flacht sich die Kuppel dieses Muskels mehr und mehr ab, schliesslich wird die Convexität nach unten gegen die Bauchhöhle gerichtet und in den extremsten Fällen überragt selbst das Diaphragma convex nach unten vorgebaucht den Rippenbogen, um sich mit einer bogenförmigen Linie nach unten abzugrenzen.

In Bezug auf die Dislocation der Leber kann auf die früheren Angaben verwiesen werden (s. S. 142).

Die Milz wird etwas nach vorn und unten dislocirt (nach FRÄNTZEL die Regel), oder sie nimmt eine verticale Lagerung ein, wobei zugleich das ganze Organ tiefer zu stehen kommt. Letzterer Vorgang ist nach FERBER, der auch diese Frage experimentell studirte, der gewöhnliche. Wurde in die linke Pleurahöhle von Leichen Flüssigkeit injicirt, und gleichzeitig die Bewegung der Milz durch eine unterhalb des Rippenbogens angelegte Incision mit dem eingeführten Finger controlirt, so konnte man sich überzeugen, dass bei einiger Mächtigkeit des Exsudates zunächst das hintere Milzende allmählich nach seitlich und vorn, das vordere nach unten und hinten geschoben wurde; das ganze Organ nahm dabei eine mässige Tieferstellung und verticale Lagerung ein. Nach FERBER kann ausnahmsweise bei excessiver Verdrängung das hintere Milzende sogar so weit nach vorn getrieben werden, dass es den Rippenbogen überragt, während das ursprünglich vordere Milzende nach hinten unten gegen die Nierengegend hinsieht. Auch der Magen erleidet bei linksseitigen Pleuraexsudaten Dislocationen, durch welche Einknickungen und Stenosirungen desselben entstehen können. (Näheres siehe bei FERBER, l. c. S. 51.)

Es fragt sich nun, wie weit uns die Percussion über die Verdrängung der genannten Organe Auskunft zu geben vermag. Die Dislocation der Herzdämpfung lässt sich bei linksseitigen Exsudaten erst dann durch die Percussion mit Sicherheit nachweisen, wenn ihr rechter Rand den rechten Sternalrand überschreitet. Nachdem die durch das Exsudat und das Herz bedingte Dämpfung zusammengeflossen, macht sich die Verschiebung des Herzens durch Zunahme der relativen Dämpfung auf dem unteren Drittheil des Sternum, später durch absolute Dämpfung daselbst geltend. Bei weiterem Wachsen des Ergusses tritt dann am rechten Sternalrand zwischen ihm und rechter Parasternallinie, eine absolute Dämpfung auf, deren Grösse etwa derjenigen der unter normalen Verhältnissen auf der linken Seite vorhandenen gleichkommt (Taf. XXII, *cde*). An diese rechtsseitige absolute Herzdämpfung schliesst sich nach oben und aussen eine Zone relativ gedämpften, meistens tympanitischen Schalles an (Taf. XXII, *ghi*), während sie nach unten an die Leberdämpfung anstösst. — Bei Verdrängung des Herzens nach links durch rechtsseitige Exsudate rückt die äussere linke Grenze der absoluten und relativen Herzdämpfung nach links (vgl. Taf. XXI, *cde* und *kl*), bei sehr grossen Exsudaten selbst bis nahe zur Axillarlinie. Die obere Grenze der Herzdämpfung bleibt entweder normal oder wird etwas höher getroffen; die untere ist auch indirect in der früher beschriebenen Weise nicht zu bestimmen, weil rechts vom Sternum der Stand des Diaphragma nicht festzustellen ist. Doch liefert das Verhalten des Herzchoes genügende Anhaltspunkte, um in manchen Fällen nicht nur eine Verdrängung des Herzens nach links, sondern auch nach oben zu constatiren.

Eine Verschiebung des **Mediastinum** oberhalb der absoluten Herzdämpfung ist nur bei den allermassenhaftesten Ergüssen durch die Percussion festzustellen. Es wird dann auch auf dem ganzen Brustbeinkörper der Schall relativ oder absolut gedämpft und die Dämpfung kann sogar bei rechtsseitigen Ergüssen den linken Sternalrand (seltener umgekehrt) um 1—2 Ctm. überschreiten (Taf. XXI, *bc*).

Die Verschiebung des **Zwerchfelles** lässt sich bei **rechtsseitigen** Exsudaten nicht direct bestimmen, weil die Dämpfung des Exsudates in die Leberdämpfung ohne Grenze übergeht; sie kann aber indirect aus dem Stande der unteren Lebergrenze annähernd richtig abgeschätzt werden; anders liegen die Verhältnisse bei **linksseitigen** Exsudaten; zwar gelingt auch hier an den hinteren und seitlichen Thoraxabschnitten die Abgrenzung des Exsudates nach unten nicht, wohl aber zwischen Mammillar- und Axillarlinie, wo sich der dumpfe Schall des Exsudates vom tympanitischen Schall des Magens und Colons scharf abgrenzt. TRAUBE hat zuerst darauf hingewiesen, dass das Verhalten des „halbmondförmigen Raumes" für die Diagnose linksseitiger pleuritischer Ergüsse sich verwerthen lasse. Wenn ich auch aus den früher angegebenen Gründen (S. 171) die Bezeichnung „halbmondförmiger Raum" für eine nicht glücklich gewählte halte, so bleibt darum dennoch die Thatsache vollkommen richtig, dass der dem Magen und Colon entsprechende tympanitisch schallende Raum, welcher oberhalb des Rippenbogens, zwischen diesem, dem Rande der Leber, Lunge und Milz gelegen ist, bei linksseitigen pleuritischen Ergüssen von oben her verkleinert wird, indem die nach unten convexe Bogenlinie, in welcher sich der dumpfe Schall des Exsudates vom tympanitischen Schall abgrenzt, tiefer und tiefer herabrückt (Taf. XX, ci und Taf. XXII, kt). Bei sehr grossen Ergüssen kann dieser Raum völlig verschwinden, so dass der dumpfe Schall bis an den Rippenbogen reicht; ja es kann sogar, wenn das Zwerchfell stark convex nach unten vorgebaucht ist, die Dämpfung in einer nach unten convexen Bogenlinie den Rippenbogen um einige Centimeter nach unten überragen.

Trotzdem kann ich aber die Bedeutung dieses Raumes für die Diagnose des pleuritischen Exsudates nicht so hoch veranschlagen, wie dies von anderer Seite, namentlich von FRÄNTZEL, geschieht. Einmal sind es nur sehr grosse Exsudate, welche den halbmondförmigen Raum verkleinern, was auch FRÄNTZEL mit den Worten zugesteht: „Ist das Exsudat noch nicht sehr beträchtlich, so kann der Percussionsschall an der vorderen Thoraxwand schon gedämpft, aber der halbmondförmige Raum in seiner Ausdehnung noch unverändert sein." Sehr grosse Pleuraexsudate sind aber weder zu übersehen, noch mit pneumonischen Infiltraten zu verwechseln. Bei kleinen und mittelgrossen Exsudaten aber, bei denen allein eine Verwechslung mit Pneumonie nahe liegt, bleibt der halbmondförmige Raum in der Regel unverändert, wohl deshalb, weil die in der Rückenlage des Kranken angesammelte Flüssigkeit keine Tendenz hat, in den vorderen complementären Pleurasinus einzudringen, dessen Blätter zudem frühzeitig mit einander verwachsen können (FERBER). Andererseits kann eine Verkleinerung des halbmondförmigen Raumes auch durch ausgedehnte pneumonische Infiltration des linken Unterlappens, ebenso durch Anfüllung des Magens und Colons mit festen und flüssigen Substanzen, oder durch ein sehr fettreiches grosses Netz herbeigeführt werden. — Wenn demnach der „halbmondförmige Raum" für die Diagnose des pleuritischen Exsudates keinen so hervorragenden Werth besitzt, so verdient er dennoch aus dem Grunde volle Berücksichtigung, weil uns sein im Verlauf der Beobachtung wechselndes Verhalten über die Ab- oder Zunahme eines anderweitig festgestellten linksseitigen Exsudates ebenso werthvolle Aufschlüsse gibt, wie rechts die untere Lebergrenze.

Welche Resultate die Percussion in Bezug auf die Verschiebung der Leber bei links- und rechtsseitiger Pleuritis ergibt, wurde bereits an einem anderen Orte (S. 142) ausführlich auseinander gesetzt. — Die Percussion der Milz ergibt bei massenhaften linksseitigen Ergüssen häufig ein sehr unsicheres oder überhaupt kein Resultat. Findet man im ganzen Bereich des knöchernen Thorax seitlich und vorn absolute Dämpfung, so kann man nicht sagen, wie weit die Milz an ihrer Entstehung betheiligt ist. In anderen Fällen aber kann man eine sich an die Exsudatdämpfung anschliessende Dämpfung nachweisen, welche in ihrer Form dem unter dem disloeirten Zwerchfell hervorragenden Stücke der Milz entspricht und zum Theil ausserhalb des knöchernen Thorax liegt. Je nach der Art der Milzverschiebung trifft man diese Dämpfung mehr an den vorderen oder seitlichen Abschnitten der unteren Thoraxapertur an.

Die Frage, ob auch bei so grossen pleuritischen Ergüssen, die zu starker Verdrängung der Nachbarorgane geführt haben, Lageveränderungen des Kranken Verschiebung der Dämpfungsgrenzen herbeiführen, wird von den meisten Autoren, namentlich auch von WINTRICH verneint, von FRÄNTZEL dagegen für die Mehrzahl der Fälle bejaht. Nach diesem Autor fehlt nur bei sehr dicken zähflüssigen namentlich eitrigen Exsudaten jeder Wechsel der Percussionserscheinungen bei Lageveränderungen. Ist dagegen das Exsudat sehr dünnflüssig, so entspricht die Dämpfungsfigur der in den abhängigsten Partien angesammelten Flüssigkeit. Ist bei der gewöhnlichen erhöhten Rückenlage die Dämpfung vorn von oben bis unten eine absolute, so kann beim Aufsitzen des Kranken in den obersten Partien dicht am Sternum ein kleiner Streifen nicht absolut gedämpften hohen tympanitischen Schalles erscheinen, während gleichzeitig die Herzdämpfung noch weiter nach der gesunden Seite herüber, die untere Grenze der Leber- oder Milzdämpfung noch weiter nach unten herabtritt. — Ist aber das Exsudat nur so gross, dass bei erhöhter Rückenlage an den oberen vorderen Partien relativ lauter Schall bleibt, der am Sternalrand am weitesten nach abwärts reicht, und sich von der absoluten Dämpfung durch eine mit der Concavität nach dem Sternum gerichtete bogenförmige Linie abgrenzt, dann rückt beim Aufrichten des Patienten die absolute Dämpfung am Sternalrand um meist einen Intercostalraum nach aufwärts, reicht aber auch an der ganzen vorderen Thoraxwand ebensoweit herab. Es würde so nach FRÄNTZEL beim Uebergang aus der Rückenlage zu aufrechter Haltung die obere Grenze der Dämpfung zunächst dem Sternalrand bei den allergrössten Exsudaten tiefer, bei etwas weniger grossen höher zu stehen kommen. Ich denke mir ein verschiedenes Verhalten des Zwerchfelles in beiden Fällen als die Ursache dieses scheinbaren Widerspruches. Behält beim Uebergang aus der Rückenlage in die aufrechte Haltung das Cavum thoracis dieselbe Capacität, so wird, ähnlich wie bei einer zum grössten Theil mit Wasser gefüllten Flasche, die Flüssigkeit an der Vorderwand des Thorax bei aufrechter Haltung weiter hinaufreichen, als in der Rückenlage. Kann aber der Raum der erkrankten Brusthälfte bei aufrechter Haltung dadurch vergrössert werden, dass in dieser der Druck der Flüssigkeit auch auf die vorderen Abschnitte des Zwerchfelles wirkt, und dieses stärker nach unten vorbaucht, wie aus dem Herabtreten des unteren Leberrandes ersichtlich, dann kann mit dem Diaphragma auch der obere Rand der Flüssigkeitssäule tiefer zu stehen kommen. Taf. XXI stellt einen Fall von mässig grossem pleuritischem Exsudat dar, in welchem die Grenzen des Exsudates in der Rückenlage (*ag*) und bei aufrechter Haltung (*ab*) sehr exact zu bestimmen waren. Die Verschieblichkeit war hier eine so grosse, dass ich im ersten Moment an Hydropneumothorax dachte. Doch liess sich ein solcher mit aller Sicherheit ausschliessen. — Bei dünnen und fibrinreichen Exsudaten dagegen unterscheidet Fräntzel, wenn sich der Kranke aufsetzt, dreierlei Schallzonen: „1. die obere hohe tympanitische; 2. die Zone der absoluten Dämpfung, welche in der Regel am Sternalrande um einen Intercostalraum nach aufwärts, in der Mammillarlinie um ebensoviel nach abwärts gerückt ist und senkrecht zur Körperachse verläuft und 3. eine Zone, welche den Raum einnimmt zwischen der jetzigen und früheren oberen Grenze der absoluten Dämpfung und innerhalb welcher der Schall intensiver gedämpft, wie in der ersten Zone, aber lauter wie in der zweiten und nicht tympanitisch ist."

Ueber die Frage, wie sich die obere Grenze der Exsudatdämpfung bei den Respirationsbewegungen verhalte, schweigen die meisten Autoren. Ferber hat auch diese Frage experimentell studirt. Wie a priori zu erwarten, ist das Verhalten der Grenze ein sehr verschiedenes, je nachdem das Zwerchfell noch thätig oder gelähmt, ferner je nachdem das noch agirende Zwerchfell mit seiner Convexität nach der Brusthöhle gerichtet, oder nach der Bauchhöhle umgestülpt ist. An Hunden, deren Pleurahöhle Flüssigkeit aspirirt hatte, konnte Ferber durch die bis auf die Pleura costalis gefensterten Intercostalräume folgende von der Athmung abhängige Bewegungen des oberen Flüssigkeitsrandes beobachten:

a) bei noch thätigem mit der Convexität nach oben schauendem Zwerchfell ein inspiratorisches Fallen und exspiratorisches Steigen. Die Differenz betrug bei mässig tiefer Athmung reichlich 1 Zoll;

b) bei noch thätigem in die Bauchhöhle vorgebuckeltem Diaphragma inspiratorisches Steigen und exspiratorisches Fallen;

c) bei Lähmung des Diaphragmas (mittelst einseitiger Durchschneidung des Phrenicus am Halse bewirkt) wird die erkrankte Seite in den untersten Abschnitten nur durch die Intercostalmuskeln erweitert. Es treten dann ähnliche aber geringere Schwankungen wie bei a auf;

d) bei Lähmung des Diaphragmas und der Intercostalmuskeln hört jede Niveauschwankung auf.

Untersucht man die respiratorische Mobilität der oberen Exsudatgrenze klinisch, so kann man ähnliche Beobachtungen anstellen. Am häufigsten fehlt jede Excursion. Dies spricht entweder für Abkapselung des Exsudates oder für Lähmung des Zwerchfelles und der Intercostalmuskeln. In anderen Fällen kann man ein mehr oder weniger deutliches inspiratorisches Fallen und exspiratorisches Steigen der Grenze constatiren. Ein derartiges Verhalten wird auf ein freies Exsudat und wenn die Niveauschwankungen erheblich sind, auf ein noch thätiges nach oben convexes Zwerchfell zu beziehen sein. In einzelnen Fällen endlich konnte ich den Nachweis führen, dass die obere Exsudatgrenze bei jeder Inspiration steigt, bei der Exspiration fällt. Gleichzeitig rückte bei rechtsseitigem Ergusse der untere Leberrand mit jeder Inspiration in die Höhe, bei der nächstfolgenden Exspiration wieder herab. Ich glaube aber nicht, dass man daraus wird jedesmal den Schluss ziehen können, dass das noch thätige Diaphragma convex in die Bauchhöhle hineinragt und als Exspirationsmuskel wirkt. Es wird dies inspiratorische Steigen der Grenze vielmehr auch in jenen Fällen möglich sein, in denen bei gelähmtem Diaphragma, einerlei ob seine Convexität nach oben oder unten schaut, und kräftiger Action der übrigen Inspirationsmuskeln, die Lunge nicht so viel oder so rasch Luft aufzunehmen vermag, als zur Ausfüllung des inspiratorisch neugeschaffenen Raumes erforderlich wäre. Der letztere wird dann durch Herbeiziehung der nachbarlichen Organe ausgefüllt. Dabei wird der Längsdurchmesser der Pleurahöhle durch Emporsteigen der Abdominalorgane verkürzt; dementsprechend steigt die obere Flüssigkeitsgrenze bei jeder Inspiration.

5. **Resorption des Ergusses ohne nachfolgende Missstaltung des Thorax.**

Für Prognose und Therapie gleich wichtig ist es, den Zeitpunkt richtig zu erkennen, in welchem die Resorption des Exsudates beginnt. Eine einseitige Ueberschätzung der Percussionsresultate kann indess hier zu Täuschungen Anlass geben. Vor allem muss davor gewarnt werden, aus dem Verhalten der oberen Exsudatgrenze allein auf beginnende oder zögernde Resorption Schlüsse zu ziehen. Welcher Arzt hätte sich nicht schon bei Punctionen mit oder ohne Aspiration davon überzeugt, dass nach der Entleerung von vielen hundert Cubikcentimetern Flüssigkeit die obere Exsudatgrenze unverrückt stand? oder dass wenige Tage nach einer Punction mit Aspiration, welche vielleicht 1500 Ccm. entleerte, die obere Grenze des Exsudates wieder wie zuvor an der 3. Rippe stand, die zweite Aspiration aber nur 500 Ccm. lieferte? Durch Abnahme der Thoraxcircumferenz, Emporsteigen des Zwerchfelles, erkennbar an dem Heraufrücken des unteren Leberrandes, dem Wiedererscheinen des halbmondförmigen Raumes, durch Hereinrücken des verschobenen Herzens nach der kranken Seite, Wiederentfaltung der Lungen wird in solchen Fällen der von der Flüssigkeit zuvor eingenommene Raum ausgefüllt, ohne dass die obere Exsudatgrenze zu sinken braucht. Dazu kommt noch der weitere Umstand, dass, wenn auch das Niveau des flüssigen Exsudates wirklich gesunken ist, dennoch die Dämpfung so weit hinaufreichen kann, wie zuvor, wenn an ihrer Entstehung auch dicke Fibrinschwarten betheiligt waren, welche theils als zwischen Lunge und Brustwand eingeschobene luftleere Körper, theils dadurch, dass sie die Schwingungen der Brustwand erschweren, den Schall zu dämpfen vermögen. — Was aber bei der operativen Entleerung grösserer Mengen des Exsudates statthat, kann man auch bei allmählicher Resorption der Flüssigkeit beobachten. — Umgekehrt kann die obere Grenze sinken, ohne dass sich die Menge des Exsudates vermindert hat, wenn plötzlich das Zwerchfell weiter nachgibt, oder das Mediastinum nach der anderen Seite ausweicht. Zur Diagnose der beginnenden Resorption ist daher der Nachweis erforderlich, dass nicht nur die obere Grenze des Exsudates sinkt, sondern auch diejenigen Grenzlinien allmählich wieder an ihren normalen Ort einrücken, welche der unteren Grenze des Exsudates selbst (im „halbmondförmigen Raum") oder den unteren und seitlichen Grenzen der durch das Exsudat verdrängten Organe entsprechen. Hat die Resorption begonnen, so machen die Percussionszeichen dieselben Ver-

änderungen, nur in umgekehrter Reihenfolge durch, wie wir sie bei
der allmählichen Zunahme des Exsudates ausführlich beschrieben
haben. Es sei daher sowohl in Bezug auf den Verlauf der Grenzlinien, als auch hinsichtlich der Schallveränderungen, welche oberhalb des Exsudates an den vorderen oberen Abschnitten der kranken
Seite zu beobachten sind (WILLIAMS'scher Trachealton, Geräusch des
gesprungenen Topfes, hoher gedämpfter, bei weiterer Abnahme des
Exsudates tiefer lauter tympanitischer Schall etc.), auf die früheren
Kapitel verwiesen. — Unterhalb der allmählich immer tiefer fallenden Exsudatgrenze geht der absolut dumpfe Schall allmählich durch
den gedämpften dann gedämpft tympanitischen in den normalen
nicht tympanitischen Lungenschall über. — Ueber den hinteren unteren Abschnitten der erkrankten Seite bleibt oft Monate und Jahre
lang der Schall etwas gedämpft; ebenso bleiben die respiratorischen
Excursionen des unteren Lungenrandes lange Zeit weit hinter der
Norm zurück.

6. Resorption des Ergusses mit nachfolgender Einziehung und Missstaltung des Thorax. (Rétrécissement
thoracique.)

Wenn sich auch die Diagnose dieses Zustandes hauptsächlich
auf die Resultate der Inspection, Palpation und Mensuration gründet,
welche allseitige Verkleinerung und Abflachung der kranken Seite,
Verminderung der Thoraxcircumferenz, Tiefstand und flügelförmiges
Abstehen der betreffenden Schulter, Dislocation des Herzchoes etc.
erkennen lassen, so sind doch auch die Ergebnisse der Percussion
keineswegs zu vernachlässigen; sie bieten vielmehr über den Grad
der das Rétrécissement begleitenden Lungenschrumpfung werthvolle Anhaltspunkte.

Bei Schrumpfung der linken Lunge steht die linke untere
Lungengrenze viel höher, als die rechte; besonders auffallend ist
der Hochstand der Lungenmagengrenze, „die Vergrösserung des halbmondförmigen Raumes" (TRAUBE). Die Herzdämpfung zeigt in Bezug
auf Grösse und Lage ein sehr verschiedenes Verhalten. Sie wird
bald an der normalen Stelle, bald, wenn das Herz an dem Orte,
wohin es durch das Exsudat verdrängt worden war, durch Verwachsungen fixirt wurde, nach rechts disloeirt gefunden; in einer
Reihe der Fälle endlich wird das Herz zur Ausfüllung des bei der
späten Resorption des Exsudates frei gewordenen Raumes herbei-
und in die linke Seite hineingezogen. Dementsprechend ist die Herzdämpfung nach links verschoben und der rechte Rand der absoluten

Dämpfung vom linken Sternalrand durch eine verschieden breite Zone hellen nicht tympanitischen Schalles getrennt, welcher der durch vicariirendes Emphysem ausgedehnten rechten Lunge angehört. — Handelt es sich um Schrumpfung der rechten Lunge, so steht die Lungenlebergrenze ungewöhnlich hoch, während in Bezug auf die Herzdämpfung dieselben Schwankungen beobachtet werden können, wie bei linksseitiger Erkrankung. — Ein weiteres Zeichen für die Schrumpfung einer Lunge ist in der völlig fehlenden oder wenigstens hochgradig beschränkten activen und passiven Mobilität der Lungengrenzen gegeben. — Im Bereiche der geschrumpften Lunge selbst findet man in verschiedener Ausdehnung mehr oder weniger gedämpften, häufig tympanitischen Schall, Veränderungen, deren genaue Erörterung indessen nicht in das Gebiet der topographischen Percussion gehört.

IX. Gas in der Pleurahöhle; Pneumothorax.

Piorry, Traité de plessimétrisme et d'organographisme. Paris. 1866. p. 326. — Wintrich in Virch. spec. Pathol. u. Therapie. Bd. V, 1. 1854. S. 345 ff. — Biermer, Ueber Pneumothorax. Schweiz. Zeitschr. für Heilkunde. I. 1862 und II. 1863. — Merbach, Ueber die Veränderungen der Schallhöhe des Metallklanges bei Pyopneumothorax. Allgem. Wiener med. Zeitung, Literaturbeilage 7. 1863. — Skoda, Abhandlung über Percussion u. Auscultation. VI. Aufl. 1864. S. 303. — P. Niemeyer, Handbuch der theoretischen und klinischen Percussion und Auscultation. I. Bd. 1868. S. 184 u. 186. — Guttmann, Lehrbuch der klinischen Untersuchungsmethoden etc. 1872. III. Aufl. 1878. S. 108 u. 119. — Björnström, Ueber den metallischen Ton bei Pneumothorax. Centralblatt für die med. Wissenschaften. 1872. S. 888. — Fräntzel in v. Ziemssen's spec. Pathol. u. Therapie. Bd. IV, 2. II. Aufl. 1877. S. 531. — Gerhardt, Lehrb. d. Auscultation u. Percussion. III. Aufl. 1876. S. 243. — Ewald, Ueber ein leichtes Verfahren, den Gasgehalt der Luft eines Pneumothorax und damit das Verhalten der Perforationsöffnung zu bestimmen. Charité-Annalen. II. Jahrgang. Berlin 1877. S. 167 ff. — A. Weil, Zur Lehre vom Pneumothorax. Experimentelle u. klinische Untersuchungen. Deutsches Archiv für klin. Medicin. Bd. XXV. 1879. S. 1–39.

Sieht man von der unwahrscheinlichen Annahme ab, dass sich durch Spontanzersetzung eines eitrigen Exsudates Gase im Pleurasack entwickeln, so setzt das Zustandekommen des Pneumothorax die Möglichkeit voraus, dass durch die an irgend einer Stelle zerstörte pulmonale oder parietale Pleura Luft aus den Lungenalveolen oder von aussen her in den Pleurasack gelangen konnte. Im Momente der Entstehung des Pneumothorax findet sich daher allemal eine Communication der in die Pleurahöhle ergossenen Gase, sei es mit der äusseren atmosphärischen, sei es mit der in der Lunge enthaltenen Luft. Betrachtet man aber den Pneumothorax als einen fertig gegebenen Zustand, so lassen sich folgende Formen ungezwungen unterscheiden:

1. Die Perforationsöffnung, durch welche die Luft in die Pleurahöhle trat, ist bei In- und Exspiration geschlossen, die pneumothoracische Luft von der atmosphärischen allseitig und dauernd abgesperrt: **geschlossener Pneumothorax**.

2. Der pneumothoracische Raum communicirt durch eine bei In- und Exspiration klaffende Oeffnung dauernd mit der atmosphärischen Luft: **offener Pneumothorax**. Je nach dem Sitze der Perforationsöffnung in Pleura costalis und Brustwand einerseits, oder in Pleura pulmonalis andererseits, oder auch in beiden zugleich kann man von **nach aussen**, **nach innen oder doppelt offenem Pneumothorax** sprechen.

3. Als **Ventilpneumothorax** mag jene Art des Pneumothorax bezeichnet werden, welche sich entwickelt, wenn die bei der Inspiration in die Pleurahöhle eingedrungene Luft bei der Exspiration nicht wieder entweichen kann. In diesem Falle wird sich in kürzester Frist, schon nach wenigen Athemzügen, der intrapleurale Druck zu dem Grade steigern, dass, falls nicht früher schon der Tod eintritt, auch bei der Inspiration kein Gas mehr in die Pleurahöhle eindringen kann. Dabei wird es für Druck und Menge der Gase gleichgiltig sein, ob nun auch bei der Inspiration die Ränder der Oeffnung durch den Gasdruck übereinander gelegt werden, und so auch ein inspiratorischer Verschluss der Fistel erzielt wird, oder ob dieselbe nach wie vor bei der Inspiration offen steht. Es stellt somit der Ventilpneumothorax im Momente seiner Entstehung einen bei der Inspiration offenen, bei der Exspiration geschlossenen Pneumothorax dar, während er späterhin, wenn auch bei der Inspiration keine Luft mehr eintritt, als eine Unterart des geschlossenen Pneumothorax aufgefasst werden kann. Wenn im Folgenden von Ventilpneumothorax die Rede ist, wird damit nicht der Ventilpneumothorax in statu nascenti, sondern die aus demselben hervorgegangene Form des geschlossenen Pneumothorax gemeint sein.

4. Ausser den genannten drei Grundformen, dem **geschlossenen Pneumothorax** mit der klinisch wichtigen Varietät des **Ventilpneumothorax** und dem **offenen Pneumothorax** (mit relativ weiter Oeffnung) kommen **Uebergangsformen** vor. Zwischen den offenen Pneumothorax mit breiter klaffender Fistel und den geschlossenen Pneumothorax schieben sich alle möglichen Zwischenstufen ein, bei denen die Grösse der Fistel mehr und mehr abnimmt. Je kleiner die Perforationsöffnung, desto mehr werden sich die Verhältnisse denjenigen des geschlossenen Pneumothorax nähern. An-

dererseits werden in die Gruppe des Ventilpneumothorax auch jene Fälle einzureihen sein, in denen bei der Exspiration zwar kein völliger Verschluss der Fistel erreicht wird, aber doch weniger Luft entweicht, als bei der Inspiration eindrang.

Dass die genannten verschiedenen Formen des Pneumothorax, zu deren prägnanter Bezeichnung die von mir gewählten Termini offener, geschlossener, Ventilpneumothorax sich wohl eignen dürften, thatsächlich vorkommen, sich hinsichtlich des Druckes und der Menge der Gase scharf von einander unterscheiden, und die Athemmechanik in differenter Weise beeinflussen, habe ich im experimentellen Theil einer grösseren Arbeit über Pneumothorax (l. c.) nachgewiesen. Aufgabe der klinischen Forschung ist es, die verschiedenen Formen des Pneumothorax auch am Krankenbette von einander zu unterscheiden. Ich zweifle nicht, dass es einer sorgfältigen klinischen Analyse, die unter Verwerthung der auf experimentellem Wege gewonnenen Gesichtspunkte die Athembewegungen auf graphischem, den Druck der Gase auf manometrischem Wege festzustellen hat, gelingen wird, dies Ziel zu erreichen. Auf diese Punkte näher einzugehen, ist hier nicht der Ort; für uns handelt es sich vielmehr lediglich um die Frage, ob die percussorischen Zeichen sich beim offenen Pneumothorax anders verhalten, als beim geschlossenen und Ventilpneumothorax. Es ist eine fast allgemein verbreitete Meinung, dass beim offenen Pneumothorax (d. h. bei noch offener Fistel in Pleura pulmonalis oder Brustwand) eine Ausweitung des Thorax und Verdrängung der Nachbarorgane nicht stattfinden könne. Untersucht man eine grosse Anzahl von Phthisikern mit diffusem totalem Pneumothorax — nur von diesem war bisher überhaupt die Rede, — so ist man von der Eintönigkeit des Befundes überrascht; in allen Fällen hochgradige Verdrängung des Zwerchfells, des Mediastinum, starke Ausdehnung der Brustwand. Dies führt nothwendig zu dem Schlusse, dass entweder der Pneumothorax der Phthisiker ausnahmslos ein Ventilpneumothorax ist, oder dass auch beim offenen Pneumothorax (bei klaffender Bronchopulmonalfistel) eine Verdrängung der Nachbarorgane und Ausweitung der Brustwand entsteht. Wenn ich nun auch — in Uebereinstimmung mit fast allen Autoren — der Meinung bin, dass beim Durchbruch einer kleinen Caverne in die Pleurahöhle in der Regel ein Ventilpneumothorax entsteht, so kommen doch andererseits auch Fälle von diffusem Pneumothorax vor, in denen der Sectionsbefund keinen Zweifel darüber aufkommen lässt, dass auch intra vitam eine ausgiebige Communication zwischen der in der Pleurahöhle und in den Bronchien befindlichen Luft bestanden hat. Da nun in solchen Fällen die Verdrängungssymptome nicht minder deutlich ausgesprochen sind, so muss ich entgegen der gewöhnlichen Annahme den Satz aufstellen, **dass auch beim offenen Pneumothorax hochgradige Dislocation des Mediastinum und Zwerchfells, und Ausdehnung der Brustwand beobachtet wird.** Die Richtigkeit dieses Satzes geht aus meinen Thierversuchen, sowie aus den S. 187 gegebenen theoretischen Betrachtungen aufs unzweideutigste hervor. EWALD ist meines Wissens der einzige, der den klinischen Nachweis dafür erbracht hat, „dass trotz sicher gestellter directer Communication zwischen Pleurahöhle und Lunge eine so excessive Verdrängung der Nachbarorgane bestand, dass selbst nach angestellter Gasanalyse immer wieder die Annahme eines abgekapselten, unter hohem Druck stehenden Pneumothorax[1]) nahe gelegt wurde." Wenn ich nun auch selbstverständlich nicht leugnen will, dass beim Ventilpneumothorax, bei dem der Mitteldruck der Gase positiv ist, die Verdrängung noch stärker ausfallen muss, als beim offenen Pneumothorax, bei dem Atmosphärendruck in der Pleurahöhle herrscht, so ist doch die dem letzteren entsprechende Dislocation eine so hochgradige, **dass sich offener und Ventilpneumothorax durch den Grad der percussorisch festzustellenden Verdrängungserscheinungen nicht unterscheiden lassen.** Die Existenz eines „diffusen Pneumothorax ohne Erweiterung der Brusthöhle und Verdrängung der Nachbarorgane" scheint mir daher eine fragwürdige, mehr theoretisch — aber von unrichtigen Prämissen aus — construirte zu sein. — Bei den circumscripten Formen des Pneumothorax dagegen (partieller Pneumothorax) kann die Verdrängung der Nachbarorgane fehlen, oder wenig ausgesprochen sein. Besteht bei partiellem Pneumothorax eine ausgiebige Perforation der Pleura pulmonalis, ist das Lumen der zur Perforationsstelle führenden Bronchien weit genug und wegsam, so kann der tympanitische oder metallische Schall des pneumothoracischen Hohlraumes beim Oeffnen und Schliessen des Mundes seine Höhe wechseln. Communicirt derselbe durch eine grössere Wunde der Brustwand mit der äusseren Atmosphäre, so hört man bei starker Percussion, namentlich wenn dieselbe in der Nähe der Wunde ausgeübt wird, das Geräusch des gesprungenen Topfes, welches dem plötzlichen Entweichen der durch

---

1) d. h. nach meiner Bezeichnungsweise eines „Ventilpneumothorax".

den Percussionsstoss verdichteten Luft durch die Fistelöffnung seine Entstehung verdankt. Bei Verschluss dieser Oeffnung verschwindet dasselbe, während gleichzeitig der Schall tiefer wird.

Fälle von diffusem totalem Pneumothorax, in denen die Section nur die Anwesenheit von Gas in einer Pleurahöhle, nicht auch gleichzeitig flüssiges Exsudat ergeben hätte, konnte ich während des Lebens nur äusserst selten untersuchen, weil in der Regel schon ein oder zwei Tage nach Bildung des Pneumothorax aus demselben ein Pneumopyothorax wird. Jene Kranken aber, welche die Entstehung des Pneumothorax nur um wenige Stunden überleben, befinden sich in einem so jammervollen Zustande, dass eine genauere Untersuchung mit Aufzeichnung der Grenzen kaum statthaft erscheint. Man ist aber wohl berechtigt, der Beschreibung dieser Kategorie auch jenen Befund zu Grunde zu legen, den man in den ersten Tagen eines Pneumothorax anstellen kann, der späterhin die Zeichen des Pneumopyothorax darbietet.

Man findet in solchen Fällen auf der kranken Seite, deren Umfang für Inspection und Palpation erweitert, deren Respirationsbewegungen vermindert oder völlig aufgehoben scheinen, einen Percussionsschall, der zunächst und an sich betrachtet etwa das Timbre des gewöhnlichen Lungenschalles darbietet. Ausnahmslos fand ich diesen Schall nicht tympanitisch, dabei tiefer und in der Regel lauter, als auf der anderen Seite. Nicht in einem einzigen Falle von diffusem im Verlaufe der Lungenschwindsucht aufgetretenem Pneumothorax konnte ich deutlich tympanitischen Schall nachweisen. Die grosse Spannung der Brustwand ist der Entstehung des tympanitischen Schalles hinderlich. — Ebensowenig als tympanitischen Schall findet man bei der gewöhnlichen Methode der Percussion Metallklang. Der letztere tritt aber fast immer bei der Percussionsauscultation aufs deutlichste hervor, namentlich wenn die Plessimeterstäbchenpercussion in Anwendung gezogen wird. Charakteristisch für die Diagnose des reinen diffusen Pneumothorax ist aber die Ausbreitung des lauten tiefen nicht tympanitischen Schalles weit über die Grenzen hinaus, zu welchen sich normaler Weise der Lungenschall erstreckt. Je nachdem es sich um Pneumothorax der rechten oder linken Seite handelt, treten dabei gewisse Besonderheiten hervor. Bei rechtsseitigem Pneumothorax (Taf. XXIII) reicht der nicht tympanitische Schall vorn, seitlich und hinten bis nahe an die Grenze des Rippenbogens, so dass die obere Grenze der absoluten Leberdämpfung in der Mittellinie an der Spitze des processus xiphoideus, in der Mammillarlinie an der 8. Rippe oder im 8. Intercostal-

raum, in der Axillarlinie an der 10.—11., neben der Wirbelsäule an
der 12. Rippe getroffen wird. Diese Grenze zwischen lautem und
dumpfem Schall ist eine sehr scharfe, namentlich bei schwacher
Percussion; von der relativen Leberdämpfung fehlt meist jede Andeutung. Der abnorm laute Schall überschreitet auch den linken
Sternalrand nach links um einige Centimeter, so dass sich zwischen
linken Sternalrand und rechte Grenze der absoluten Herzdämpfung
eine Zone hellen nicht tympanitischen Schalles einschiebt. — Die
Herz- und Leberdämpfung sind in ähnlicher Weise dislocirt, wie bei
grossen rechtsseitigen pleuritischen Ergüssen, nur dass die Verschiebung dieser Organe bei Pneumothorax leichter zu controliren ist, als
bei flüssigen Exsudaten, weil sich auch der obere Rand der Leber-
und der rechte Rand der Herzdämpfung vom lauten nicht tympani-
schen Schalle des pneumothoracischen Raumes abgrenzen lassen. —
Der untere Rand der Leberdämpfung steht ungewöhnlich tief, in der
Mittellinie etwa in der Gegend des Nabels, rechts von der Mittellinie noch tiefer, und steigt von dieser aus ungewöhnlich steil nach
oben und links. Die linke Grenze der Herzdämpfung ist nach links
verschoben, findet sich meist zwischen Mammillar- und vorderer
Axillarlinie, näher der letzteren. — Bei linksseitigem Pneumothorax trifft man auf der ganzen linken Seite vorn, seitlich und
hinten tiefen, lauten, nicht tympanitischen Schall, der bis nahe an
die Grenze des knöchernen Brustkorbes reicht und sich nach rechts
bis an den rechten Brustbeinrand erstreckt. Die Herzdämpfung fehlt
links vom Sternum völlig; dagegen tritt in der Regel am rechten
Sternalrand, zwischen ihm und rechter Parasternallinie in der Höhe
der 4. oder 3.—6. Rippe eine rechtsseitige Herzdämpfung auf. Der
untere Rand der Leber steht namentlich links von der Medianlinie
ungewöhnlich tief. Wo die Milzdämpfung nachweisbar bleibt, verhält sie sich ähnlich, wie bei grossen pleuritischen Exsudaten. Der
„halbmondförmige Raum" ist verschwunden, an seiner Stelle findet
sich nicht tympanitischer Schall bis nahe zum oder selbst bis an
den Rippenbogen.

X. Flüssigkeit und Gas in der Pleurahöhle.

Hydro-, Pyo-, Haemato-Pneumothorax.[1])

Viel häufiger, als nur Gas findet sich gleichzeitig Gas und
Flüssigkeit in einer Pleurahöhle vor. Je nachdem die Flüssigkeit

---

1) s. die Literatur des vorigen Abschnittes.

serös, eitrig, oder blutig ist, spricht man von Hydro-, Pyo- und Haemato-Pneumothorax. Dagegen halte ich die von Manchen beliebte Unterscheidung zwischen Hydropneumothorax und Pneumohydrothorax, zwischen Pyopneumothorax und Pneumopyothorax etc., je nachdem vor dem Eintritt des Gases in die Pleurahöhle in dieser schon die betreffende Flüssigkeit vorhanden war, oder umgekehrt erst später in den pneumothoracischen Raum Serum, Eiter oder Blut ergossen wurde, aus dem Grunde für unzweckmässig und nicht durchführbar, weil auch abgesehen von jenen Fällen, in denen **gleichzeitig** Luft und Flüssigkeit in die Pleurahöhle dringt (perforirende Brustwunden mit Verletzung der Lungen; Durchbruch von Abscessen oder Brandherden in den Lungen), nicht immer der Entwicklungsgang der Krankheit sich feststellen lässt. Die percussorischen Zeichen der gleichzeitigen Anwesenheit von Flüssigkeit und Gas in einer Pleurahöhle sind, einerlei welcher Natur die Flüssigkeit ist, ausserordentlich frappante, namentlich wenn kein allzugrosses Missverhältniss zwischen der Menge des Gases und der Flüssigkeit besteht. Ueberwiegt dagegen die tropfbare Flüssigkeit in solchem Grade die Gase, dass fast die ganze Pleurahöhle von ihr erfüllt ist, so ähnelt der Symptomencomplex demjenigen des pleuritischen Exsudates. Sind umgekehrt nur erst wenige Unzen flüssigen Exsudates in einen pneumothoracischen Raum abgesetzt, so entgehen sie der Percussion, während sie vielleicht durch Succussion bereits nachweisbar sind. — **Die häufigste Form des Pneumothorax ist diejenige, welche sich entwickelt, wenn zu einem im Verlaufe der Lungenschwindsucht aufgetretenen diffusen Pneumothorax secundär ein pleuritisches Exsudat hinzutritt.** Ausdehnung der Brust, Verdrängung der Nachbarorgane sind dabei ebenso regelmässig, oft in noch bedeutenderem Grade ausgesprochen, als beim reinen Pneumothorax.

Charakteristisch für die gleichzeitige Anwesenheit von Flüssigkeit und Luft in einer Pleurahöhle ist **die völlig freie Beweglichkeit der Flüssigkeit nach den Gesetzen der Schwere. Der Flüssigkeitsspiegel stellt bei jeder Lage des Untersuchten eine dem Erdboden parallele horizontale Ebene dar. In Folge davon zeigt die Grenze zwischen dem dumpfen Schall der Flüssigkeit und dem hellen nicht tympanitischen Schall des Luftraumes einen so raschen und ergiebigen Wechsel bei Lageveränderungen des Untersuchten, wie er bei keinem anderen Zustande beobachtet wird. Der Verlauf dieser Grenzlinie entspricht** bei jeder Stellung des Untersuchten dem Durchschnitt einer Horizontalebene durch die Wandung der Brust. — Hält der Kranke die horizontale Rückenlage ein, so sammelt sich die Flüssigkeit in den hinteren Abschnitten der Brusthöhle an und bewirkt erst bei bedeutender Zunahme auch in der Seite eine Dämpfung, die etwa in der Axillarlinie scharf in den lauten nicht tympanitischen Schall des Luftraumes überspringt. Auf der Vorderfläche des Thorax hat man dabei denselben Befund, wie bei reinem Pneumothorax. Setzt sich aber der Kranke auf, so tritt über den unteren Abschnitten der vorderen, seitlichen und hinteren Brustwand eine Dämpfung auf, die sich in einer rings um den Thorax verlaufenden Horizontalen von dem darüber befindlichen lauten Schalle abgrenzt. Je nach der Menge der Flüssigkeit verläuft diese Linie vorn an der 7., 6., 5., 4., selbst 3. Rippe. — Legt sich der Kranke auf die erkrankte Seite, so häuft sich die Flüssigkeit in den seitlichen Abschnitten der Pleurahöhle an, und grenzt sich an der Vorder- und Hinterfläche der Brust durch eine dem Brustbein und der Wirbelsäule parallele Linie ab etc. — Finde ich bei einem Kranken in der Rückenlage auf der Vorderfläche des Thorax lauten nicht tympanitischen Schall bis zur 8. Rippe, bei aufrechter Haltung dagegen eine horizontal sich begrenzende Dämpfung bis herauf zur 3. oder 4. Rippe, so ist damit allein die Diagnose des Hydro- oder Pyopneumothorax festgestellt. — Trotzdem habe ich schon gesehen, wie ein rechtsseitiger Pyopneumothorax bei oberflächlicher Untersuchung verkannt wurde, weil die Grenze zwischen lautem nicht tympanitischem und dumpfem Schall bei dem nur in aufrechter Haltung oder nur in erhöhter Rückenlage untersuchten Kranken zufällig vorn an der 6. Rippe sich fand. — Die Verdrängung des Herzens, der Leber etc. sind dieselben, wie bei reinem Pneumothorax. Der Schall oberhalb der Flüssigkeitsdämpfung ist in der Regel nicht tympanitisch, zeigt mitunter bei der gewöhnlichen, fast immer bei der Stäbchenplessimeterpercussion und gleichzeitiger Auscultation metallischen Beiklang. Dieser Metallklang lässt bei verschiedener Lage des Patienten deutlichen Höhenwechsel erkennen (Biermer'scher Schallhöhewechsel), während er beim Oeffnen und Schliessen des Mundes seine Höhe nicht ändert. Nach den Untersuchungen Biermer's wird der Metallklang eines pneumothoracischen Raumes im Stehen um mehrere Töne tiefer, als im Liegen. Den Grund hierfür erblickt Biermer darin, dass bei aufrechter Körperstellung das subparalytische Zwerchfell in seinem vorderen Theile durch das Exsudat herabgedrängt, der Schallraum dadurch verlängert,

somit der Metallklang tiefer werde, als im Liegen, wobei das vom
Druck des Exsudates befreite Zwerchfell wieder in die Höhe steige
und den Luftraum verkürze. — Dem gegenüber betonte BJÖRNSTRÖM,
dass die Grenze des dumpfen Percussionstons an der Basis der Lunge
gerade bei aufrechter Haltung höher steht, als in der Rückenlage,
dass somit eine Verkürzung der Luftsäule im ersten Falle erfolge,
welche ein Höherwerden des metallischen Klanges zur Folge haben
müsse. Umgekehrt vergrössere sich im Liegen durch die veränderte
Lage des Ergusses der Schallraum und der Ton werde tiefer. Dieses
dem von BIERMER beschriebenen entgegengesetzte Verhalten konnte
BJÖRNSTRÖM in der That in drei Fällen beobachten, in denen der
Metallklang beim Liegen um einige Töne tiefer wurde. — Nach
meiner Meinung liegt in dem auch von mir beobachteten entgegengesetzten Verhalten des Höhenwechsels in verschiedenen Fällen von
Pyopneumothorax nur ein scheinbarer Widerspruch. Die Bedingungen, von denen die Höhe des Metallklangs (s. S. 27) abhängt, sind
ja ausserordentlich complicirte und mannigfache. Ausser der Grösse
des Hohlraums kommt auch die Richtung des Percussionsstosses und
die Grösse der in dieser gelegenen Durchmesser des Luftraumes in
Frage. Nicht nur der längste Durchmesser des Luftraumes wird
bald bei aufrechter Haltung, bald bei der Rückenlage des Untersuchten grösser sein können, je nach dem Mengenverhältniss der
Flüssigkeit und Luft, ferner je nach der Configuration des Luftschallraumes und dem Verhalten des Zwerchfelles, welches letztere
entweder schon in der Rückenlage, oder erst bei aufrechter Haltung
ad maximum gegen die Bauchhöhle vorgetrieben wird, ebenso je
nachdem Adhäsionen zwischen Lunge und Brustwand fehlen oder
vorhanden sind; sondern auch die Grösse des in der Richtung des
Percussionsstosses gelegenen Durchmessers der Höhle wird bald in
der einen, bald in der andern Situation eine bedeutendere sein
können.

Ganz ähnlich wie beim Pyopneumothorax der Phthisiker kann
sich der Befund in jenen selteneren Fällen gestalten, in welchen der
Entwicklungsgang der Krankheit ein umgekehrter ist, und nach Perforation eines eitrigen Ergusses in die Bronchien an Stelle der nach
aussen entleerten Flüssigkeit bei den nächsten Inspirationen Luft in
die Pleurahöhle tritt, so dass aus dem Empyem ein Pyopneumothorax wird. Der Uebergang des einen in den anderen Zustand ist dabei häufig durch einen heftigen Hustenanfall „mit maul-
voller Expectoration eitriger Sputa" (WINTRICH) gekennzeichnet.

Die Grenze zwischen dem dumpfen Schall der Flüssigkeit und

dem in diesen Fällen zuweilen tympanitischen Schall des Luftraumes wechselt bei Lageveränderungen des Untersuchten ihren Ort und entspricht dem Durchschnitt einer Horizontalebene mit der Brustwand. Auch im Sitzen und Liegen können Differenzen in der Schallhöhe beobachtet werden. — Communicirt der Raum des Pyopneumothorax durch eine grosse Fistel in der Lungenpleura mit einem grösseren Bronchus, so kann der tympanitische oder metallische Schall des Luftraumes beim Oeffnen und Schliessen des Mundes seine Höhe wechseln, sobald sich die Fistel oberhalb des Flüssigkeitsspiegels befindet. Je nach der anatomischen Lage der Perforationsöffnung und der Menge der Flüssigkeit wird daher dieser Höhenwechsel beim Oeffnen und Schliessen des Mundes bald nur bei dieser, bald nur bei jener Lagerung des Kranken, bald überhaupt nicht wahrgenommen werden können. Ein weiterer wichtiger Anhaltspunkt für das Vorhandensein einer grossen Perforationsöffnung in der Lungenpleura ergibt sich daraus, dass jedesmal, wenn der Kranke eine gewisse Lage einnimmt, wobei die Fistel unter das Niveau der Flüssigkeit taucht, heftige Hustenanfälle mit massenhafter Expectoration eitriger Sputa auftreten. Nach einem solchen Anfall weist die Percussion deutliche Abnahme der Flüssigkeit in der Pleurahöhle nach.

Bei jener Form des Pyopneumothorax, welche nach der Radicaloperation des Empyems auftritt, wird mit zunehmender Verkleinerung der Abscesshöhle die Ausweitung des Thorax und Verschiebung der Nachbarorgane rückgängig, oder es entwickelt sich sogar eine Einziehung des Thorax (Rétrécissement thoracique). Der tympanitische (oder metallische) Percussionsschall des Luftraums wird beim Verschluss der Thoraxwunde tiefer; dabei verschwindet auch das vorher meist deutlich wahrzunehmende Geräusch des gesprungenen Topfes.

XI. Lungencavernen.

Skoda, Abhandlung über Percussion u. Auscultation. I. Aufl. 1839; VI. Aufl. 1864. S. 288. — Wintrich, in Virchow's spec. Pathol. u. Therapie. Bd. V, 1. 1854. S. 23, 24. — Friedreich, Ueber die diagnostische Bedeutung d. objectiven Höhlensymptome. Verhandl. der physikal.-medicin. Gesellschaft in Würzburg. VII. Bd. 1857. S. 87 ff. — Gerhardt, Ueber Differenzen des Percussionsschalles der Lungen beim Sitzen und Liegen. Deutsche Klinik. 1859. No. 11. — Idem, Lehrbuch der Auscultation u. Percussion. III. Aufl. 1876. S. 268. — Idem, Die Diagnose des grössten Durchmessers der Lungencavernen. Verhandl. d. Würzb.

physikal.-medicin. Gesellschaft. N. F. IX. Bd. 1875. — Seitz, Die Auscultation u. Percussion der Respirationsorgane etc. Erlangen. 1860. S. 215, 221 und 225. — P. Niemeyer, Handbuch der theoretischen und klinischen Percussion und Auscultation. I. Bd. 1868. S. 183 u. 200 ff. — Weil, Ueber den Gerhardt'schen Schallhöhewechsel. Berl. klin. Wochenschr. 1874. No. 7. — Hobein, Beobachtungen über Schallhöhewechsel bei Lungencavernen. Inaug. Dissert. Schwerin. 1876. — Rosenbach, Die Relaxation des Lungengewebes u. Bemerkungen über den Schachtelton u. Schallhöhewechsel. Deutsch. Arch. f. klin. Med. XVIII. Bd. 1876. S. 68. — Eichhorst, Ueber die Grössenbestimmung der Lungencavernen vermittelst der Helmholtz'schen Resonatoren. Charité-Annalen. II. Jahrg. Berlin. 1877. S. 247 (vgl. auch die Dissertation v. G. Schulze, Ueber Grössenbestimmung der Lungencavernen vermittelst Resonatoren. Berlin. 1875). — S. Moritz, Unterbrochener Wintrich'scher Schallwechsel. Ein Beitrag zur Cavernendiagnostik. Inaug. Dissert. Würzburg. 1877 (abgedruckt im Deutsch. Arch. f. klin. Med. XX. Bd. 1877. S. 348. — G. Waetzoldt, Beobachtungen über Schallhöhenwechsel. Inaug. Dissert. Berlin 1876 u. Deutsch. medicin. Wochenschrift. 1877. Nr. 27—30. — Neukirch, Ueber die Entstehung des Schallwechsels bei der Percussion von Cavernen. Deutsch. Archiv f. klin. Med. XXV. Bd. 1879. S. 97. — Weil, Ueber die Entstehung des Schallwechsels bei der Percussion von Cavernen. Ibid. XXV. Bd. S. 291. — Friedreich, Zur Percussion des Kehlkopfes und der Trachea. Ibid. XXIV. Bd. 1879. S. 257.

Trotzdem von einer genauen Umgrenzung der Cavernen, die ihre Grösse und Form mit Sicherheit zu erkennen gestattete, in keiner Weise die Rede sein kann, mag dennoch die Erörterung der percussorischen von Cavernen gelieferten Zeichen hier eine Stelle finden, weil die Architektonik einer nur Luft oder gleichzeitig Flüssigkeit und Luft enthaltenden Caverne mit derjenigen eines Pneumothorax oder Pyopneumothorax die grösste Analogie bietet. Hier wie dort ein mit Luft oder Luft und Flüssigkeit erfüllter von relativ starren Wandungen entweder allseitig abgeschlossener, oder durch einen Bronchus mit der äusseren Luft communicirender Hohlraum; hier wie dort die Möglichkeit, dass durch die verschiedene Lagerung, welche die Flüssigkeit nach den Gesetzen der Schwere bei wechselnder Haltung des Untersuchten einnimmt, Gestalt und Grösse des Luftraumes sich ändert. Dass man in der That berechtigt ist, vom physikalisch-diagnostischen Standpunkte aus die Caverne als einen Pneumo- oder Pyopneumothorax en miniature aufzufassen, geht aus der Schwierigkeit, um nicht zu sagen Unmöglichkeit hervor, aus physikalischen Zeichen die differentielle Diagnose zwischen einer grossen Caverne und einem circumscripten Pneumo- oder Pyopneumothorax zu machen.

. Die sichere Erkennung der Cavernen gehört zu den schwierigsten Problemen der physikalischen Diagnostik. Wenn man mitunter auf die entgegengesetzte Meinung stösst, so mag dies darin seinen Grund haben, dass diejenigen Kranken, bei denen man am häufigsten an ganz bestimmten Localitäten (an den Spitzentheilen der Oberlappen) Höhlen diagnosticirt, allerdings bei der Section ebendort in der Regel solche zeigen. — Wer aber gewohnt ist, die falschen Diagnosen seinem Gedächtnisse fester einzuprägen, als die richtigen, der wird mit mir gern zugestehen, dass er bald grosse Cavernen gefunden, wo er solche nicht vermuthete, bald im Gegentheil Lungentheile, über welchen bei Lebzeiten sehr ausgeprägte „cavernöse Erscheinungen" vorhanden waren, vergebens nach Cavernen durchgemustert hat. — Die Gründe dieser diagnostischen Schwierigkeiten werden sich am klarsten aus der Betrachtung der von Cavernen gelieferten Percussionszeichen ergeben, die nach meinen Erfahrungen noch weniger trügen, als die auscultatorischen.

An solchen Stellen der Brustwand, hinter denen oberflächlich, oder in geringerer oder grösserer Tiefe pathologische Hohlräume in den Lungen gelegen sind, kann **heller oder gedämpfter nicht tympanitischer**, ferner **tympanitischer Schall**, in seltenen Fällen **Metallklang** auftreten. Ob das eine oder andere der Fall, hängt von der Grösse und Form der Caverne, der Qualität und Quantität ihres Inhaltes, der Beschaffenheit ihrer Wandungen, ihrer Entfernung von der percutirten Stelle, der freien oder aufgehobenen Communication des Hohlraumes mit der bronchialen und trachealen Luftsäule ab. — Dem wie immer beschaffenen Percussionsschalle kann sich als ein sehr ohrenfälliges, aber diagnostisch bedeutungsloses Zeichen das „**Geräusch des gesprungenen Topfes**" beimengen. Da das letztere (bruit de pot fêlé, Münzenklirren, percuto-auscultatorisches Anblasegeräusch) ausser bei Lungencavernen bei den verschiedensten pathologischen Zuständen (Pleuritis, Pneumonie) sowie bei Kindern unter völlig normalen Verhältnissen angetroffen wird, so werde ich nicht weiter auf dasselbe eingehen.[1])

1. **Heller nicht tympanitischer Schall**

findet sich gar nicht so selten über solchen Höhlen, welche innerhalb eines lufthaltigen Lungenparenchyms gelegen sind, und nach dem Ausspruche SKODA's nicht etwa bloss über kleinen, sondern

---

1) Vgl. über die Entstehung, das Vorkommen und die diagnostische Bedeutung oder richtiger Bedeutungslosigkeit des Bruit de pot fêlé ausser den Lehr- und Handbüchern der physikal. Diagnostik, namentlich FRIEDREICH (l. c.), SEITZ (l. c. S. 225), LEICHTENSTERN (Deutsche Klinik 1873. No. 33) und BAAS (Deutsch. Arch. f. klin. Medicin. XII. Bd. 1873. S. 481).

selbst beträchtlich grossen Excavationen. Dass man solche Erfahrungen bei Phthisikern relativ selten anzustellen Gelegenheit hat, versteht sich leicht aus der Entwicklungsweise der phthisischen Cavernen, die ja in der Regel aus dem central beginnenden Zerfall verdichteten Gewebes hervorgehen und deshalb von luftleerem Parenchym umgeben sind. Doch ist es mir schon einigemal begegnet, dass ich bei Monate lang fortgesetzter Beobachtung tuberculöser Individuen eine allmähliche Abnahme der Dämpfung über der stärker afficirten Lungenspitze verfolgen und das Wiederauftreten eines helleren nicht tympanitischen Schalles constatiren konnte, während es sich nach den Ergebnissen der Auscultation und nach den weiteren Metamorphosen des Percussionsschalles um beginnende Höhlenbildung handelte. Es erscheint dann, wie dies Seitz bereits erwähnt, nach den Ergebnissen der Percussion die in Wirklichkeit mehr afficirte Lungenspitze als die minder erkrankte. Vorübergehend tritt, wie schon Wintrich (l. c. S. 31) angibt, über für gewöhnlich tympanitisch schallenden Hohlräumen sofort nicht tympanitischer Schall auf, wenn ihre Wandung entweder durch eine tiefe Inspiration, oder eine nach einer tiefen Inspiration vollführte Pressbewegung gespannt wird. Erwägt man, dass der tympanitische Schall solcher Cavernen, deren Hohlraum in der Regel mit demjenigen der Trachea durch wegsame Bronchien communicirt, die daher den Wintrich'schen Schallwechsel zeigen (s. unten), an solchen Tagen, an denen wegen vorübergehender Verstopfung des Bronchus dieser Schallwechsel fehlt, nicht nur weniger laut, sondern auch viel weniger deutlich tympanitisch erscheint, so wird man der von Seitz ausgesprochenen Vermuthung nur zustimmen können, dass ein an und für sich schwach tympanitischer Caverneuschall nicht tympanitisch wird, wenn die Fortleitung des Schalles nach aussen durch Verstopfung des in die Caverne mündenden Bronchus erschwert wird.

2. Gedämpfter oder dumpfer Schall.

In einer anderen Reihe der Fälle liefert die Caverne einen mehr oder weniger gedämpften nicht tympanitischen oder selbst absolut dumpfen Schall. Dies ist auch bei luftführenden Cavernen der Fall, wenn sie klein und von dicken Schichten luftleeren Parenchyms umgeben sind. Aber auch grosse Cavernen liefern stark gedämpften oder absolut dumpfen Schall, wenn sie vorwiegend flüssigen Inhalt beherbergen. Im letzteren Falle ist aber die Dämpfung eine temporäre, weicht von Zeit zu Zeit einem helleren in der Regel tympanitischen Schalle. Dieser zu verschiedenen Zeiten zu beobachtende Wechsel in der Helligkeit des Schalles über ein und derselben Stelle der Brustwand gewinnt um so grössere Bedeutung für die Diagnose eines pathologischen Hohlraumes, wenn das Auftreten helleren Schalles nach einer reichlichen Expectoration beobachtet wird.

3. Tympanitischer Schall.

Am eingehendsten studirt ist der tympanitische Schall, den manche Höhlen erkennen lassen. Es ist nicht möglich, in Zahlen anzugeben, welches die Grösse einer Caverne, welches ihre Entfernung von der percutirten Stelle sein müsse, damit sie einen tympanitischen Schall liefere, weil dabei ausserdem eine Menge anderer Momente wesentlich in Betracht kommen, die sich selbst einer annähernd richtigen Schätzung entziehen. Elastische, dünne Brustwand, vorwiegender Luftgehalt der Caverne, weite und freie Communicationsöffnung derselben mit dem Bronchialbaum, völlige Luftleerheit des umgebenden Gewebes begünstigen die Entstehung tympanitischen Schalles schon bei kleineren und weiter von der Brustwand entfernten Höhlen; bedeutende Dicke der Brustwand dagegen, geringer Luftgehalt der Höhle, grosse Enge oder Verstopfung des zuführenden Bronchus, lufthaltige Beschaffenheit des den Hohlraum begrenzenden Parenchyms verhindern selbst über grösseren der Oberfläche nahe gelegenen Cavernen die Entstehung tympanitischen Schalles. So äussert sich Skoda höchst vorsichtig dahin, dass man über Excavationen in der Lunge, die von infiltrirtem Parenchym umgeben sind und Luft enthalten, einen tympanitischen Schall erhält, „falls sie der Oberfläche näher liegen und der Grösse des Plessimeters gleichkommen." Damit bei tieferer Lage eine Luft enthaltende und von infiltrirtem Gewebe umgebene Caverne tympanitischen Schall gibt, „muss sie wenigstens die Grösse einer Wallnuss haben, oder es müssen mehrere kleinere beisammen sein." — Von Einfluss auf die Entstehung des tympanitischen Schalles ist gewiss auch die Richtung des längsten Durchmessers der mit einem Bronchus communicirenden Caverne; ist dieselbe so gelagert, dass in der Richtung des längsten Durchmessers percutirt werden kann, so wird der tympanitische Schall des offenen Schallraumes, — ähnlich wie bei der Percussion eines auf einer Seite offenen Glascylinders, eines Fläschchens, eines Reagenzgläschens — viel lauter wahrgenommen, als wenn in der Richtung eines kürzeren Durchmessers percutirt wird. — Mündet ein weiter

Bronchus in eine ganz kleine Caverne in der Weise ein, dass die Caverne in der Richtung der Längsaxe des zuführenden Bronchus percutirt werden kann, so kann in diesem Falle der tympanitische Schall der broncho-trachealen Luftsäule wahrgenommen werden. — Die Lautheit (Helligkeit, Intensität) des über einer Caverne erhaltenen tympanitischen Schalles hängt von der Grösse des Luftraumes, der Entfernung desselben von der Brustwand, und der durch eine offene Communication der Höhle mit der trachealen Luftsäule erleichterten, oder durch allseitigen Abschluss derselben erschwerten Schallleitung ab. Ausserordentlich complicirt und nur theilweise richtig erkannt sind die Factoren, welche die Höhe des von einer Caverne gelieferten tympanitischen Schalles bedingen. Wenn eine durch grössere Bronchien vermittelte Communication der Caverne mit der Trachea (dauernd oder vorübergehend) fehlt, wenn sie also einen geschlossenen Hohlraum darstellt, so hängt die Höhe des tympanitischen Schalles ausschliesslich vom Volumen des Hohlraumes (nicht, wie man annahm, vom längsten Durchmesser; s. die Lehre vom tympanitischen Schall, S. 18) und der Spannung der Wandung ab. Je grösser der Hohlraum, je geringer die Spannung der Wand, desto tiefer der tympanitische Schall. Da nun die Wandung einer allseitig abgeschlossenen Caverne, welche tympanitischen Schall liefert, niemals absolut starr sein kann (s. S. 22), so ist es nicht möglich, aus der Höhe des tympanitischen Schalles einer geschlossenen Caverne — etwa mit Hülfe der Sondhauss'schen Formeln — deren Volumen zu berechnen, oder einen den Cavernenschall verstärkenden Resonator als Maass für die Grösse der Caverne zu benützen. Noch weniger scheint es mir zulässig, die Grösse von Cavernen, deren Luftraum mit demjenigen der Trachea und Mundrachenhöhle in freier Communication steht, nach dem Vorgange Gerhardt's in der Weise bestimmen zu wollen, dass man einen Resonator ausfindig macht, der den bei Percussion der Caverne erhaltenen tympanitischen Schall ausserordentlich verstärkt. Sobald nämlich eine Caverne durch grössere wegsame Bronchien mit der Trachea communicirt, betheiligt sich auch die in Trachea, Kehlkopf, Rachen-, Nasen- und Mundhöhle befindliche Luft an der Bildung des bei Percussion der Cavernenwand entstehenden tympanitischen Schalles in irgend welcher die Höhe desselben beeinflussenden Weise; zumal bei geöffnetem Munde spielt die Mundhöhle eine nicht unwichtige Rolle. Vielleicht besteht in der That ein einfaches Verhältniss, aber nicht, wie Gerhardt annimmt, zwischen der Grösse der Caverne und der des zugehörigen Resonators, sondern zwischen der letzteren und der

Grösse der Mundhöhle. Wenigstens möchte ich die Beobachtung Eichhorst's, in dessen Fällen trotz sehr variabler Grösse der Cavernen fast immer dieselben Resonatoren den tympanitischen Schall der Caverne verstärkten, während die Grösse der Caverne mit derjenigen des Resonators niemals übereinstimmte, in diesem Sinne deuten. In welcher Weise sich bei offenen Cavernen die von den Bronchien bis zur Mund- und Nasenhöhle sich erstreckende Luftsäule an der Entstehung des tympanitischen Cavernenschalls betheiligt, ist allerdings ein noch ungelöstes Problem.

Das Auftreten tympanitischen Schalles hat an sich für die Diagnose der Cavernen gar keine Bedeutung. Viel häufiger, als auf die Bildung von Hohlräumen ist die Entstehung tympanitischen Schalles über den Lungen auf Schwingungen des Lungengewebes selbst zurückzuführen, dem es durch irgend welchen pathologischen Zustand ermöglicht wurde, sich seinem Gleichgewichtszustande zu nähern, sich zu retrahiren, oder zu relaxiren. Die verschiedenen hierher gehörenden Zustände (Retraction der Lunge bei pleuritischen Exsudaten, in der Umgebung von Infiltraten etc. s. S. 32 ff.) sind so häufig, dass ich bezweifle, ob eine genaue Statistik des tympanitischen Schalles über den Lungen in mehr als $1/10$ der Fälle als Ursache desselben Cavernen nachzuweisen vermöchte. — Man war daher mit Recht bestrebt, Kriterien aufzufinden, welche die Unterscheidung des von Hohlräumen und von retrahirtem Lungengewebe gelieferten tympanitischen Schalles ermöglichen sollten. Man war dabei von den uns durch Wintrich geläufig gewordenen Gesetzen ausgegangen, nach welchen sich die Höhe und Intensität des von geschlossenen und offenen Luftschallräumen gelieferten tympanitischen Schalles richtet, und hatte so am Cavernenschall eine Reihe von Erscheinungen kennen gelernt, die sich auf den beim Oeffnen und Schliessen des Mundes, bei tiefen Respirationsbewegungen, sowie bei Lageveränderungen des Untersuchten auftretenden Wechsel in der Höhe und Intensität des tympanitischen Schalles beziehen, Erscheinungen, die man mit dem gemeinsamen Namen des Schallwechsels zusammenfassen kann.

Wintrich'scher Schallwechsel. So kann man der Kürze halber nach ihrem Entdecker die beim abwechselnden Oeffnen und Schliessen des Mundes hervortretende Aenderung des tympanitischen Cavernenschalles bezeichnen. Der Wintrich'sche Schallwechsel manifestirt sich in der Weise, dass der über einer Stelle der Brustwand erhaltene tympanitische Schall lauter, deutlicher tympanitisch und höher wird, wenn der Untersuchte den Mund weit öffnet. Jeder dieser Punkte verdient Beachtung. Zunächst muss der auf den WINTRICH'schen Schallwechsel zu prüfende Schall überhaupt tympanitisch sein; es hat mich oft überrascht, selbst aus dem Munde nicht ungeübter Beobachter das Commando „Mund weit öffnen" erschallen zu hören, trotzdem der Schall, wenn der Untersuchte den Mund geschlossen hatte, keine Spur von tympanitischem Beiklang zeigte. — Das Lauterwerden des Schalles ist für ungeübte Beobachter viel leichter wahrzunehmen, als das Höherwerden; es hat dieselbe diagnostische Bedeutung wie dieses, und verdient deshalb eine viel grössere Berücksichtigung, als ihm gewöhnlich zu Theil wird. Die Höhendifferenz ist bei dem ächten WINTRICH'schen Schallwechsel eine ausserordentlich deutliche. Im allgemeinen möchte ich für alle derartige Untersuchungen den Rathschlag geben, geringe, zweifelhafte Differenzen der Höhe zu vernachlässigen. Nur all zu oft werden von ungeübten Ohren Höhendifferenzen statuirt, wo es sich in Wirklichkeit um Differenzen der Intensität, der Klangfarbe, oder auch um nichts weiter handelt, als eine der Intention des Beobachters entsprungene Selbsttäuschung. Auch kann eine bei geöffnetem und geschlossenem Munde thatsächlich vorhandene Höhendifferenz irrthümlicher Weise als WINTRICH-scher Schallwechsel gedeutet werden, während sie in Wirklichkeit darauf beruht, dass bei geöffnetem und geschlossenem Munde während verschiedener Respirationsphasen percutirt wurde (s. respiratorischer Schallwechsel). Man muss daher bei der Prüfung auf WINTRICH'schen Schallwechsel bei geöffnetem und geschlossenem Munde während derselben Phase der Respiration percutiren. Ausserdem finde ich es zweckmässig, bei geöffnetem Munde die Zunge herausstrecken zu lassen. Es wird dadurch die Zungenwurzel von der hinteren Rachenwand entfernt, der Kehldeckel aufgerichtet und so eine möglichst ausgiebige Communication zwischen Kehlkopf- und Mundrachenhöhle geschaffen. — Wer den WINTRICH'schen Schallwechsel noch nie deutlich wahrgenommen hat, kann sich denselben sehr gut versinnlichen, wenn er über der Trachea oder über dem Kehlkopf zuerst bei geschlossenem, dann bei geöffnetem Munde percutirt. — Der WINTRICH'sche Schallwechsel tritt über solchen Cavernen ein, bei denen die Bedingungen des tympanitischen Schalles erfüllt sind und welche ausserdem durch einen oder mehrere nicht zu enge Bronchien mit der Trachea frei communiciren. Man pflegt sich die Entstehung des Schallwechsels in diesem Falle in der Weise vorzustellen, dass bei Percussion der Caverne die ganze von Cavernenwand, Bronchus, Trachea, Larynx und Mundhöhle umschlossene Luftsäule in tonerzeugende Schwingungen geräth, und ebenso, wie beispielsweise ein cylindrischer, auf der einen Seite offener Luftschallraum, bei der Percussion einen tympanitischen Schall liefert, der um so höher und lauter wird, je weiter man die freie Oeffnung des Gefässes macht. Nun hat aber die von der Caverne bis zur Mundhöhle sich erstreckende Luftsäule nicht die einfache Gestalt, wie die von einem Glas- oder Pappcylinder umschlossene, sondern eine äusserst complicirte Form, und die Annahme, dass bei Percussion über der Caverne diese ganze Luftmasse von so complicirter Gestalt in tonerzeugende Schwingungen geräth, bedarf erst noch der physikalischen Begründung. Klinische Thatsachen scheinen mir gegen die Richtigkeit dieser Voraussetzung zu sprechen. Wäre der Vergleich mit dem Cylinder zutreffend, würde bei Percussion über der Caverne die ganze von ihr bis zur Mundhöhle sich erstreckende Luftsäule in Schwingungen gerathen, so müsste es, ebenso wie bei Percussion des Cylinders, der einerlei ob ich ihn nahe dem Boden oder nahe der freien Oeffnung percutire, jedesmal einen tympanitischen Schall von derselben Höhe liefert, auch bei der von der Caverne bis zur Mundhöhle sich erstreckenden Luftsäule ganz einerlei sein, an welcher Stelle des Luftschallraumes ich denselben durch Percussion seiner Wandung in tonerzeugende Schwingungen versetze; mit anderen Worten: **es müsste der tympanitische Schall über der Caverne dieselbe Höhe haben, wie über der Luftröhre oder dem Kehlkopf. Dies ist aber keineswegs der Fall**, wie ich mich häufig genug bei Phthisikern überzeugen konnte, bei denen ich die absolute Höhe des Schalles über der Caverne und der Trachea (bei geschlossenem Munde) verglich. — Es fragt sich, ob es denn nicht möglich sei, dass der tympanitische Schall einer Caverne, auch wenn er zunächst in dieser selbst entsteht, wenn seine Höhe zunächst lediglich von den Dimensionen der Caverne, vom Querschnitt des einmündenden Bronchus und dem Spannungsgrade ihrer Wandung abhängt, dennoch bei geöffnetem Munde lauter und höher wird. Ich glaube, diese Frage bejahen zu dürfen. Die Klangmasse, aus welcher sich der tympanitische Schall der Caverne zusammensetzt, wird bei freier Communication des zuführenden Bronchus sowohl mit der Caverne als mit der Trachea, hauptsächlich durch die von der Caverne bis zur Nasen- und Mundhöhle sich continuirlich erstreckende Luftsäule in die freie Luft und von da zum Ohre des Beobachters fortgeleitet. Auf diesem Wege passirt die aus einer Summe von Einzeltönen bestehende Klangmasse die Mundhöhle. Diese letztere wird sich dem tympanitischen Cavernenschall gegenüber wie ein Resonator verhalten, der die seinem Eigenton entsprechenden Töne verstärkt und dem Beobachter besonders deutlich wahrnehmbar macht. Der von der Mundhöhle gebildete Resonator ist aber je nach der Weite der Mundöffnung für verschiedene Töne abgestimmt, er gibt, je weiter der Mund geöffnet wird, einen um so höheren Eigenton; es werden daher bei geöffnetem Munde die höheren in dem Cavernenschall enthaltenen Töne besonders deutlich hervortreten, derselbe wird höher erscheinen. Für meine Auffassung, wonach der Wintrich'sche Schallwechsel in der Mundhöhle entsteht, ist in jüngster Zeit auch Neukirch, dem die auf diese Frage bezüglichen Abschnitte in der ersten Auflage dieses Handbuches entgangen waren, mit guten Gründen eingetreten. Er ist der Meinung, dass die durch den Percussionsschlag in der Caverne erzeugte Erschütterung sich durch den Bronchus hindurch in die Mundhöhle fortpflanzt und die Luft der Mundhöhle in Schwingungen versetzt, woraus ein den verschiedenen Formen der Mundhöhle entsprechender Schall resultirt. Der im Munde, obgleich indirect, erzeugte Schall wird stärker wahrgenommen, weil seine Fortpflanzung an unser Ohr günstigere Bedingungen trifft. Die von Neukirch hervorgehobene Thatsache, dass der Percussionsschall der Caverne bei geeigneter Mundstellung die Klangfarbe des Vocales u annimmt, ferner ein von N. an der Leiche angestelltes Experiment, wobei der bei Percussion der Caverne erhaltene Schall beim Oeffnen und Schliessen des Mundes deutlich seine Höhe wechselte, während er ungeändert blieb, wenn man den Eingang des frei präparirten und aus der Verbindung mit der Mundhöhle gelösten Kehlkopfes abwechselnd öffnete und schloss, — diese Thatsachen sowohl, als auch die erwähnten Erfahrungen Eichhorst's scheinen mir ganz dazu angethan, die Bedeutung der Mundhöhle für die Entstehung des Wintrich'schen Schallwechsels in klares Licht zu setzen. Wie dem auch sei, der practische Werth des Wintrich'schen Schallwechsels wird durch die verschiedenartige Auffassung seiner Entstehung nicht berührt; denn einerlei, ob man sich durch den die Caverne treffenden Percussionsstoss die ganze von der Caverne bis zum Munde reichende Luftsäule in stehende Schwingungen versetzt vorstellt, oder ob man den bei Percussion einer offenen Caverne auftretenden Schall vorwiegend als einen von der Mundhöhle gelieferten Resonanzschall auffasst — im einen, wie im andern Fall kann der Schall nur dann seine Höhe beim Oeffnen und Schliessen des Mundes wechseln, wenn hinter der percutirten Stelle der Brustwand ein tympanitisch schallender Hohlraum liegt, dessen Luft mit derjenigen der Mundhöhle in ununterbrochener Continuität steht.

Daraus ergibt sich der diagnostische Werth des WINTRICH'schen Schallwechsels. In der Mehrzahl der Fälle, in denen derselbe bei Percussion des Thorax in ausgesprochener Weise hervortritt, wird man es allerdings mit Cavernen zu thun haben. Ein pathognostisches Höhlensymptom darf man aber darin nicht erblicken. Ueber einer nicht kleinen Anzahl von ausgebildeten Cavernen fehlt das Zeichen vorübergehend oder dauernd, wenn die Communication des Hohlraumes mit der Trachea aufgehoben oder nicht ausgiebig genug ist. Es empfiehlt sich daher, wenn der WINTRICH'sche Schallwechsel vermuthet wird, aber nicht sofort vorhanden ist, den Kranken husten zu lassen, wodurch vielleicht ein das Lumen des zuführenden Bronchus verstopfender Schleimpfropf entfernt wird. — Wichtiger ist aber, dass der WINTRICH'sche Schallwechsel, auch wenn er positiv zugegen, nicht absolut beweisend für Cavernen ist. Schon WINTRICH räumte dem „WILLIAMS'schen Trachealton" sein volles Recht ein. Es können nämlich unter gewissen Verhältnissen nicht nur pathologische Excavationen, sondern auch die durch die Luftröhre oder einen Hauptbronchus dargestellten physiologischen Hohlräume zur Entstehung tympanitischen Schalles Anlass geben, der gleichfalls beim Oeffnen des Mundes höher und lauter wird. Dies ist dann der Fall, wenn das zwischen Brusttrachea oder Hauptbronchus einerseits, die Brustwand andererseits eingeschobene Lungenparenchym, welches unter normalen Verhältnissen lufthaltig ist und darum den Persussionsstoss nicht bis zu der innerhalb der Trachea und Bronchien eingeschlossenen Luftsäule fortleitet, durch Hepatisation verdichtet oder durch pleuritische Exsudate comprimirt wird. Dann wird es möglich, durch das verdichtete Lungengewebe hindurch die bronchiale oder tracheale Luftsäule in Schwingungen zu versetzen. Die Lieblingsstellen dieses WILLIAMS'schen Trachealtons, der viel häufiger vorkommt, als man gewöhnlich annimmt, sind die dem Sternum zunächst gelegenen Abschnitte des 1. und 2. Intercostalraumes. Er findet sich aber auch an anderen Stellen der Brustwand, wenn die in einem grösseren Bronchus enthaltene Luftsäule durch verdichtetes Gewebe hindurch percutirt werden kann.[1]) Als einen solchen Ort, an dem man nicht selten bei Lebzeiten den schönsten WINTRICH'schen Schallwechsel hört, ohne in der Leiche etwas anderes zu finden, als Verdichtung,

---

[1]) Vgl. darüber BÖHTLINGK, Ueber das Verhältniss des Bronchialathmens zum tympanitischen Percussionsschall. Inaug. Dissert. Würzburg. 1873.

möchte ich namentlich auch die Supraclaviculargegend hervorheben. — Gibt es Kriterien, um den tympanitischen Cavernenschall von dem WILLIAMS'schen Trachealton zu unterscheiden? Für den Cavernenschall, gegen den Bronchial- oder Trachealschall spricht es, wenn der beim Oeffnen und Schliessen des Mundes seine Höhe wechselnde tympanitische Schall schon bei leiser oder mittelstarker Percussion auftritt. Der WILLIAMS'sche Trachealton erscheint erst bei starker Percussion. Aber auch die in einer tief gelegenen Caverne enthaltene Luft wird erst durch starke Percussionsschläge in tönende Schwingungen versetzt werden können. Würde ein tympanitischer Schall, der bei aufrechter Haltung des Kranken Höhenwechsel beim Oeffnen und Schliessen des Mundes zeigt, denselben in der Rückenlage vermissen lassen, oder umgekehrt, so dürfte sich ein solches Verhalten, — soweit ich von theoretischem Standpunkte aus die Sache überblicken kann — wohl nur aus der Annahme erklären lassen, dass die Communication eines tympanitisch schallenden Hohlraumes mit der Trachea nur in einer der beiden Situationen eine freie, in der anderen dagegen aufgehoben ist. Es würde dies, da die Absperrung eines Hauptbronchus von der Trachea in Folge eines derartigen Lagewechsels nicht wohl denkbar ist, gegen den WILLIAMS'schen Trachealton und für das Vorhandensein einer Caverne sprechen, deren flüssiger Inhalt bei Lageveränderungen des Untersuchten ja leicht eine derartige Bewegung vollführen kann, dass der zuvor in den Luftraum führende Bronchus alsdann unter dem Niveau der Flüssigkeit einmündet. Für die Richtigkeit der auf Grund dieser Ueberlegung schon vor Jahren[1]) von mir ausgesprochenen Vermuthung, dass sich aus diesem Verschwinden des WINTRICH'schen Schallwechsels beim Uebergang aus der Rückenlage zu aufrechter Haltung und umgekehrt ein vorzügliches Cavernensymptom ergeben dürfte, hat MORITZ den thatsächlichen Beweis erbracht. Derselbe hat den „unterbrochenen WINTRICH'schen Schallwechsel", wie er nach dem Vorschlage GERHARDT's die Erscheinung benannte, bei einer Reihe von Kranken beobachtet. In den drei von MORITZ mitgetheilten Fällen, in denen die Section die Richtigkeit der Diagnose bestätigte, war der WINTRICH'sche Schallwechsel beim Aufsetzen des Patienten viel deutlicher als in der Rückenlage. Einer der von MORITZ mitgetheilten Fälle war früher schon von HOBEIN beschrieben worden, ohne dass jedoch derselbe die Bedeutung des Phänomens für das Vorhandensein einer Caverne überhaupt

---

1) 1. Aufl. dieses Handbuches S. 169.

besonders hervorgehoben hätte. WAETZOLDT theilt ebenfalls zwei hierhergehörige Fälle mit. In einem derselben fehlte der Schallwechsel im Liegen, während er bei aufrechter Haltung und in der rechten Seitenlage vorhanden war; im zweiten Falle wurde der in jeder andern Situation vorhandene Schallwechsel nur in der rechten Seitenlage unterbrochen. — Bei dem heutigen Stande unserer Kenntnisse wird man immerhin in der Unterbrechung des WINTRICH'schen Schallwechsels ein zuverlässiges Cavernenzeichen erblicken dürfen, das auch auf die Lage der einmündenden Bronchien vorsichtige Schlüsse gestattet. — Die Seltenheit des unterbrochenen WINTRICH'schen Schallwechsels — ich selbst konnte denselben nur ein- oder zweimal mit Sicherheit constatiren — mag wohl darin begründet sein, dass sich nur ausnahmsweise alle diejenigen Bedingungen vereinigt finden, welche das Zustandekommen desselben ermöglichen. Nur dann, wenn die in einer Caverne vorhandene Flüssigkeit so massenhaft und so leicht beweglich ist, dass sie bei Lageveränderungen des Untersuchten jedesmal die tiefste Stelle des Hohlraumes einnimmt, können möglicherweise Bronchien, deren Einmündungsstelle in der einen Situation oberhalb der Flüssigkeit lag, in der anderen unter dem Niveau derselben einmünden. Je nach der Lage der Bronchiallumina wird dazu eine grössere oder geringere Flüssigkeitsmenge erforderlich sein; es wird daher bei wechselnden Füllungszuständen des Hohlraumes der WINTRICH'sche Schallwechsel bald unterbrochen, bald in jeder Situation vorhanden sein können. Auch daran mag die Unterbrechung des WINTRICH'schen Schallwechsels zuweilen scheitern, dass, worauf WAETZOLDT hingewiesen hat, bei dünnflüssiger Beschaffenheit des Secretes überhaupt kein Abschluss des Bronchus zu Stande kommt, weil die dünne Flüssigkeit, falls der Bronchus nicht in sehr schräger Richtung die Cavernenwand durchsetzt, in den offenen Bronchus abfliesst, und dann durch heftige Hustenstösse expectorirt wird. — Schliesslich darf man nicht vergessen, dass sehr häufig eine grössere Zahl von Bronchien in eine Caverne einmünden. Wird nun auch der eine oder andere der bei aufrechter Haltung offenen Bronchien in der Rückenlage wirklich verschlossen, so ermöglichen dann die übrigen, deren Mündung in der Rückenlage offen bleibt, oder vielleicht erst frei wird, immer noch den Höhewechsel beim Oeffnen und Schliessen des Mundes.

Respiratorischer Schallwechsel. Ebenso wie beim Oeffnen und Schliessen des Mundes kann man auch bei tiefen Respirationsbewegungen zuweilen deutliche Aenderungen des tympanitischen von einer Caverne gelieferten Schalles wahrnehmen. Man muss deshalb, um nicht irrthümlicher Weise das Vorhandensein des WINTRICH'schen Schallwechsels zu statuiren, die bei offenem und geschlossenem Munde ausgeübte Percussion jedesmal auf dieselbe Phase der Respiration fallen lassen. Der respiratorische Schallwechsel über Cavernen wurde zuerst von FRIEDREICH[1]) beschrieben und auf die veränderte Weite der Stimmritze bei tiefer In- und Exspiration bezogen. Seine Meinung, wonach das bei tiefer Inspiration erkennbare Höherwerden des tympanitischen Schalles einer Caverne, deren Luftraum mit demjenigen des Kehlkopfes in offener Communication steht, eine Folge der inspiratorischen Erweiterung der Stimmritze ist, hat FRIEDREICH in einer späteren Arbeit[2]) gegenüber den Einwendungen ROSENBACH's wenigstens für eine Anzahl von Fällen (tiefliegende, von verdichtetem, starrem Gewebe umgebene Höhlen) aufrecht erhalten. Für die Mehrzahl der Fälle dagegen räumt er in Uebereinstimmung mit ROSENBACH, WAETZOLDT und mir auch den übrigen, bei tieferen Respirationsbewegungen sich ändernden, die Höhe des Schalles beeinflussenden Momenten ihr volles Recht ein. Als solche kommen in Betracht: die mit der Inspiration eintretende Spannungszunahme der Thorax- und Höhlenwand, die respiratorische Volumsänderung der Excavation, vielleicht auch die inspiratorische Erweiterung oder Eröffnung des Bronchus an seiner Einmündungsstelle in die Caverne (WAETZOLDT), wodurch die Caverne aus einer geschlossenen zu einer offenen wird. Mit Ausnahme der inspiratorischen Vergrösserung der Caverne, welche an sich eine Vertiefung des Percussionsschalles zur Folge haben müsste, bewirken die übrigen erwähnten Momente ein **inspiratorisches Höherwerden** des Schalles, welches denn auch in der Regel als Gesammteffect aller bei tiefer Inspiration in Wirksamkeit tretenden Factoren auftritt.

Dieser respiratorische Schallwechsel findet sich aber nicht nur über tympanitischem Cavernenschall, sondern ebensogut über demjenigen tympanitischen Schall, der durch Schwingungen des lufthaltigen seinem Gleichgewichtszustande genäherten Lungengewebes selbst entsteht (WINTRICH, TRAUBE, FRÄNTZEL). Auch in diesem Falle ist die bei In- und Exspiration verschieden grosse Spannung des Lungengewebes und der Brustwand die Ursache des Schallwechsels. — Es

---

1) Ueber die diagnostische Bedeutung der objectiven Höhlensymptome. l. c. S. 105.
2) Zur Percussion des Kehlkopfes und der Trachea (l. c.).

fällt damit der respiratorische Schallwechsel aus der Reihe derjenigen Symptome weg, welche dazu dienen können, einen tympanitischen Schall als Cavernenschall zu charakterisiren. Ein specielleres Eingehen auf denselben erscheint daher an dieser Stelle überflüssig.

GERHARDT'scher Schallwechsel. Damit bezeichnete ich in einer früheren Arbeit (Berl. klin. Wochenschr. 1874. Nr. 7) jene Veränderungen, welche ein an umschriebener Stelle der Brustwand vorhandener tympanitischer Schall bei Lageveränderungen des Untersuchten erleidet. GERHARDT hatte nämlich schon im Jahre 1859 bei einem Phthisiker unterhalb der Clavicula lauten tympanitischen Schall gefunden, der zwar keinen WINTRICH'schen Schallwechsel zeigte, aber beim Aufsitzen des Kranken höher wurde. Er hatte darauf hin die durch die Section bestätigte Diagnose gestellt, es handle sich um eine Caverne, deren grösster Längsdurchmesser von der Spitze der Lunge nach deren Basis gerichtet sei. Gleichzeitiger Gehalt dieser Höhle an Luft und Flüssigkeit und freie Beweglichkeit der letzteren nach dem Gesetz der Schwere mache es möglich, dass der längste Durchmesser des Luftraumes beim Aufsitzen des Kranken verkürzt, dadurch der Schall höher würde. Trotz des theoretischen und praktischen Interesses, das sich an diese Beobachtung knüpft, hatte dieselbe wenig Beachtung gefunden und war auch von GERHARDT selbst nicht weiter verfolgt worden. Erst nachdem ich eine Anzahl analoger Beobachtungen bekannt gegeben und hervorgehoben hatte, dass der Werth dieses Zeichens weniger in den Aufschlüssen gelegen sei, die es uns über die Architektonik einer Caverne zu geben vermöge, als vielmehr darin, dass es die Existenz einer Caverne an sich darthue, wandte sich das Interesse diesem Gegenstande zu, und meine am Schlusse der damaligen Publication ausgesprochene Meinung, „es dürfte der GERHARDT'sche Schallwechsel nicht so selten gefunden werden, als es bisher der Fall gewesen zu sein scheint, sobald man einmal die Aufmerksamkeit speciell auf diesen Gegenstand richtet" hat im Verlauf der letzten 6 Jahre in den Arbeiten von GERHARDT, HOBEIN, WAETZOLDT u. a. die erfreulichste Bestätigung gefunden.

Der GERHARDT'sche Schallwechsel beruht nach der allgemeinen Annahme darauf, dass bei einer gleichzeitig Flüssigkeit und Luft führenden Caverne von nicht kugelförmiger Gestalt Lageveränderungen des Untersuchten den längsten Durchmesser des Luftraumes, und damit die Höhe des tympanitischen Schalles ändern. Die Art und Weise, in der man den Vorgang erklärte, — ich selbst habe noch in der ersten Auflage dieses Hand-

buches den gleichen Irrthum begangen — war die folgende: Es sei
$acbd$ eine bei aufrechter Haltung des Untersuchten mit ihrem Längsdurchmesser (Fig. 4, ab) vertical d. h. von der Lungenspitze nach
deren Basis gerichtete Caverne von regelmässig ovaler Gestalt, deren
Längsdurchmesser ab 6 Ctm., deren sagittaler und transversaler
Durchmesser cd je 3 Ctm. betrage. Enthält die Caverne Luft und
Flüssigkeit, die beweglich genug ist, um sich jedesmal an den tiefsten Abschnitten der Caverne anzuhäufen, so wird, wenn die Höhle

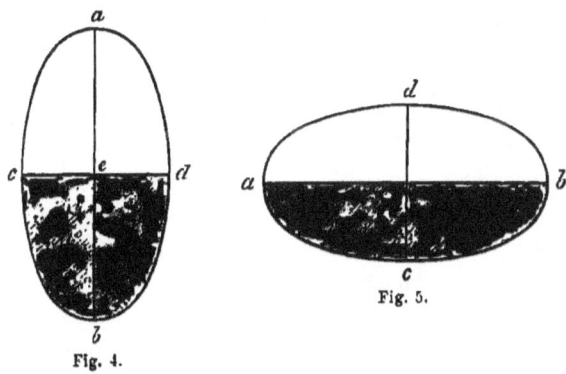

Fig. 4.   Fig. 5.

zur Hälfte mit Flüssigkeit (schraffirt gezeichnet) gefüllt ist, bei aufrechter Haltung der längste Durchmesser des Luftraumes (Fig. 4, ae)
3 Ctm., in der Rückenlage dagegen (Fig. 5, ab) 6 Ctm. betragen; es
wird daher der Schall im Stehen höher, als im Liegen; ist sie nur
zum dritten Theil mit Flüssigkeit gefüllt, so wird der längste Durchmesser des Luftraumes im Liegen wiederum 6, in aufrechter Haltung dagegen um die Höhe der Flüssigkeitssäule weniger als 6 Ctm.
betragen; der Höhenunterschied des Schalles fällt dann in demselben
Sinne, aber geringer aus, als in dem zuerst angenommenen Falle.
— Gerade umgekehrt wird sich der Schallhöhewechsel gestalten,
wenn eine ähnlich geformte Höhle, die gleichfalls Luft und Flüssigkeit enthält, mit ihrem Längsdurchmesser sagittal (von vorn nach
hinten) gestellt ist. Dabei wird der grösste Durchmesser ihres Luftraumes bei aufrechter Haltung grösser sein, als in der Rückenlage,
in welcher derselbe durch die Flüssigkeit verkürzt wird, dementsprechend der Schall in der Rückenlage höher gefunden werden, als
bei aufrechter Haltung. Damit im einen oder anderen Sinne der
GERHARDT'sche Schallwechsel auftreten könne, müssen ausser den
Bedingungen des tympanitischen Schalles (s. oben) noch einige weitere specielle Verhältnisse gegeben sein, die man häufig nicht alle

vereint findet. Die Caverne muss ausser Luft auch Flüssigkeit enthalten, die frei genug beweglich ist, um jederzeit die abhängigste Stelle des Hohlraumes einzunehmen. Enthält die Höhle nur Luft, oder ist die ausserdem in ihr enthaltene Flüssigkeit so zähe, dass sie der Wandung adhärirt, ohne ihre Lage verändern zu können, so ist es ganz einerlei, von welcher Configuration die Höhle ist, ob sie eine runde oder eiförmige Gestalt hat. Stets bleibt, mag der Kranke sitzen oder liegen, die Länge des Luftraumes, damit die Höhe des tympanitischen Schalles dieselbe. Genau so verhält es sich bei Cavernen, die zwar Luft und freibewegliche Flüssigkeit enthalten, dabei aber von kugliger Gestalt sind; auch hier fehlt der GERHARDT-sche Schallwechsel. Er ist dagegen vorhanden, wenn eine Luft und freibewegliche Flüssigkeit führende Caverne in einer Dimension bedeutend länger ist, als in den übrigen. Aber selbst dann wird noch ein richtiges Verhältniss zwischen der Menge der Luft und Flüssigkeit erforderlich sein, wenn der Höhenwechsel ein deutlicher werden soll. Am günstigsten liegen die Dinge, wenn eine ovale Caverne halb mit Luft, halb mit Flüssigkeit erfüllt ist; enthält aber die Höhle überwiegend Flüssigkeit oder überwiegend Luft, so wird der Unterschied im längsten Durchmesser des Luftraumes beim Liegen und Sitzen nicht gross genug sein, um eine deutliche Differenz in der Höhe des Schalles zur Wahrnehmung kommen zu lassen. So ist es leicht verständlich, dass der GERHARDT'sche Schallwechsel in ein und demselben Falle bald fehlen, bald vorhanden sein kann. —

Es leuchtet ein, dass eine derartige Erklärung des GERHARDT'-schen Schallwechsels, welche die Ursache des Höhenwechsels in einer Veränderung des längsten Durchmessers des Luftraumes erblickt, nur solange annehmbar erscheinen kann, als der von WINTRICH zuerst in die Percussionslehre eingeführte und seitdem unbestrittene Satz, wonach die Höhe des tympanitischen Schalles vom längsten Durchmesser des Schallraumes abhängt, zu Recht bestehen bleibt. Mit dem Nachweis (s. S. 18 ff.), dass dieser Satz nur für cylindrische Schallräume gilt, während bei anders geformten Räumen die Höhe des tympanitischen Schalles ausser vom Durchmesser der Oeffnung nicht von der Grösse des längsten Durchmessers, sondern vorwiegend vom Volumen des Hohlraumes abhängt, ist nicht nur die seitherige Erklärung des GERHARDT'schen Schallwechsels, sondern zum Theil auch seine diagnostische Bedeutung, wenigstens soweit sie die Form der Caverne betrifft, eine problematische geworden. Um Missverständnissen vorzubeugen, will ich ausdrücklich hervorheben, dass eine sehr bedeutende Gestaltsveränderung des Luftraums auch bei ungeändertem Volumen desselben die Höhe des Schalles ändern kann. Aber die am Luftraum einer Caverne durch Lagewechsel zu erzeugenden Gestaltsveränderungen bleiben gewiss weit hinter jenen zurück, die wir am Lufraume theilweise mit Wasser gefüllter Arzneigläschen, Spritzflaschen etc. durch verschiedene Lagerung derselben hervorrufen können, ohne dass deren Schall seine Höhe ändert (s. S. 21 u. 22).

Wenn der GERHARDT'sche Schallwechsel vorhanden ist, ändert der Schall seine Höhe entweder beim Uebergang aus aufrechter Haltung zur Rückenlage, oder wenn diese mit einer Seitenlage vertauscht wird. Die Mehrzahl der Beobachtungen betrifft Fälle, in denen der Schall beim Uebergang aus der Rückenlage zu aufrechter Haltung höher oder tiefer wird.

a) **Der Schall wird im Aufsitzen höher.** Diese Fälle sind nach meinen Beobachtungen die häufigsten. Ausser dem **Höherwerden** des tympanitischen Schalles kann man in manchen dieser Fälle ein weiteres Phänomen beobachten, das ich gleichfalls in meiner früheren Publication erwähnt habe; es **wird nämlich bei ausgedehnteren Cavernen, die in der Rückenlage in mehreren Intercostalräumen lauten und relativ tiefen tympanitischen Schall liefern, der letztere bei aufrechter Haltung nicht nur höher, sondern auch an den abhängigsten Partien (bei Cavernen im Oberlappen meist im 2. oder 3. Intercostalraum) gedämpft**, entsprechend derjenigen Stelle der Brustwand, hinter welche dabei die Flüssigkeit zu liegen kommt.

Dieser bei Lageveränderungen des Untersuchten momentan auftretende Wechsel zwischen hellem und dumpfem Schalle an ein und derselben Stelle der Brust ist eines der exquisitesten Zeichen, welche die Percussion für das Vorhandensein einer Caverne aufzuweisen hat. Die Dämpfung, welche an den abhängigsten Stellen des in der Rückenlage tympanitisch schallenden Bezirkes beim Uebergang zu aufrechter Haltung auftritt, wird sich ungezwungen darauf zurückführen lassen, dass anstatt der Luft jetzt Flüssigkeit hinter der percutirten Stelle liegt. Percutirt man die vordere Wand *ab* einer vertical gestellten Caverne zwischen *d* und *b* (s. Fig. 5, S. 239) in der Rückenlage, so befindet sich hinter der percutirten Stelle Luft, während bei aufrechter Haltung (Fig. 4) hinter *ab* Flüssigkeit liegt. Insofern der gedämpfte Schall auch höher ist, als der zuvor an derselben Stelle vorhanden gewesene laute, erklärt sich das Höherwerden des Schalles an den abhängigsten Partien des Hohlraumes gleichfalls aus der Verlagerung der Flüssigkeit. Ein derartiger Wechsel zwischen hellem und gedämpftem Schalle an ein und derselben Stelle der Brustwand wird allerdings bei vertical gestellten Cavernen leichter auftreten können, als bei kugelförmigen, oder mit ihrem Längsdurchmesser sagittal oder transversal gestellten Hohlräumen.

Die Erhöhung des Schalles, welche in manchen hierhergehörigen Fällen beim Uebergang aus der Rückenlage zu aufrechter Haltung auch zwischen *a* und *d* auftritt, wird man auf andere Momente, als die Verkürzung des längsten Durchmessers des Luftraums zurückführen müssen. Als solche könnten, falls die Caverne in beiden Situationen eine **geschlossene** ist, veränderte Spannung der Brust-, oder Cavernenwand, oder eine Verkleinerung des Luftraumes in Frage kommen. Letztere könnte in der Weise entstehen, dass bei aufrechter Haltung aus benachbarten kleineren oder grösseren Hohlräumen, welche mit der den tympanitischen Schall liefernden Haupthöhle communiciren, Secret in die letztere abfliesst. Man darf nie vergessen, dass es sich nur selten um einen einfachen Hohlraum, viel häufiger um ein System von mehreren, vielfach mit einander in Verbindung stehenden grösseren und kleineren Hohlräumen mit mehr oder weniger buchtiger Wandung handelt. Die daraus resultirenden complicirten Verhältnisse spotten häufig einer jeden schematischen Darstellung. — Ist aber die Caverne in der einen oder in beiden Situationen eine **offene**, dann wird die Zahl der Ursachen, welche beim Uebergang zu aufrechter Haltung den Schall erhöhen könnten, eine noch grössere. Steht die Caverne in beiden Lagen offen, ist der Wintrich'sche Schallwechsel im Sitzen und Liegen gleich deutlich vorhanden, so kann, wie das Neukirch zuerst ausgesprochen hat, die **Mundhöhle** insofern modificirend einwirken, als dieselbe bei horizontaler Lage durch das Zurücksinken des weichen Gaumens vergrössert und ihr Eigenton ein tieferer wird. Ich möchte hinzufügen, dass bei horizontaler Lage auch möglicherweise die Zungenwurzel der hinteren Rachenwand genähert, oder der Kehlkopfeingang verengert wird. — Ist endlich über einer Caverne, welche Gerhardt'schen Schallwechsel gibt, der Wintrich'sche unterbrochen, so wird der Schall in derjenigen Lage tiefer sein, in welcher der Wintrich'sche Schallwechsel fehlt, weil der Verschluss der in die Caverne mündenden Bronchien den tympanitischen Schall der Caverne vertiefen muss. Gerhardt hat die betreffenden Verhältnisse in klarer Weise auseinandergesetzt, und auf den Conflict hingewiesen, in den bei gewissen Füllungszuständen der

Caverne das Offenstehen oder Geschlossensein der zuführenden Bronchien mit dem seiner Meinung nach die Schallhöhe beeinflussenden längsten Durchmesser des Hohlraums bei Lageveränderungen des Untersuchten gerathen kann; er hat dementsprechend die Forderung aufgestellt, in jedem Falle den GERHARDT'schen Schallwechsel durch den WINTRICH'schen in der Weise zu controliren, dass man sowohl im Sitzen als Liegen nach dem WINTRICH'schen Schallwechsel forscht.

b) Der Schall wird im Sitzen tiefer. Derartige Fälle wurden von GERHARDT und HOBEIN mitgetheilt, welche das Tieferwerden des Schalles auf eine sagittale Richtung des längsten Durchmessers der Caverne bezogen, eine Voraussetzung, welche durch die Section bestätigt wurde. Dagegen hat WAETZOLDT Tieferwerden des Schalles im Sitzen auch bei vertical gestellten Cavernen gefunden, ohne dass es möglich gewesen wäre, einen im Sitzen auftretenden Bronchialverschluss für die Vertiefung des Schalles verantwortlich zu machen. Die Vertiefung des Schalles im Sitzen könnte gleichfalls auf mannigfache Weise zu Stande kommen. Vergrösserung des Luftraums durch den Abfluss des Secretes in Bronchien oder benachbarte Hohlräume, Verschluss einmündender Bronchien durch den sich umlagernden flüssigen Caverneninhalt, unwillkürlich eintretende Aenderungen in der Grösse der Mundhöhle, der Stellung des weichen Gaumens, der Zunge, des Kehldeckels etc. — das alles sind Momente, welche die Höhe des Schalles in verschiedenem Sinne modificiren können, sodass der Gesammteffect ein sehr verschiedener und selbst wenn man gleichzeitig den WINTRICH'schen Schallwechsel berücksichtigt, nicht immer richtig zu deutender sein wird.

c) Höher- oder Tieferwerden des Schalles beim Uebergang aus der Rücken- zur Seitenlage wurde in zwei von WAETZOLDT mitgetheilten Beobachtungen constatirt; beidemal fanden sich mit ihrem Längsdurchmesser vertical gestellte Cavernen.

Um den diagnostischen Werth des GERHARDT'schen Schallwechsels einer kritischen Betrachtung zu unterwerfen, muss man zwei Fragen getrennt beantworten: 1. Welche Bedeutung hat er für die Erkennung von Cavernen überhaupt? 2. Welche Schlüsse gestattet er auf die Form der Caverne?

ad 1. Nach den bisherigen Beobachtungen fand sich jedesmal eine Caverne vor, wenn der Schall bei aufrechter Haltung tiefer wurde, als im Liegen, oder beim Uebergang aus der Rücken- zur

Seitenlage seine Höhe änderte. Auch wenn der Schall im Sitzen höher wurde, als im Liegen, wurde die supponirte Caverne niemals vermisst, mit Ausnahme eines einzigen Falles. In diesem Falle (HOBEIN) soll eine in sitzender Stellung eintretende Spannung des oberen noch lufthaltigen und tympanitisch schallenden Abschnittes der Lunge durch den stark verdichteten und schweren Unterlappen den Höhenwechsel verursacht haben. — — Was meine eigene Erfahrung betrifft, so habe ich in keinem einzigen Falle mit deutlich[1]) ausgesprochenem GERHARDT'schen Schallwechsel die diagnosticirte Caverne vermisst, und ich schätze ihn, auch wenn der Schall im Sitzen höher wird, als eines der zuverlässigsten Zeichen für das Vorhandensein einer Caverne; zumal wenn an den abhängigsten Stellen des in der Rückenlage tympanitisch schallenden Bezirkes bei aufrechter Haltung gedämpfter oder absolut dumpfer Schall auftritt, wüsste ich diese Erscheinung nicht anders zu erklären, als aus der Verlagerung des in einem Luft und Flüssigkeit führenden Hohlraume enthaltenen Secretes. — Fehlt die Dämpfung, so kann man von theoretischer Seite nicht in Abrede stellen, dass die Entstehung der verschiedenen Arten des GERHARDT'schen Schallwechsels auch ohne pathologischen Hohlraum denkbar ist; und zwar könnte nicht nur, wie im Falle HOBEIN's angenommen wurde, eine Aenderung in der Spannung des tympanitisch schallenden Lungengewebes, sondern auch — unter den zur Entstehung des WILLIAMS'schen Trachealtons erforderlichen Bedingungen — die bronchotracheale Luftsäule den GERHARDT'schen Schallwechsel veranlassen, falls bei Lageveränderungen des Untersuchten Form und Grösse der Mundhöhle, Stellung

---

[1]) Allerdings bin ich mit der Statuirung von Höhendifferenzen nicht so freigebig, wie ROSENBACH, demzufolge sich „bei allen untersuchten Individuen (nämlich Gesunden: WEIL) ohne Ausnahme, sowohl bei kräftigen, als bei gracilen, an den verschiedensten Stellen der vorderen Thoraxfläche ein deutliches Höherwerden des Schalles beim Aufsetzen wahrnehmen lässt". Auch an Leichen konnte ROSENBACH einen derartigen Schallwechsel nachweisen. Für mein Ohr existirt beim Gesunden ein solcher Schallhöhewechsel beim Sitzen und Liegen an denjenigen Stellen der Brustwand, an denen Cavernen in der Regel gelagert sind, — zwischen Clavicula und 2.—3. Rippe — entschieden nicht. Dass ROSENBACH Höhenunterschiede statuirt, wo alle übrigen Beobachter solche nicht wahrzunehmen vermögen, ist auch aus einer Reihe anderer Angaben dieses Autors ersichtlich, so namentlich aus seiner Behauptung (Deutsch. Arch. f. klin. Med. XVII. Bd. 1876), dass der Schall eines Lungenlappens bei Verschluss des Hauptbronchus tiefer werde.

des weichen Gaumens, der Zungenwurzel, des Kehldeckels, und damit die Höhe des bronchotrachealen Schalles sich ändert.

Auch die Angabe Friedreich's[1]), dass der laryngotracheale Percussionsschall beim Rückwärtsbeugen des Kopfes tiefer wird, eine Erscheinung, welche Friedreich auf eine Raumbeschränkung des Cavum pharyngis durch die nach vorn sich hervorwölbende Halswirbelsäule bezieht, verdient Berücksichtigung. Man wird darnach, wenn man auf den Gerhardt'schen Schallwechsel untersucht, vermeiden müssen, dass der Kranke in der einen oder andern Situation den Kopf stärker nach hinten beugt. — Die Möglichkeit, dass ein an der Brust auftretender tympanitischer Schall mit Gerhardt'schem Schallwechsel in der bronchotrachealen Luftsäule entsteht, wird sich dann ausschliessen lassen, wenn derselbe beim Oeffnen und Schliessen des Mundes seine Höhe nicht wechselt. **Die diagnostische Bedeutung des Gerhardt'schen Schallwechsels ist daher grösser, wenn der Wintrich'sche Schallwechsel nicht gleichzeitig vorhanden ist.**

ad 2. Auf die **Form der Caverne** wird der Gerhardt'sche Schallwechsel, auch unter gleichzeitiger Berücksichtigung des Wintrich'schen **keinen** sichern Schluss gestatten. Diese Meinung stützt sich nicht nur auf die oben entwickelte Anschauung, wonach **nicht** der längste Durchmesser des Hohlraumes die Höhe des Schalles bestimmt, und wonach die allerverschiedensten, im einzelnen Falle nicht sicher zu trennenden Ursachen den Gerhardt'schen Schallwechsel bedingen können, sondern auch auf die Beobachtungen von Waetzoldt; unter vier von demselben mitgetheilten Fällen mit Gerhardt'schem Schallwechsel waren drei, in denen klinische Beobachtung und anatomischer Befund nicht in Einklang zu bringen waren.

4. Metallklang.

Verhältnissmässig selten wird bei Percussion von Cavernen Metallklang beobachtet. Indem hinsichtlich der Entstehung des Metallklanges auf die im allgemeinen Theil gemachten Angaben S. 27 ff.) verwiesen werden kann, bedürfen nur wenige Punkte einer Erläuterung. An der Seltenheit des Metallklanges trägt die anatomische Beschaffenheit der meisten Cavernen die Schuld. Theils bleiben sie hinter der erforderlichen Grösse, die allerdings von verschiedenen Autoren sehr verschieden normirt wird, zurück, theils —

---

1) Zur Percussion des Kehlkopfes und der Trachea. l. c. S. 260.

und das ist wohl das wichtigste Moment, — entbehrt ihre Wandung derjenigen auf Glätte und regelmässigem Bau beruhenden Schallreflexionsfähigkeit, welche zur Entstehung des Metallklanges erforderlich ist. Häufig tritt derselbe erst bei der Percussionsauscultation hervor, namentlich wenn gleichzeitig die Plessimeterstäbchenpercussion in Anwendung gezogen wird. Entsteht er in einer Caverne, die mit der Trachea in offener Communication steht, so wird er bei geöffnetem Munde lauter. Nach SEITZ nimmt man zuweilen den Metallklang deutlicher wahr, wenn man das Ohr dem Munde des Untersuchten nähert, als wenn man auf der Brust in der Nähe der percutirten Stelle auscultirt. — Wenn es auch richtig ist, dass der percussorische Metallklang viel häufiger einer Caverne entspricht, als der tympanitische Schall, so sind doch andererseits eine Anzahl wohl constatirter Fälle in der Literatur verzeichnet, in denen an der Stelle, an welcher bei der Percussion Metallklang wahrgenommen wurde, keine oder wenigstens nur sehr kleine Cavernen gefunden wurden. Theils communicirten sehr kleine Cavernen durch eine weite Oeffnung mit einem grösseren Bronchus, theils waren bei Abwesenheit jedes pathologischen Hohlraumes dieselben Verhältnisse gegeben, welche die Entstehung des WILLIAMS'schen Trachealtons ermöglichen. Der Metallklang wird dann durch Reflexion an den Wänden des Hauptbronchus und der Luftröhre vermittelt.

Die Betrachtungen über die percussorischen Zeichen der Lungencavernen lassen sich in folgende Sätze zusammenfassen: Das Auftreten gedämpften nicht tympanitischen, oder tympanitischen Schalles, desgleichen das Geräusch des gesprungenen Topfes haben nichts für eine Caverne Charakteristisches; schwerer fällt der Metallklang für die Diagnose ins Gewicht; doch kann derselbe unter gewissen Verhältnissen auch in physiologischen Hohlräumen (Bronchien, Trachea) entstehen. Die sichersten Anhaltspunkte für die Existenz einer Caverne ergeben sich aus den verschiedenen Arten des Schallwechsels. Der WINTRICH'sche Schallwechsel für sich ist nicht absolut beweisend, weil er auch dem Schall der Bronchotrachealluft (WILLIAMS' Trachealton) zukommt; er wird beweisend, wenn er schon bei leiser Percussion deutlich hervortritt, oder wenn er unterbrochen wird, d. h. wenn der in der Rückenlage nachweisbare WINTRICH'sche Schallwechsel bei aufrechter Haltung verschwindet oder

umgekehrt. Ein deutlich ausgesprochener GERHARDT'scher
Schallwechsel lässt das Vorhandensein einer Excavation in hohem Grade wahrscheinlich erscheinen; noch
sicherer wird die Diagnose, wenn über dem abhängigsten Theil des in der Rückenlage tympanitisch schallenden Bezirkes bei aufrechter Haltung Dämpfung auftritt (bei Cavernen des Oberlappens in der Regel über dem 2. oder
3. Intercostalraum). — Für die Diagnose der Form der Caverne
lässt sich der GERHARDT'sche Schallwechsel auch unter gleichzeitiger
Berücksichtigung des WINTRICH'schen nicht verwerthen. — Ein für
die Diagnose einer Caverne bedeutungsvolles Zeichen ist gegeben,
wenn im Verlaufe länger dauernder Beobachtung über
ein und derselben Stelle der Brustwand bald heller,
bald mehr oder weniger gedämpfter (tympanitischer
oder nicht tympanitischer) Schall wahrgenommen wird,
zumal wenn die stärkere Dämpfung mit stockender Expectoration,
die grössere Helligkeit des Schalles mit der Entleerung grösserer
Mengen von Sputis zeitlich zusammenfällt.

XII. Emphysema pulmonum (Alveolarectasie, Volumen pulmonum auctum).

Auf die Entstehung des substantiven Emphysems näher einzugehen ist hier nicht der Ort. Die percussorischen Zeichen des Emphysems lassen sich ungezwungen darauf zurückführen, dass in Folge
des Elasticitätsverlustes der Lungen einer der wesentlichsten für die
Exspiration in Betracht kommenden Factoren in Wegfall gekommen
ist; daher erweitert sich der Thorax, nimmt eine mehr inspiratorische
Stellung ein. Desgleichen zeigen die Lungen und insbesondere die
Lungengrenzen schon bei ruhiger Athmung ein Verhalten, wie es
bei gesunden Menschen höchstens im Zustande tiefster Inspiration
getroffen wird. Die wichtigsten und constantesten Zeichen betreffen
daher den Verlauf der Lungengrenzen. In Folge der Verrückung
dieser zeigen auch die Grenzen der Herz-, Leber- und Milzdämpfung
ein von der Norm abweichendes Verhalten.

Lungengrenzen. Von den einzelnen Grenzen der Lungen
erleidet namentlich die untere Verschiebungen. Sie wird bedeutend
tiefer getroffen, als in der Norm. Es muss hier nochmals daran
erinnert werden, dass diese Norm in verschiedenen Lebensaltern eine

verschiedene ist, dass namentlich im höheren Alter, auch unabhängig von jeder Erkrankung des Respirationsapparates die untere Lungengrenze um $\frac{1}{2}-1$ Intercostalraum tiefer steht, als in den mittleren Lebensjahren. Es ist daher durchaus nicht zulässig, sofort von Emphysem zu reden, wenn bei einem Greise die untere Lungengrenze in der rechten Mammillarlinie vielleicht am oberen Rande der 7. Rippe gefunden wird. Nur wenn die Grenze erheblich tiefer steht, als es dem Alter des Betreffenden entsprechen würde, liegt ein pathologischer Zustand vor. — In einem Falle von **hochgradigem Emphysem** (Taf. XXV) steht die untere Lungengrenze in der Mittellinie nahe der Spitze des processus xiphoideus, in der Parasternallinie an der 7. Rippe oder im 7. Intercostalraum, in der Mammillarlinie im 7. Intercostalraum oder an der 8. Rippe, in der Axillarlinie an der 10., in der Scapularlinie an der 11. oder selbst 12. Rippe. Auf der linken Seite stehen bei hochgradigem Emphysem in Folge des völligen Verschwindens der absoluten Herzdämpfung die Grenzen ebenso wie rechts (Taf. XXV). Diese völlige Symmetrie im Verlaufe der rechten und linken unteren Lungengrenze an der Vorderfläche des Thorax kommt bei keiner anderen Erkrankung vor. — Bei **weniger weit gediehener Alveolarectasie** (Taf. XXIV) wird die untere Lungengrenze in sämmtlichen Verticallinien etwas höher getroffen; es ist dann auch in der Regel ein 1—2 Finger breiter Streifen von absoluter Herzdämpfung neben dem linken Sternalrand in der Höhe des 6. (und 5.) Intercostalraums nachzuweisen.

Die **vordere innere Grenze der Lungen** ist in jenen Fällen überhaupt nicht zu bestimmen, in denen bei völligem Mangel der absoluten Herzdämpfung die vorderen inneren Ränder beider Lungen sich gegenseitig bis herab zur unteren Lungengrenze berühren. In weniger ausgeprägten Fällen verläuft der vordere innere Rand der rechten Lunge entsprechend dem rechten, derjenige der linken Lunge entsprechend dem oberen und linken Rande der absoluten Herzdämpfung (Tafel XXIV). — Die **obere Lungengrenze** fand ich in einigen besonders hochgradigen Fällen von Emphysem höher stehend als normal. Der nichttympanitische Lungenschall überragte die Clavicula beiderseits um 5—6 Ctm.

Noch bedürfen die **Excursionen** einer kurzen Besprechung, welche die Lungengrenzen bei tiefen Respirationsbewegungen, ferner bei Lageveränderungen des Untersuchten vollführen. — Sowohl die active als passive Mobilität der Lungengrenzen ist im allgemeinen beschränkt oder aufgehoben. Ich habe mehrfach Fälle von hochgradigem Emphysem zu untersuchen Gelegenheit gehabt, in denen die bei relativ ruhiger Athmung in aufrechter Haltung sorgfältig bestimmten Lungengrenzen weder bei forcirten Respirationsbewegungen, noch in der Rücken- oder Seitenlage auch nur um eine Linie breit sich verrückten. Höchstens liess eine in der Nähe der Grenzlinie über derselben nachweisbare geringe Zunahme der Schallintensität bei der Inspiration, eine Abnahme derselben bei der Exspiration den wechselnden Füllungszustand der Lungen erkennen. — In minder ausgeprägten Fällen waren die respiratorischen Excursionen zwar noch vorhanden, aber wesentlich beschränkt (Näheres s. S. 96).

Herzdämpfung. Dieselbe erleidet beim Emphysem jedesmal Veränderungen. Im allgemeinen wird sowohl die absolute als relative Herzdämpfung kleiner und kommt tiefer zu stehen. Die absolute Dämpfung (Taf. XXIV, *abcd*) beginnt im 5. Intercostalraum oder an der 6. Rippe und reicht vom linken Sternalrand bis zur linken Parasternallinie oder noch weniger weit; ihre untere indirect bestimmte Grenze steht ungewöhnlich tief. Zur Bestimmung der absoluten Herzdämpfung ist, ebenso wie zur richtigen Auffindung der unteren Lungengrenze, sehr schwache Percussion erforderlich. Bei solcher gelingt es noch zuweilen, eine absolute Herzdämpfung in geringem Umfang nachzuweisen, die bei stärkerer Percussion völlig zu fehlen scheint. In einigen Fällen, in denen in der Rückenlage auch bei schwacher Percussion die absolute Herzdämpfung völlig fehlte, wurde dieselbe bei aufrechter Haltung in geringem Umfange deutlich erkennbar. Die Grenzen der relativen Herzdämpfung (Taf. XXIV, *gh*) verlaufen denjenigen der absoluten parallel. Ihre obere Grenze beginnt an der 5. Rippe oder im 4. Intercostalraum, ihre äussere geht kaum über die Parasternallinie hinaus. In jenen Fällen, in denen die absolute Herzdämpfung völlig fehlt, ist zuweilen auch die relative ganz verschwunden; mitunter aber findet man zwischen linker Sternal- und Parasternallinie in der Höhe der 7., 6., seltener auch der 5. Rippe einen Bezirk, (Taf. XXV, *defg*) innerhalb dessen bei starker Percussion der Schall weniger laut und hell getroffen wird, als auf der entsprechenden Stelle der rechten und den angrenzenden Abschnitten der linken Seite.

Die Leberdämpfung zeigt in den einzelnen Fällen von Emphysem ein sehr verschiedenes Verhalten. Constant ist nur der tiefere Stand der oberen Grenze der absoluten Dämpfung, welche ja mit der unteren Lungengrenze identisch ist. Der untere Rand der absoluten Leberdämpfung dagegen, ebenso die relative Leberdämpfung zeigen, wie zuerst Leichtenstern hervorgehoben, je nach dem Grade des Emphysems einen abweichenden Verlauf. Bei mässigem Emphysem, bei dem zwar wohl die complementären Räume des Pleurasackes von den ausgedehnten Lungen dauernd erfüllt sind, die Kuppel des Zwerchfelles aber noch nicht abgeflacht ist, verläuft die untere Grenze der absoluten Leberdämpfung in normaler Höhe; die absolute Leberdämpfung ist daher verkleinert. Die Zone der relativen Dämpfung dagegen wird von normaler, oder selbst abnorm grosser Höhe getroffen (Taf. XXIV). — Steht aber bei höheren Graden des Emphysems auch die Kuppel des Zwerchfelles tiefer, dann kann die relative Leberdämpfung verkleinert sein oder völlig fehlen. Es erstreckt sich dann der laute nicht tympanitische Lungenschall in gleicher oder selbst nach unten zunehmender Intensität bis an die Lungenlebergrenze, die so tief oder noch tiefer steht, als bei mässig ausgebildetem Emphysem. In Folge des Tiefstandes der Kuppel des Zwerchfelles findet sich aber auch die untere Lebergrenze tiefer, als normal (Taf. XXV). Es kann dadurch die absolute Leberdämpfung so gross oder grösser werden, als in der Norm, ohne dass eine Vergrösserung der Leber vorhanden zu sein braucht.

Die Percussion der Milz hat, normale Grösse des Organes vorausgesetzt, bei bestehendem Emphysem ihre grossen Schwierigkeiten. Namentlich in der Diagonal- und rechten Seitenlage fehlt oft jede Andeutung einer Milzdämpfung. Es springt dann, wenn man in der Axillarlinie herunterpercutirt, an der 10. oder 11. Rippe der laute nicht tympanitische Lungenschall in lauten tympanitischen Darmschall über. Häufiger noch gelingt es in der Rückenlage oder bei aufrechter Haltung des Untersuchten, in der Seitenwand des Thorax eine kleine Dämpfung aufzufinden, deren vordere und untere Grenze den normalen Grenzen der Milzdämpfung entspricht, während die obere Grenze derselben viel tiefer steht, als normal.

XIII. Flüssigkeit in der Peritonealhöhle. Ascites.

Soll in der Bauchhöhle vorhandene Flüssigkeit percussorische Zeichen hervorrufen, so muss ihre Menge schon eine ziemlich bedeutende sein. An solchen Stellen, an denen sie der Bauchwand anliegt, verursacht die Flüssigkeit einen dumpfen Percussionsschall. Da freie Flüssigkeit stets die am tiefsten gelegene Stelle des Peritonealsackes einnimmt, so werden die Grenzen dieser Dämpfung bei Lageveränderungen des Untersuchten ihren Ort wechseln. Dazu gesellen sich bei beträchtlichen Flüssigkeitsansammlungen weitere

Zeichen, die von dem Druck der Flüssigkeit nach oben und dem dadurch bedingten Hochstande des Diaphragma herrühren.

Nehmen wir eine **mittlere Flüssigkeitsmenge** und Rückenlage des Untersuchten mit etwas erhöhtem Oberkörper an, so gestalten sich die Percussionsverhältnisse etwa folgendermassen (s. Taf. XXVI): Die unteren Lungengrenzen, desgleichen die indirect construirte untere Grenze der Herzdämpfung stehen höher als gewöhnlich. Auch der untere Rand der Leberdämpfung steht höher als in der Norm und zwar häufig um mehr, als deren obere Grenze, so dass die Leberdämpfung verkleinert erscheint. Es beruht dies darauf, dass die Leber durch den gesteigerten 'intraabdominellen Druck unter die Wölbung des Diaphragmas verdrängt, sammt diesem nach oben geschoben und gleichzeitig in Kantenstellung versetzt wird. Auch die Milzdämpfung wird in der Regel höher stehend und kleiner getroffen, wenn nicht die den Ascites verursachende Grundkrankheit gleichzeitig einen Milztumor bedingte. — Der tympanitische Schall der Baucheingeweide grenzt sich vom dumpfen Schalle der Flüssigkeit in einer mit der Concavität nach oben gerichteten halbmondförmigen Linie (Taf. XXVI, *kl*) ab, welche (bei der angegebenen Lage des Untersuchten) dem Durchschnitt einer horizontalen Ebene mit der vorderen Bauchwand entspricht; mit anderen Worten: percutirt man in verschiedenen Verticallinien senkrecht von oben nach unten herab, so findet man den Uebergang des tympanitischen Schalles der lufthaltigen Unterleibsorgane in den dumpfen Schall der Flüssigkeit um so höher oben, je weiter von der linea alba entfernt man percutirt. Beginnt die Dämpfung z. B. in der Mittellinie an oder unter dem Nabel, so kann sie in der Seitenwand sich so hoch hinauferstrecken, dass sie mit der Leber- und Milzdämpfung zusammenfliesst etc. Diese Dämpfungsgrenze wechselt sofort bei Lageveränderungen des Untersuchten ihren Ort. Percutirt man in aufrechter Haltung, so findet man — falls die dabei auftretende Spannung der Bauchdecken überhaupt eine Abgrenzung zulässt — die Grenze der Dämpfung horizontal um den Leib verlaufend. — Nimmt dagegen der Patient die rechte Seitenlage ein, so wird unter sofortiger Aufhellung des Schalles auf der linken Seite des Unterleibes die rechte stark gedämpft. Die Dämpfung grenzt sich vom tympanitischen Schall der Baucheingeweide in einer Linie ab, welche je nach der Menge der Flüssigkeit rechts oder links vom Nabel, jedenfalls aber parallel der linea alba verläuft.

Bei **sehr grossen Flüssigkeitsmengen** kann der Schall fast am ganzen Unterleib dumpf werden; nur im Epigastrium in der

Nähe des Schwertfortsatzes bleibt in der Regel der Schall etwas tympanitisch. In solchen Fällen können häufig weder die Grenzen der Milz, noch auch der untere Leberrand durch die Percussion festgestellt werden. — Dass aber auch gerade unter solchen Umständen die Leberdämpfung völlig fehlen könne, wobei dann nur der Uebergang des nicht tympanitischen in den tympanitischen Schall den Stand des Zwerchfells markirt, wurde bereits bei den Anomalien der Leberdämpfung (S. 137) auseinandergesetzt.

Wenn auch in der Regel die Diagnose der freien Bauchwassersucht — zumal wenn das ätiologische Moment klar in die Augen springt — mit Leichtigkeit sich stellen lässt, so bleibt doch eine Anzahl von Fällen übrig, in denen die Entscheidung, ob freier Ascites oder Hydrops ovarii vorliegt, die allergrössten Schwierigkeiten bereitet. Soweit dabei die Percussion entscheidende Resultate zu liefern im Stande ist, mag die differentielle Diagnostik beider Zustände hier erörtert werden.[1]) Bei Ascites ist, wie erwähnt, in der Rückenlage der Schall oberhalb einer mit der Concavität nach oben gerichteten Linie tympanitisch, unterhalb derselben dumpf. Im Epigastrium ist der Schall hell, tympanitisch, in der Weichengegend der gewöhnlichen Angabe zufolge dumpf. Umgekehrt hält sich bei Ovarialtumor der tympanitische Schall am längsten in der Weichengegend, während in der Mitte der vorderen Bauchwand, gerade an den höchsten Stellen, dumpfer Schall getroffen wird, der sich in einer nach oben convexen Linie begrenzt. — Während ferner die Resultate der Percussion beim Ascites durch veränderte Lagerung die oben geschilderten Modificationen erleiden, bleibt bei einem sehr grossen Ovarialtumor, der keiner Dislocation mehr fähig ist, das Resultat der Percussion bei Lagewechsel ungeändert. — Trotzdem kommt es nicht selten vor, dass ein mässiger·Ascites für Ovarientumor genommen wird, weil der Schall an den abhängigsten Stellen des Leibes, in der Weichengegend tympanitisch bleibt. Die Angabe, dass bei in der Rückenlage untersuchtem Ascites in der Weichengegend dumpfer Schall getroffen wird, ist für die überwiegende Mehrzahl der Fälle nur bei ganz oberflächlicher Percussion — und auch da keineswegs immer — zutreffend, während bei etwas tieferer Percussion — wenn Finger

---

1) Vgl. darüber CHROBAK in BILLROTH's Handbuch der Frauenkrankheiten. 1. Abschnitt. Stuttgart. 1879 und OLSHAUSEN, Die Krankheiten der Ovarien in PITHA-BILLROTH's Handbuch der allgemeinen und speciellen Chirurgie. IV. Bd. 6. Lieferung. Stuttgart. 1877. S. 152 ff. — Der Darstellung des letzteren bin ich vielfach gefolgt.

oder Plessimeter tiefer in die Bauchdecken eingedrückt werden —
der tympanitische Schall des Coecum oder Colon aus
dem Grunde erscheint, weil diese Darmstücke durch ein kurzes
Mesenterium in der Nähe der Bauchwand fixirt sind. Die zwischen
diesen Darmtheilen und der Bauchwand befindliche freie Flüssigkeit
wird durch tiefes Eindrücken des Plessimeters entfernt, und so
der bei oberflächlicher Percussion dumpfe Schall bei
tiefer Percussion tympanitisch. — — Noch schwieriger ist
zuweilen die Unterscheidung zwischen hochgradigem Ascites und
enormen Ovarialtumoren. Es kann nämlich bei letzteren an der
ganzen Vorderfläche des Leibes dumpfer Schall getroffen werden;
desgleichen kann auch aus der Weichengegend der tympanitische
Schall verschwinden, wenn das Colon comprimirt oder stark mit
Fäcalmassen gefüllt ist. — Aber auch bei Ascites kann an der höchsten
Stelle des Leibes — bei der Rückenlage in der Nabelgegend
— dumpfer Schall getroffen werden, „wenn bei der enormen Ausdehnung
des Leibes das Mesenterium nicht lang genug ist, die Därme
oben schwimmen zu lassen" (OLSHAUSEN). Dies wird sich dann besonders
leicht ereignen können, wenn das Mesenterium durch Schrumpfungsprocesse
(chronische Peritonitis) verkürzt ist. Während in solchem
Falle eine möglichst tiefe Percussion tympanitischen Schall
hervorzurufen vermag, bleibt bei Ovarialtumor der Schall dumpf,
auch wenn das Plessimeter noch so tief in die Bauchdecken eingedrückt
wird.

XIV. Meteorismus peritonei aut intestinorum; Luft im Bauchfellsack; Auftreibung der Eingeweide durch Gas.

Findet sich ein freier Erguss von Gas in die Peritonealhöhle,
so tritt am ganzen Unterleib ein Schall von der gleichen
Höhe und Lautheit auf, der je nach der Spannung der Bauchwand
tympanitisch oder nicht tympanitisch ist, ausserdem häufig metallischen
Beiklang erkennen lässt. Ist die Menge des ergossenen Gases
eine genügende und bestehen nicht Verwachsungen der Leber oder
Milz mit der Bauchwand, so kann die Leber- und Milzdämpfung
in ihrem vorderen und seitlichen Abschnitt fehlen. Ist der Schall
des Abdomen ein nicht tympanitischer, so kann es beim Fehlen der
Leberdämpfung schwierig oder unmöglich werden, den Stand des
Diaphragma festzustellen. Dies gelingt dagegen leichter, wenn bei

mässiger Spannung der Bauchwand der Schall des Abdomens ein tympanitischer ist, oder auch dann, wenn bei sehr bedeutender Ausdehnung und Spannung des Unterleibes der Schall an diesem nicht tympanitisch wird, während die Lunge in Folge ihrer durch die Verkleinerung des Brustraumes ermöglichten Retraction tympanitischen Schall liefert. Im einen wie im anderen Falle wird der Lungenrand und die Herzdämpfung höher stehend getroffen. Ist die Menge der in die Peritonealhöhle ergossenen Luft eine geringe, und der Fall ein frischer, so erweist sich nach Angabe der verschiedensten Autoren die freie Luftblase als eine sehr bewegliche, so zwar, dass der ihr entsprechende helle Schall in der Rückenlage im Epigastrium, in der Bauchlage in der Nähe der Wirbelsäule, in der linken Seitenlage an Stelle des lateralen Theiles der Leberdämpfung, in der rechten Seitenlage an Stelle der Milzdämpfung auftritt. Ich konnte bisher ähnliche Beobachtungen nicht anstellen, weil ich es nicht für erlaubt halte, beim Bestehen einer Perforationsperitonitis — und freies Gas in der Bauchhöhle legt ja stets den Gedanken an eine solche nahe — die Kranken zur Vollführung von Bewegungen aufzufordern.

Der Meteorismus intestinorum kann ganz ähnliche Percussionsresultate ergeben, wie die Anhäufung von Gas in der Peritonealhöhle selbst; nur zuweilen liefert die differente Helligkeit und Höhe des Schalles an verschiedenen Stellen des Unterleibes Anhaltspunkte dafür, dass die Gase sich nicht in einem einzigen Hohlraume, sondern in Darmschlingen von verschiedener Weite angehäuft haben. — Doch gründet sich die Unterscheidung des Meteorismus intestinorum von der Tympanites peritonei auf andere Zeichen, als die aus der Percussion zu gewinnenden; ein specielleres Eingehen auf die differentielle Diagnose dieser Zustände erscheint daher an diesem Orte nicht angezeigt.

ATLAS.

Taf. I.

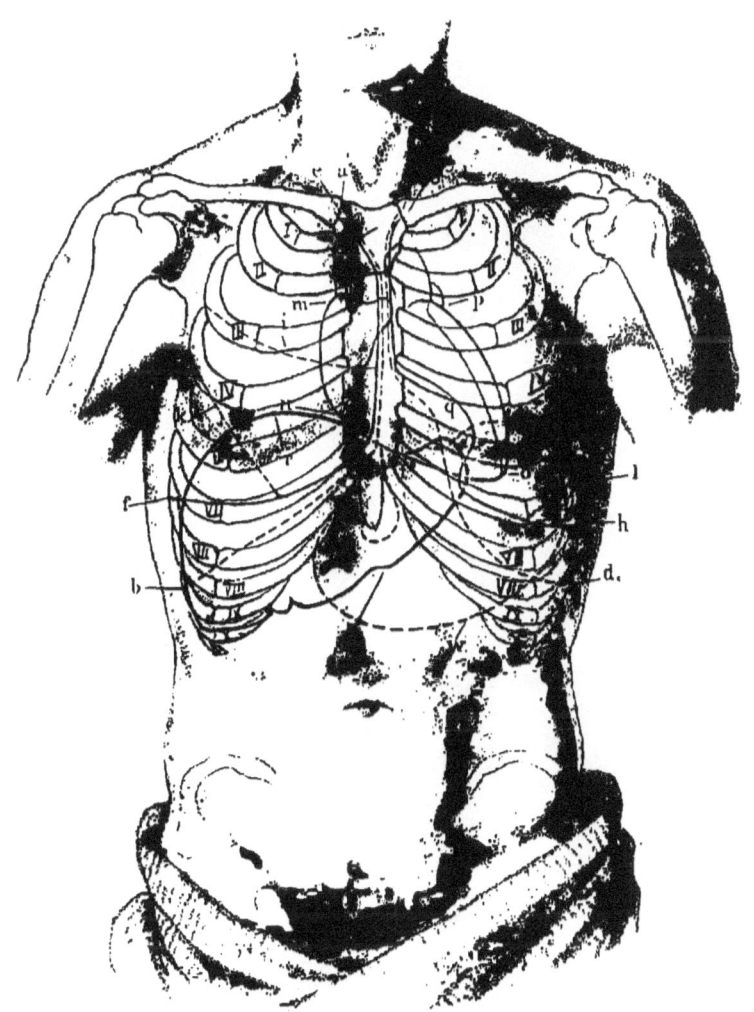

Lage der Brust- und Baucheingeweide von vorn (nach Luschka).

——— Herz. ---- Magen. ——— Leber. ——— Ränder der Lungen. -·-·-. Grenzen der Pleurasäcke und Vorlauf der incisurae interlobulares. *ab* Grenze des rechten, *cd* Grenze des linken Pleurasacks. *ef* Rand der rechten, *gh* Rand der linken Lunge. *i* obere, *k* untere incisura interlobularis der rechten Lunge; *l* linke incisura interlobularis. *mn* rechter, *no* unterer, *po* linker Rand des Herzens. *q* sinus mediastinocostalis, zwischen Pleuragrenze und incisura cardiaca des vorderen Randes der linken Lunge gelegen. *r* höchster Punkt des von Lunge bedeckten Abschnittes der Leber; *s* unterer Leberrand. *t* pars cardiaca, *u* pars pylorica, *v* kleine Curvatur, *w* grosse Curvatur des Magens.

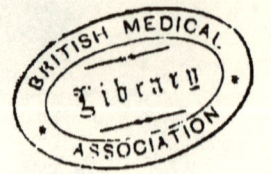

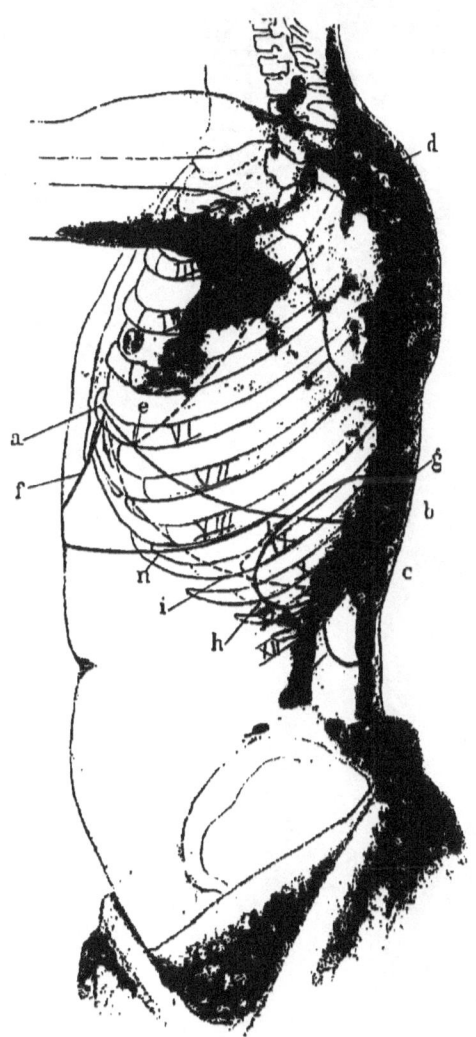

Verlauf des unteren linken Lungenrandes, der linken Pleuragrenze.
Lage des Magens, der Milz und der linken Niere.

a b unterer Rand der linken Lunge. *a c* untere Grenze des Pleurasacks. *d e* incisura interlobularis. *f* Rand des linken Leberlappens. *g* hinteres, *h* vorderes Ende der Milz bei ovaler Gestalt derselben; bei der rhomboidalen Form schiebt sich zwischen den vorderen (*g i*) und hinteren (*g h*) Rand das Stück *i h* ein. *k* convexer Rand der linken Niere. *l* Milzlungenwinkel, *m* Milznierenwinkel. *n* der wandständige Theil der grossen Curvatur bei mässiger Ausdehnung des Magens.

Weil, Percussion.   Verlag v. F. C. W. Vogel, Leipzig.   Lith. v. O. Fürstenau, Leipzig.

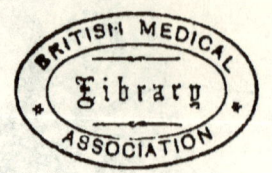

Taf. III.

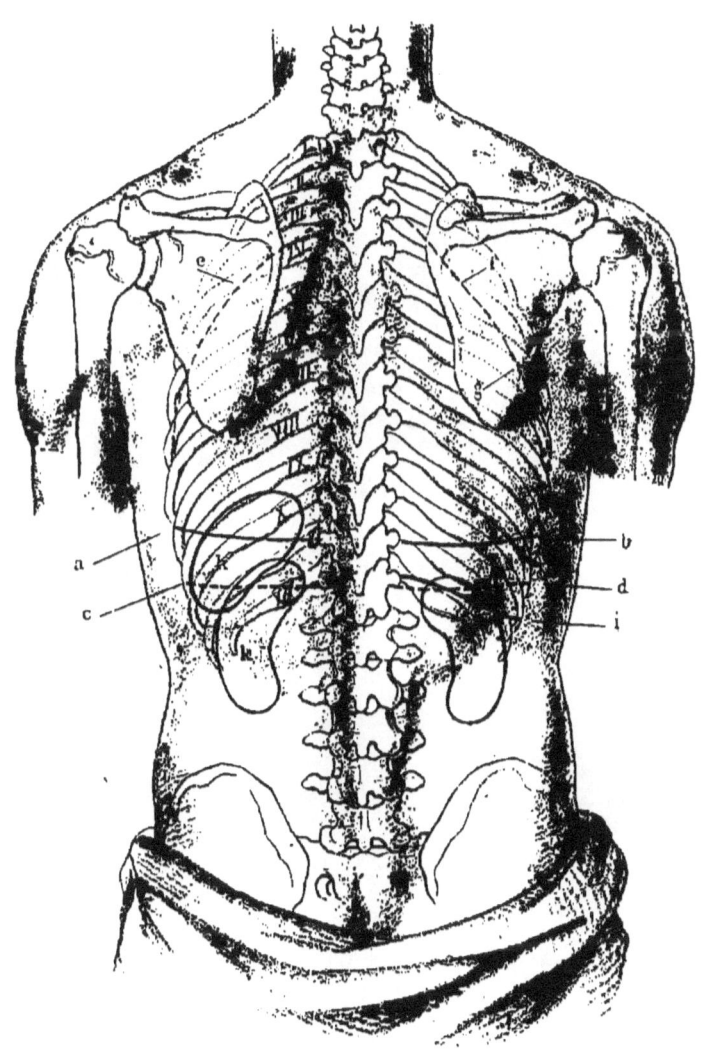

Lungenrand, Pleuragrenze, incisurae interlobulares von hinten.
Lage der Milz und Nieren.

a, b unterer Lungenrand. c, d untere Pleuragrenze. e, f incisurae interlobulares; die der rechten Seite
theilt sich bei g in den sulc. interlob. dext. super. und infer. h Milz. i unterer Leberrand.
k linke, l rechte Niere.

Weil, Percussion. Verlag v. F. C. W. Vogel, Leipzig. Lith. v. O. Fürstenau, Leipzig.

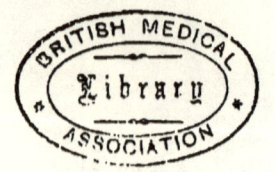

Taf. IV.

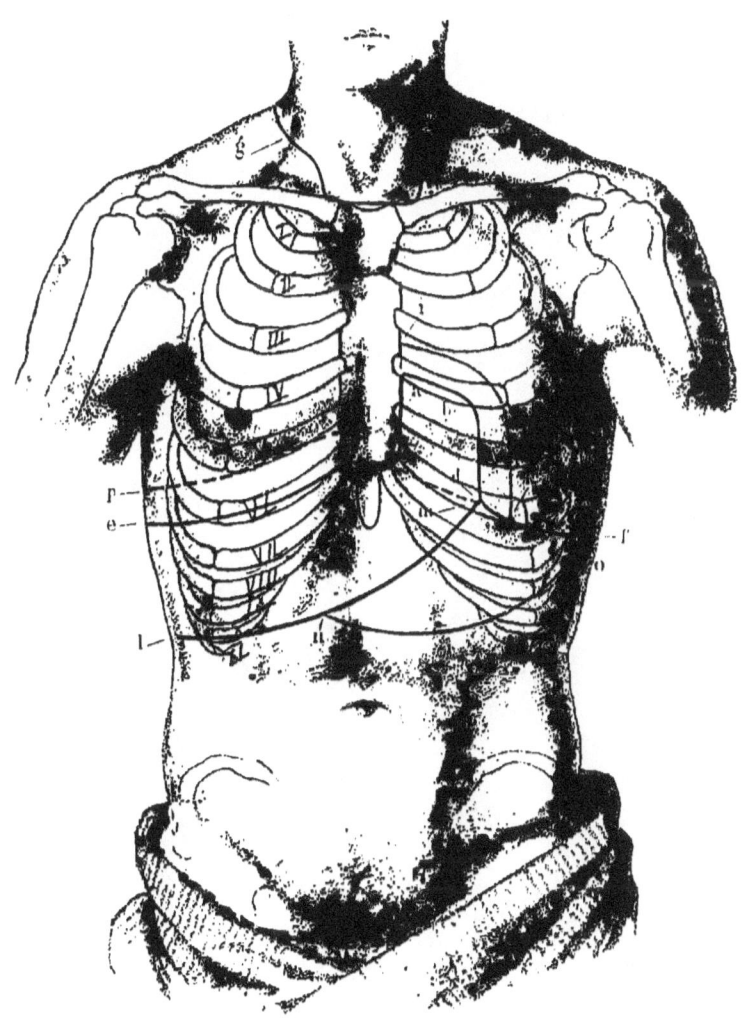

Die Grenzen des Herzens, der Lungen, der Leber und des Magens von vorn.

ab obere, *ac* rechte, *cd* untere, *bd* linke Grenze der absol. Herzdämpfung. *ce* untere Grenze der rechten, *df* untere Grenze der linken Lunge. *g, h* obere Lungengrenze. *aik* Grenze der relativen Herzdämpfung. *lm* unterer Rand der Leberdämpfung. *pq* obere Grenze der relativen Leberdämpfung. *no* untere Magengrenze bei mittlerer Ausdehnung des Magens.

Weil, Percussion.   Verlag v. F. C. W. Vogel, Leipzig.   Lith. v. O. Fürstenau, Leipzig.

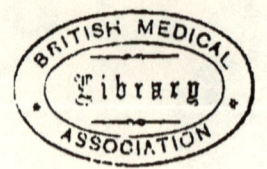

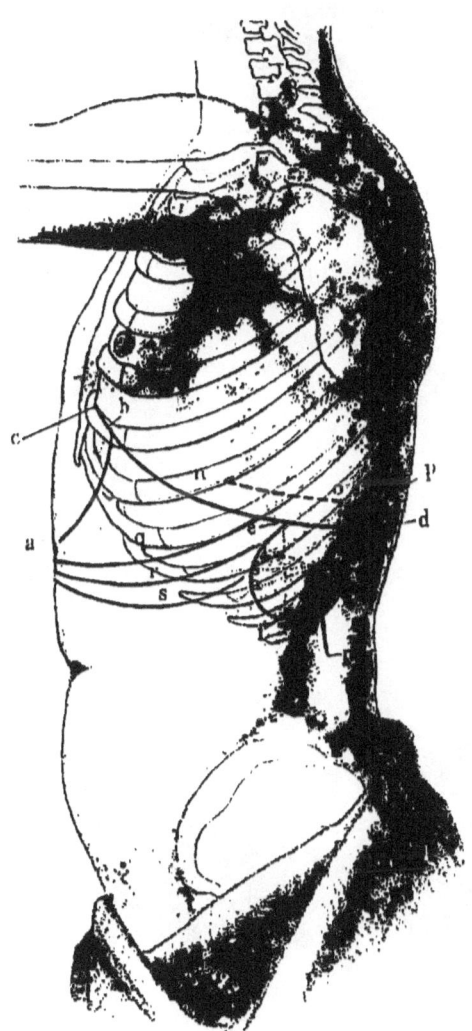

Untere Grenze der linken Lunge, Milzdämpfung bei aufrechter Haltung.
Untere Magengrenze bei verschiedener Ausdehnung des Magens.

ab unterer Rand der Leberdämpfung; *cd* unterer Rand der linken Lunge. *efghikl* Milzdämpfung. *lm* äusserer Rand der „Nierendämpfung". *no* obere Grenze einer zuweilen über dem linken Lungenrand nachweisbaren relativen Dämpfung. *pv* hintere Grenze derselben. *qrs* Verlauf der unteren Magengrenze bei verschieden starker Ausdehnung des Magens.

Weil, Percussion.   Verlag v. F. C. W. Vogel, Leipzig.   Lith. v. O. Fürstenau, Leipzig.

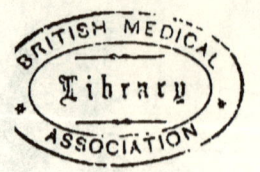

Taf. VI.

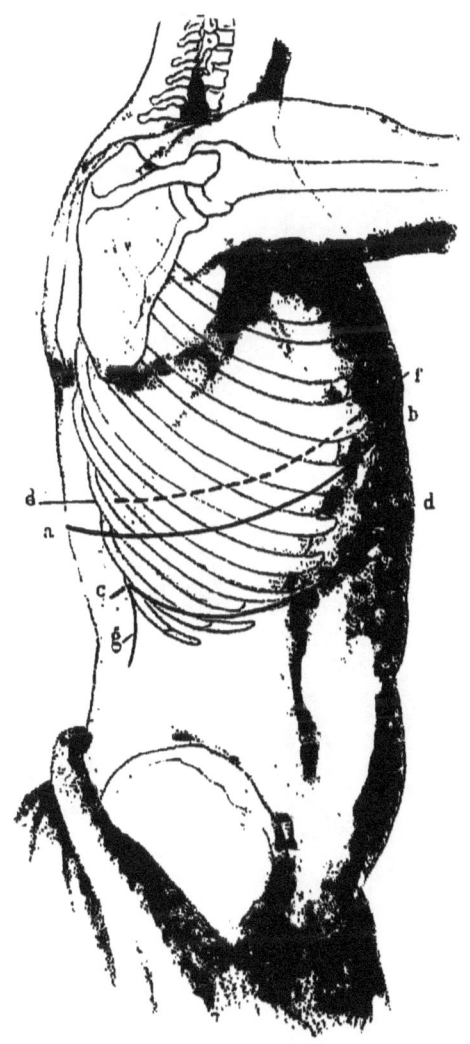

Unterer Rand der rechten Lunge, Leberdämpfung.

a b unterer Rand der rechten Lunge. *c d* unterer Rand der Leberdämpfung. *e f* obere Grenze der relativen Leberdämpfung. *g* äusserer Rand der sogenannten „Nierendämpfung".

Weil, Percussion.   Verlag v. F. C. W. Vogel, Leipzig.   Lith. v. O. Fürstenau, Leipzig.

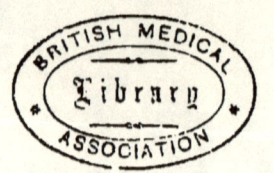

Tafel VII.

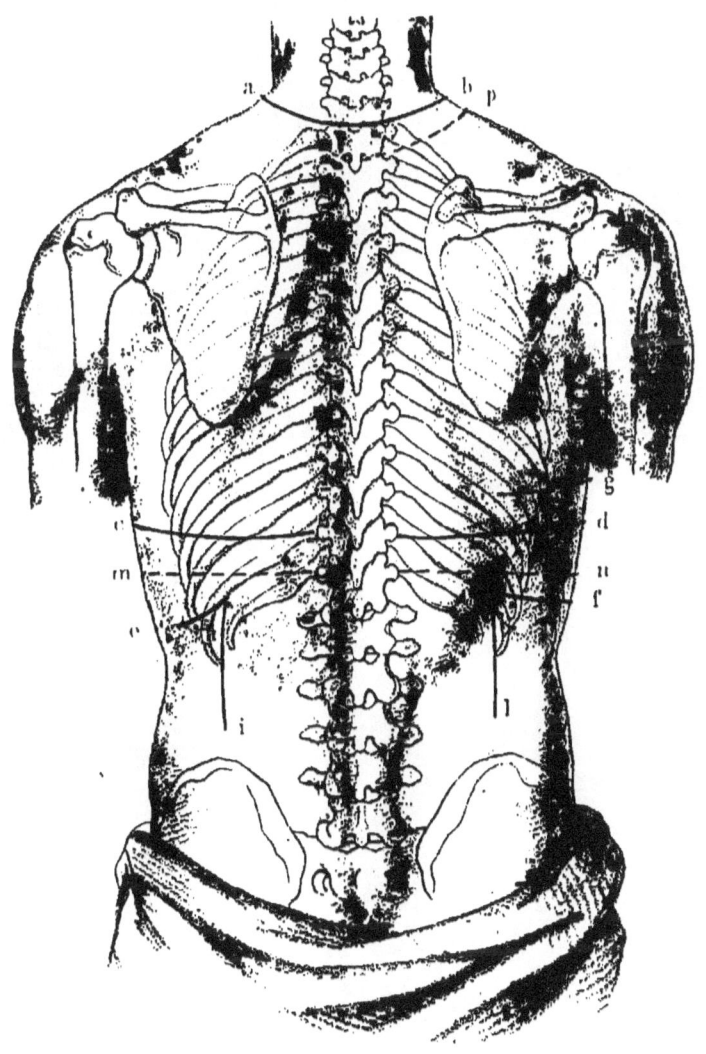

Die Grenzen der Lungen, Leber, Milz von hinten.

a b obere, *c d* untere Lungengrenze. *e h* unterer Rand der Milz-, *f k* unterer Rand der Leberdämpfung, *h i*, *k l* äusserer Rand der sogenannten Nierendämpfung. *m n* untere Lungengrenze bei tiefster Inspiration. *o p* Verkürzung der rechten oberen Lungengrenze bei chronischer Pneumonie. *g* obere Grenze der relativen Leberdämpfung.

Weil, Percussion.   Verlag v. F. C. W. Vogel, Leipzig.   Lith. v. O. Fürstenau, Leipzig.

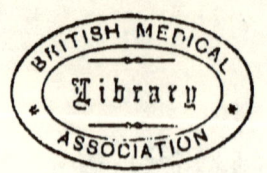

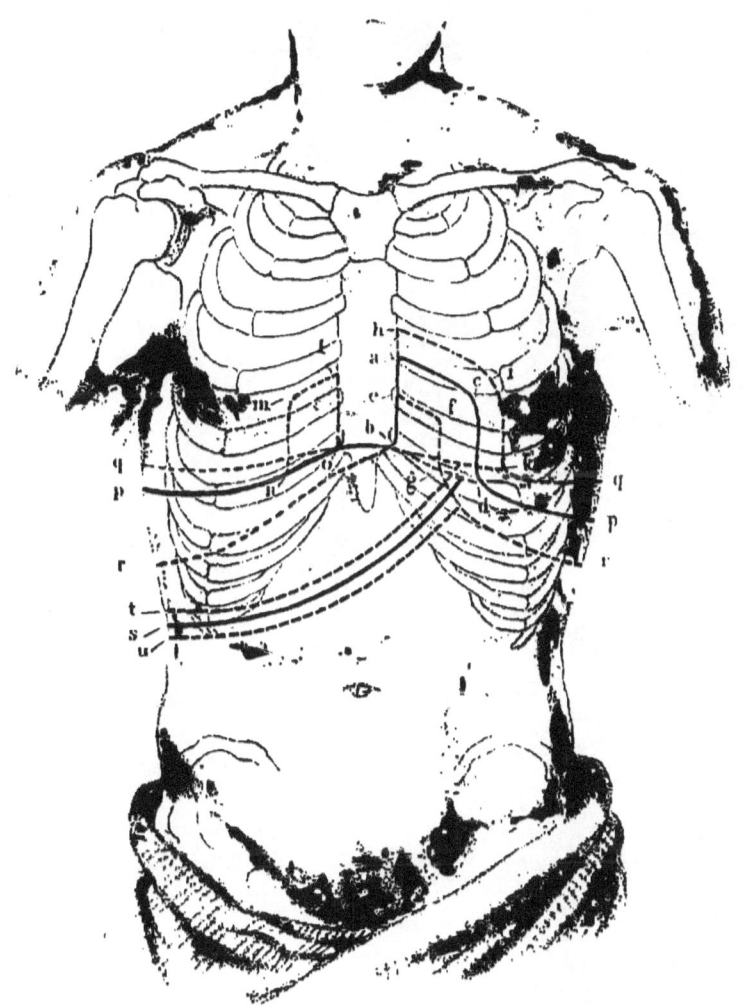

Respiratorische Verschiebung der unteren Lungenränder. Verschiebung der Grenzen der absoluten Herzdämpfung bei der Respiration und bei Lageveränderungen.

a b c d absolute Herzdämpfung bei ruhiger Respiration, *e b g f* bei tiefer Inspiration, *h b k l* bei tiefer Exspiration. *l m n o* rechtsseitige Herzdämpfung bei rechter Seitenlage. *p q r* untere Lungengrenze, *s, t, u* untere Grenze der Leberdämpfung bei ruhiger Athmung, starker Exspiration, tiefer Inspiration.

Weil, Percussion.   Verlag v. F. C. W. Vogel, Leipzig.   Lith. v. O. Fürstenau, Leipzig.

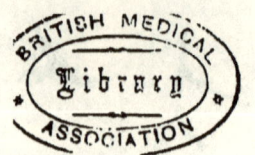

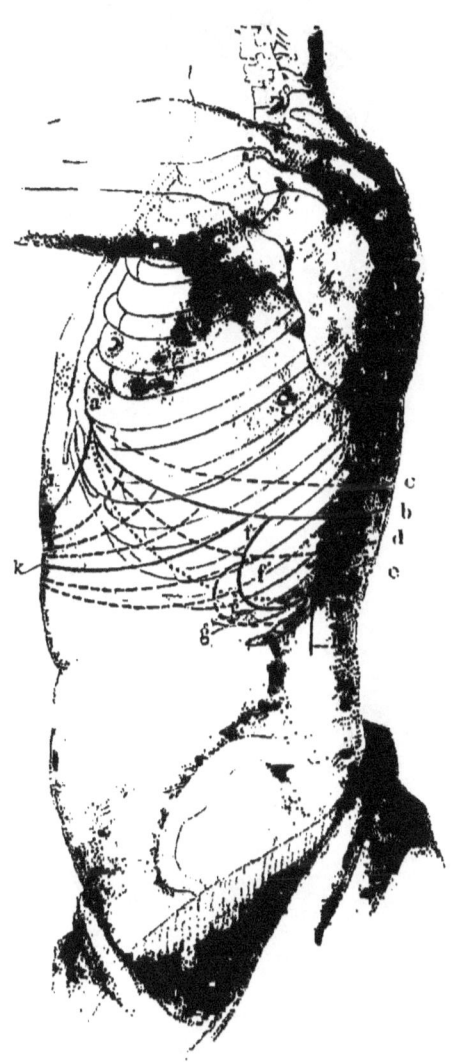

Active und passive Mobilität des linken unteren Lungenrandes und der Milzdämpfung.

ab untere Lungengrenze bei aufrechter Haltung und ruhiger Athmung; ac bei tiefer Exspiration, ad bei tiefer Inspiration (oder bei ruhiger Athmung und rechter Seitenlage), ae bei rechter Seitenlage und tiefer Inspiration. fgh Milzdämpfung bei aufrechter Haltung (oder Rückenlage), $f'g'h$ in rechter Seitenlage. i Rand des linken Leberlappens. k untere Magengrenze bei mittlerer Füllung des Magens; die übrigen roth gestrichelten Linien sollen den Verlauf der unteren Magengrenze bei differenten Füllungszuständen des Magens veranschaulichen. l Rand der „Nierendämpfung".

Weil, Percussion.   Verlag v. F. C. W. Vogel, Leipzig.   Lith. v. O. Fürstenau, Leipzig.

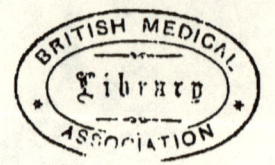

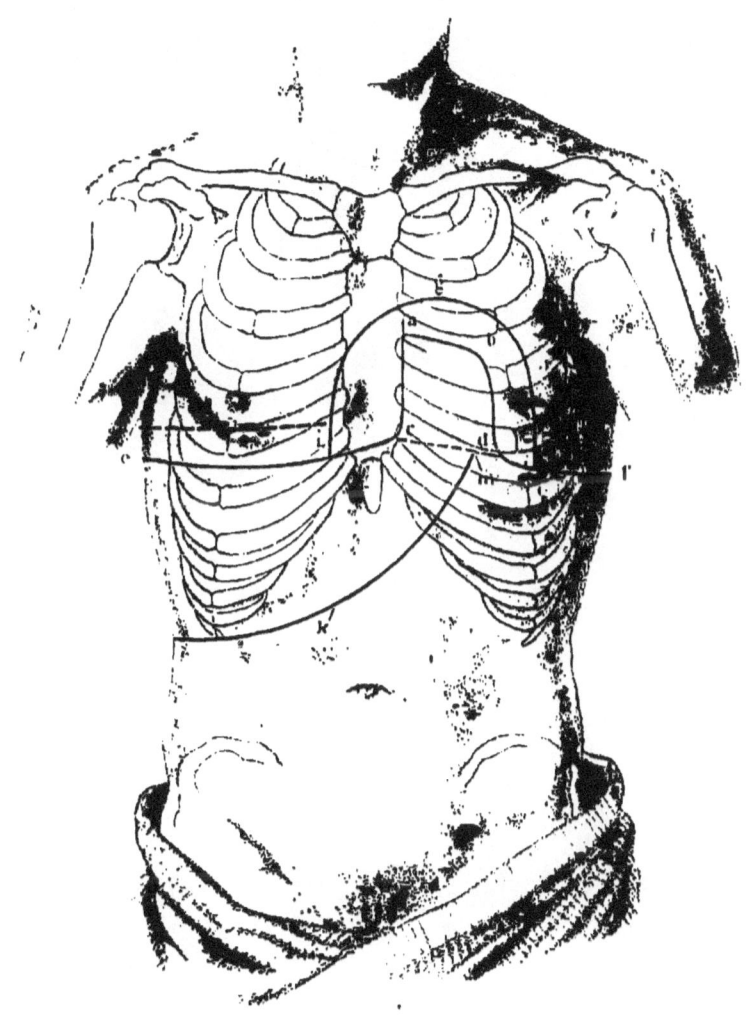

Die Grenzen des Herzens, der Lungen, der Leber bei gesunden Kindern.

a b c d absoluto, *g i h* relative Herzdämpfung. *c e*, *d f* untere Lungengrenze. *k* untere Lebergrenze, *l* obere Grenze der relativen Leberdämpfung. *m* Herzleberwinkel.

Weil, Percussion.   Verlag v. F. C. W. Vogel, Leipzig.   Lith. v. O. Fürstenau, Leipzig.

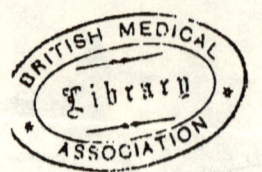

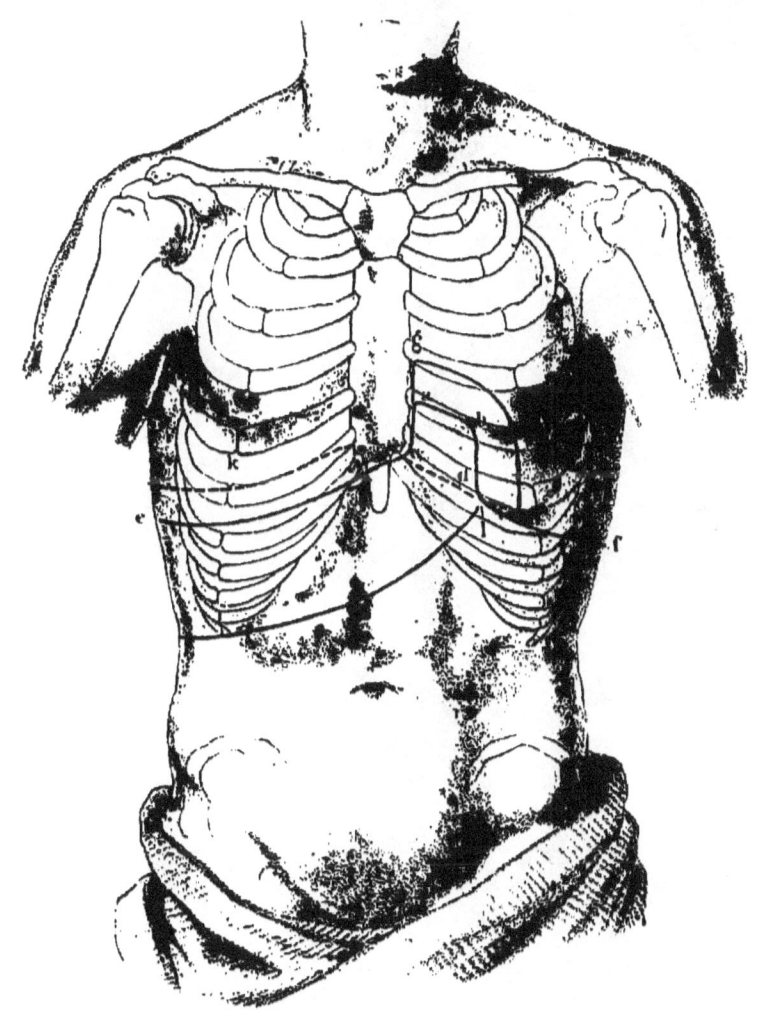

Die Grenzen des Herzens, der Lungen, der Leber bei gesunden Individuen des höheren Alters.

a b c d absolute, *g h* relative Herzdämpfung. *e e*, *d f* untere Lungengrenze. *i* untere Lebergrenze, *k* obere Grenze der relativen Leberdämpfung. *l* Lungenleberwinkel.

Weil, Percussion.   Verlag v. F. C. W. Vogel, Leipzig.   Lith. v. O. Fürstenau, Leipzig.

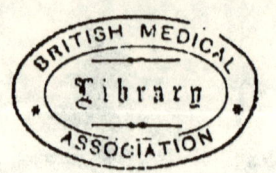

Taf. XII.

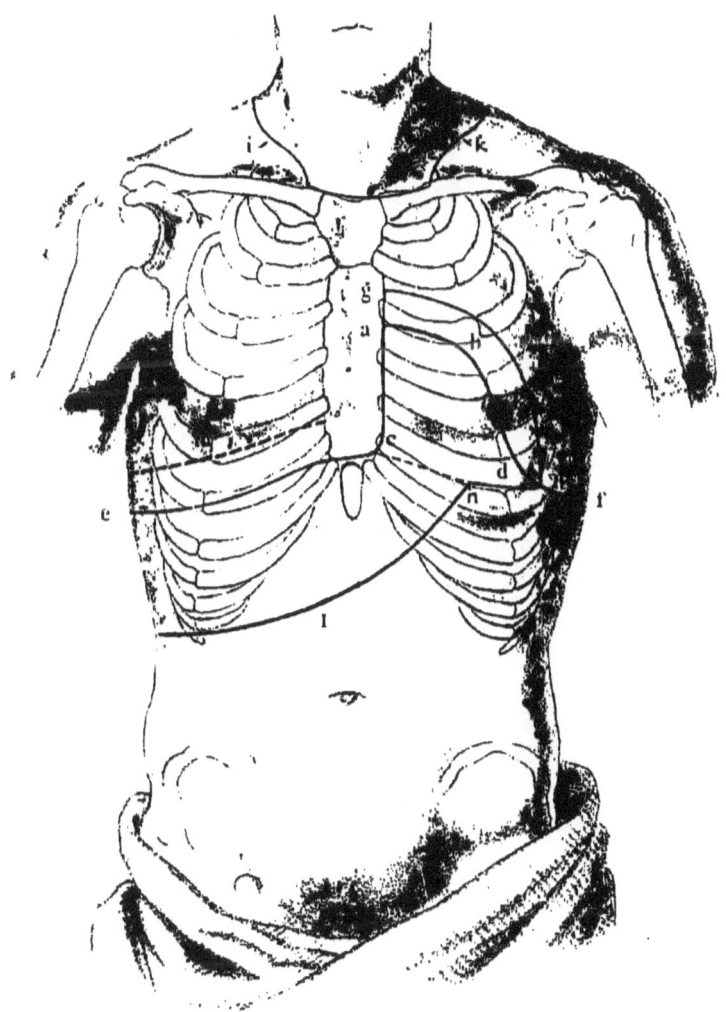

Mässige Hypertrophie des linken Ventrikels; Verkürzung der linken oberen Lungengrenze.

a b c d absolute, *g h* relative Herzdämpfung. *c e, d f* untere Lungengrenze. *i, k* obere Lungengrenze; *l* untere Lebergrenze. *m* obere Grenze der relativen Leberdämpfung. *n* Herzleberwinkel.

Weil, Percussion.   Verlag v. F. C. W. Vogel, Leipzig.   Lith. v. O. Fürstenau, Leipzig.

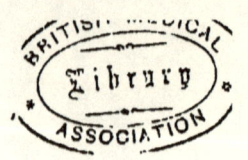

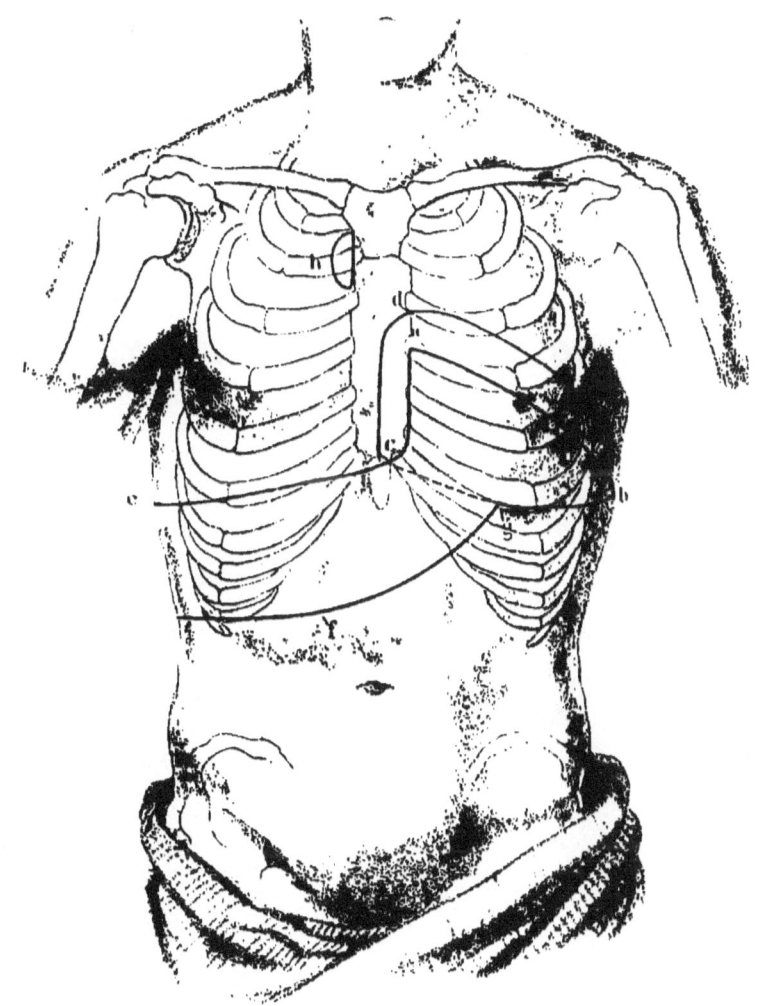

Hochgradige Hypertrophie und Dilatation des linken Ventrikels in Folge
von Aortaklappeninsufficienz.

acb absolute, *dcb* relative Herzdämpfung.   *ee* untere Lungengrenze.   *f* unterer Rand der Leberdämpfung.
g Herzleberwinkel.   *h* Dämpfung der erweiterten Aorta ascendens.

Weil, Percussion.   Verlag v. F. C. W. Vogel, Leipzig.   Lith. v. O. Fürstenau, Leipzig.

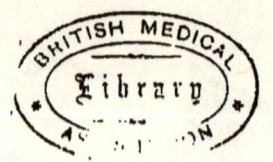

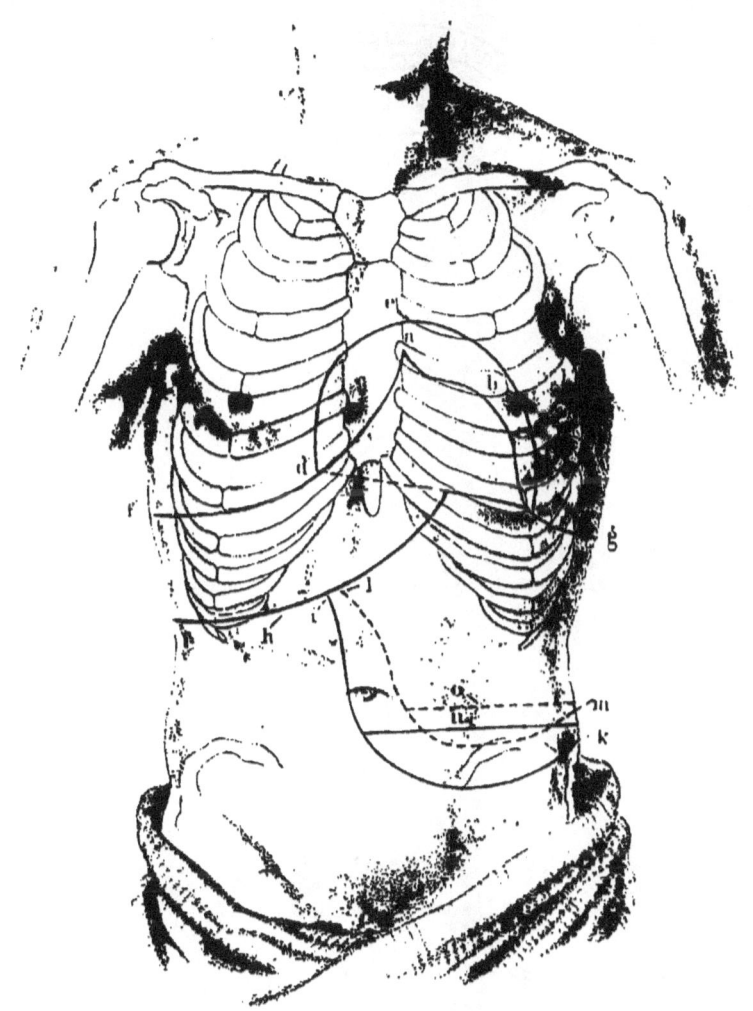

Herzdämpfung bei Hypertrophie und Dilatation des rechten Herzens in Folge von Stenosis ost. venos. sin. — Dilatatio ventriculi.

a b c d absolute, *e d c* relative Herzdämpfung. *df, eg* untere Lungengrenze. *h* untere Lebergrenze. *ik, lm* untere Magengrenze bei verschieden hochgradiger Erweiterung des Magens, in der Rückenlage bestimmt. Die Horizontalen *n* und *o* entsprechen der oberen Grenze einer Dämpfung, welche bei aufrechter Haltung unterhalb der horizontalen Nabellinie auftritt, wenn der erweiterte Magen grössere Mengen von Flüssigkeit enthält.

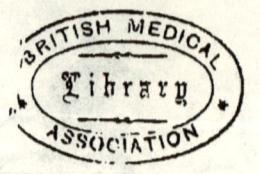

Taf. XV.

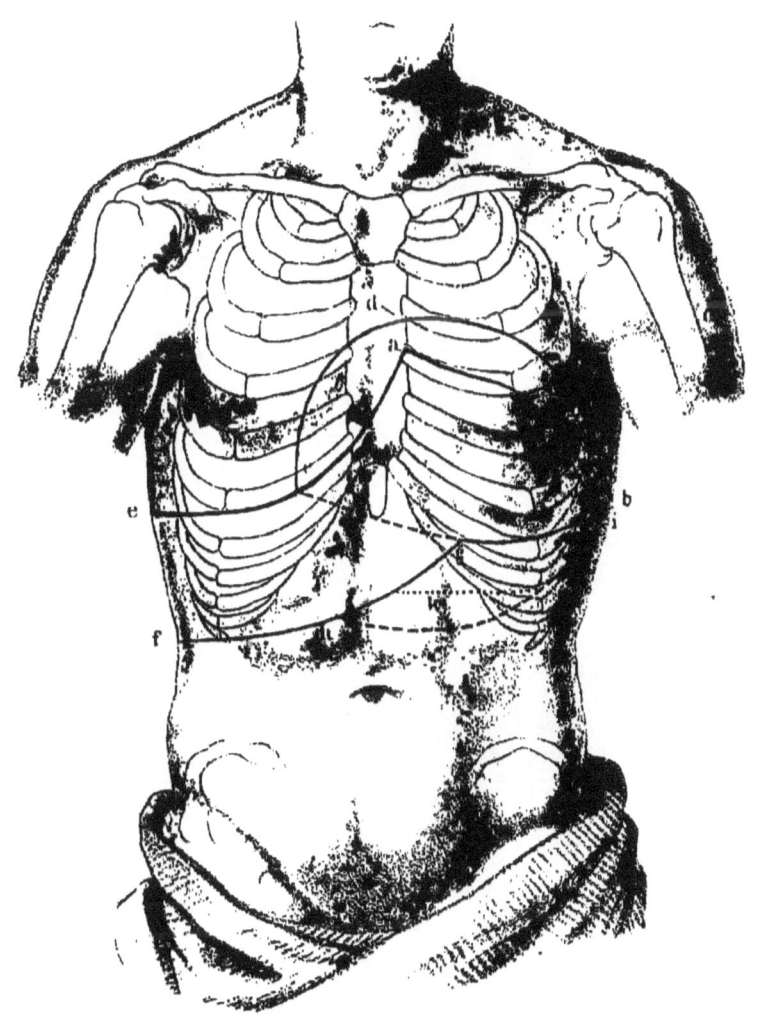

Enorm vergrösserte Herzdämpfung in einem Falle von mit Stenos. ost.
venos. sin. combinirter Mitralinsufficienz.

a c b absolute, *d c b* relative Herzdämpfung. *c e* untere Lungen-, *f g* untere Lebergrenze. Die Linien *f g* und *g b* schliessen den Herzleberwinkel ein. *h i* untere Magengrenze. Innerhalb des von den Linien *h g*, *g i* und *h i* umschlossenen Raumes findet sich tympanitischer Schall; im unteren Abschnitte dieses Raumes trat bei aufrechter Haltung eine durch im Magen enthaltene Flüssigkeit bedingte Dämpfung auf, die sich von dem darüber befindlichen tympanitischen Schall in einer horizontalen Linie *k* abgrenzte.

Weil, Percussion.   Verlag v. F. C. W. Vogel, Leipzig.   Lith. v. O. Fürstenau, Leipzig.

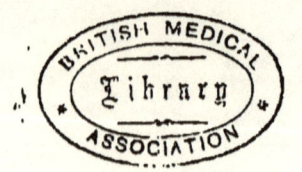

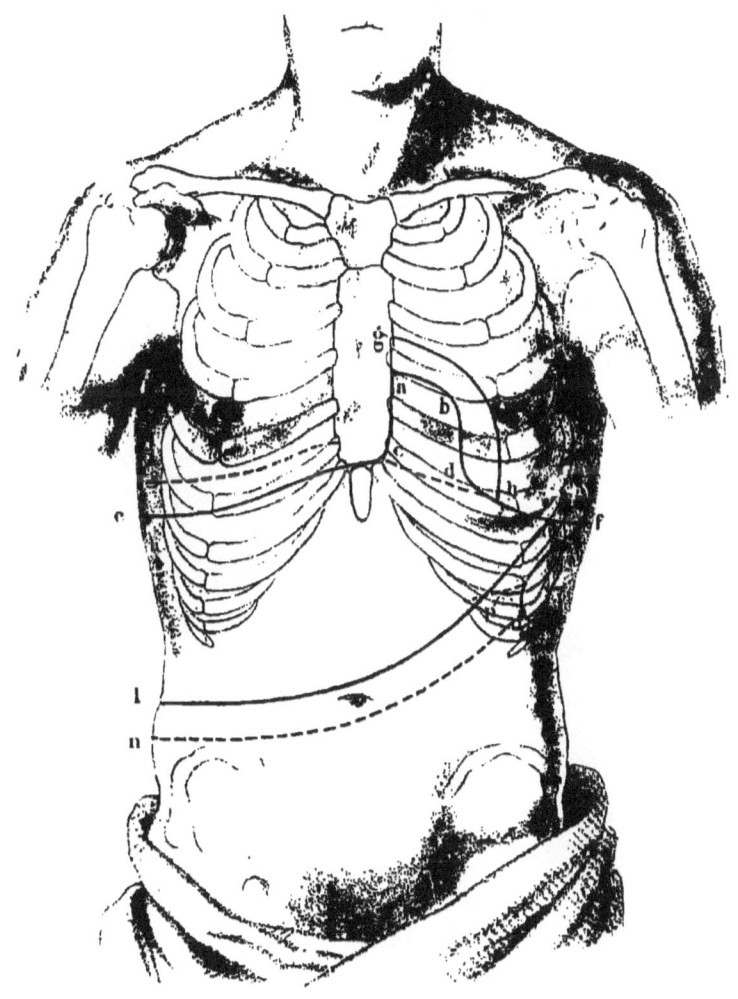

Vergrösserung der Leber.

a b c d absolute, *g h* relative Herzdämpfung. *c e*, *d f* untere Lungengrenze. *f o i* Milzdämpfung, (etwas vergrössert). *k* obere Grenze der relativen Leberdämpfung. *l m*, *n o* untere Lebergrenze bei verschieden starker Vergrösserung der Leber. *l m* und *m f* schliessen den Leberlungen-, *n o* und *o i* den Milzleberwinkel ein. *p* untere Magengrenze. Reicht die Leber bis *n o*, so ist die untere Magengrenze verschwunden und auch das Stück *f o* der Milzgrenzen nicht mehr darzustellen.

Weil, Percussion.   Verlag v. F. C. W. Vogel, Leipzig.   Lith. v. O. Fürstenau, Leipzig.

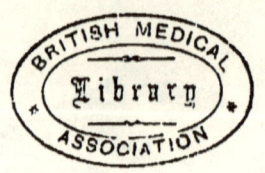

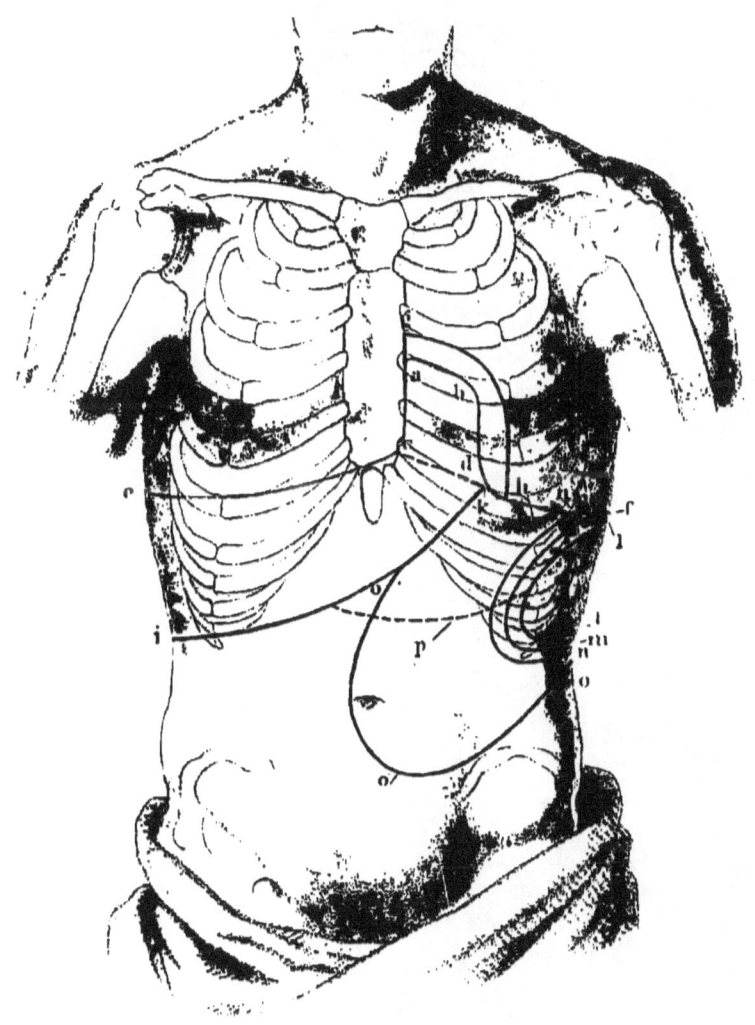

Milztumoren von verschiedener Grösse.

a b c d absolute, *g h* relative Herzdämpfung. *e e*, *d f* untere Lungengrenze. *i k* untere Lebergrenze; *l, m, n, o* Grenzen der Milzdämpfung bei Vergrösserung der Milz. Stossen Milz- und Leberdämpfung aneinander, so bleibt die untere Magengrenze *p* nur zum kleinsten Theile wandständig; an Stelle des Milzlungen- tritt dann der Milzleberwinkel.

Weil, Percussion.   Verlag v. F. C. W. Vogel, Leipzig.   Lith. v. O. Fürstenau, Leipzig.

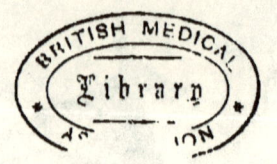

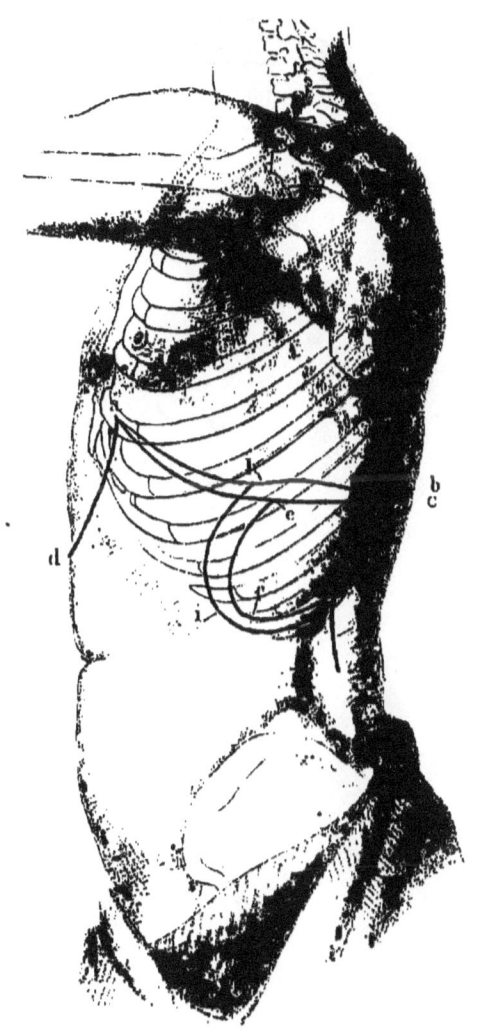

Milztumoren.

ab, ac unterer Lungenrand. *ad* Rand des linken Leberlappens. *efg, hik* Grenzen der Milzdämpfung bei verschieden starker Vergrösserung des Organs. *l* Rand der sogen. Nierendämpfung.

Woil, Percussion.   Verlag v. F. C. W. Vogel, Leipzig.   Lith. v. O. Fürstenau, Leipzig.

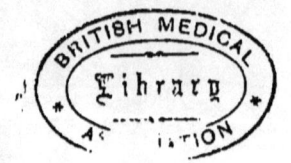

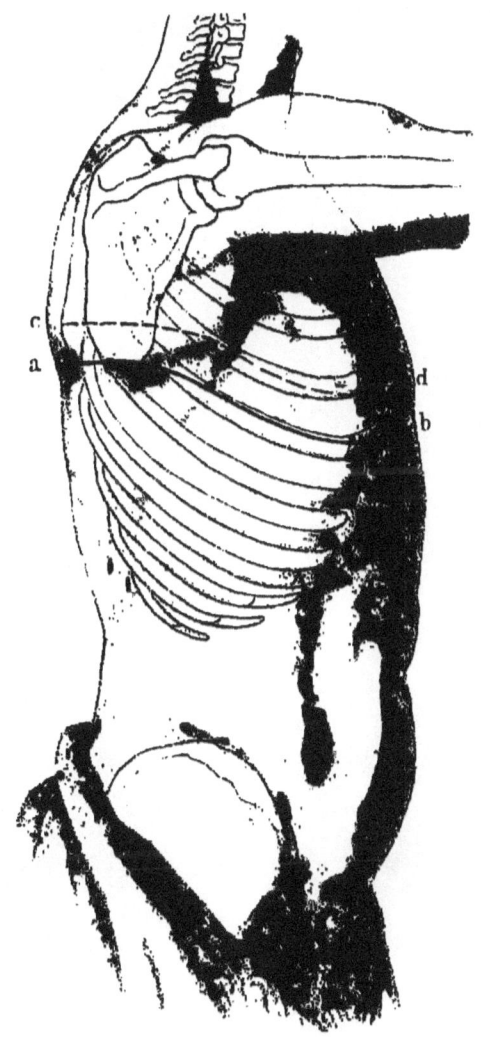

Grenzen eines rechtsseitigen pleuritischen Exsudates
(am 8. Tage der Erkrankung).

ab in der Rückenlage, *cd* bei aufrechter Haltung.

Weil, Percussion.   Verlag v. F. C. W. Vogel, Leipzig.   Lith. v. O. Fürstenau, Leipzig.

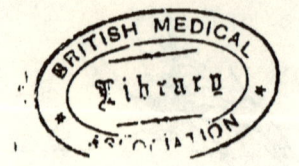

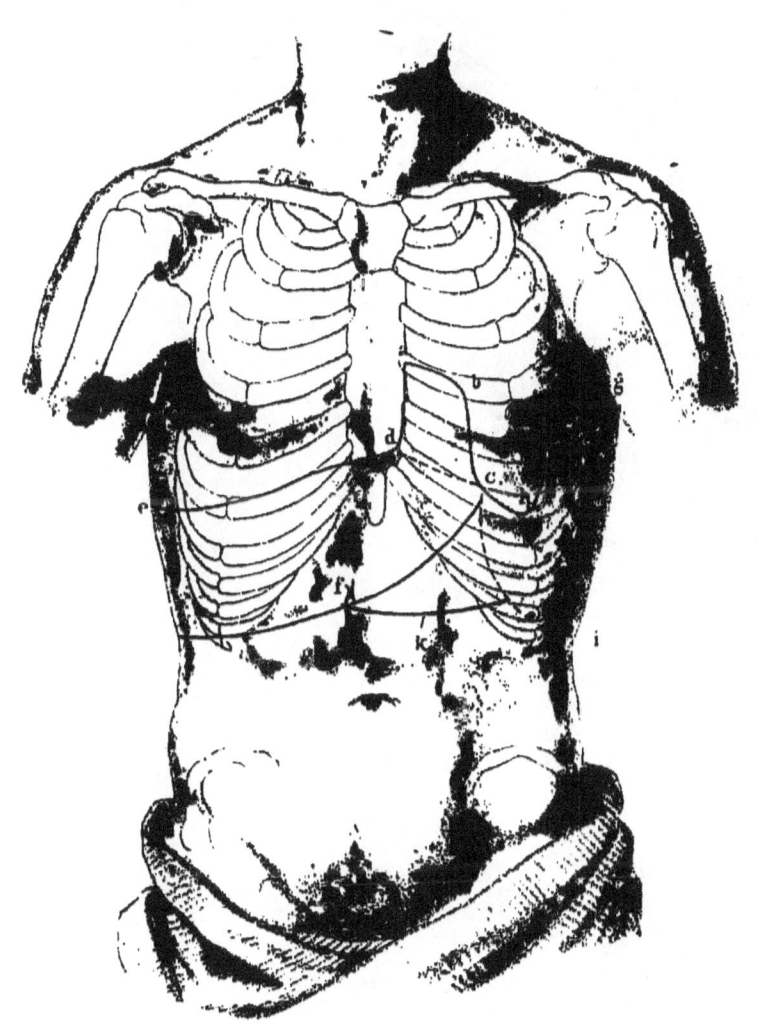

Mittelgrosses linksseitiges pleuritisches Exsudat.

abcd Grenzen der absoluten Herzdämpfung. *de* unterer Rand der rechten Lunge. *f* unterer Leberrand, *k* untere Magengrenze. *ch* unterer Rand der linken Lunge. *gh* obere Grenze des Exsudates. Unterhalb der Linie *ghc* beginnt der dumpfe Schall des Exsudates. Nach unten grenzt sich der dumpfe Schall in einer bogenförmigen Linie *ci* vom tympanitischen Schall des Magens und Colons ab. In Folge davon Verkleinerung des halbmondförmigen Raumes (vgl. Fig. IV). Zwischen den Linien *bch* und *gh* ist der Schall gedämpft tympanitisch.

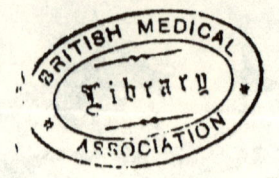

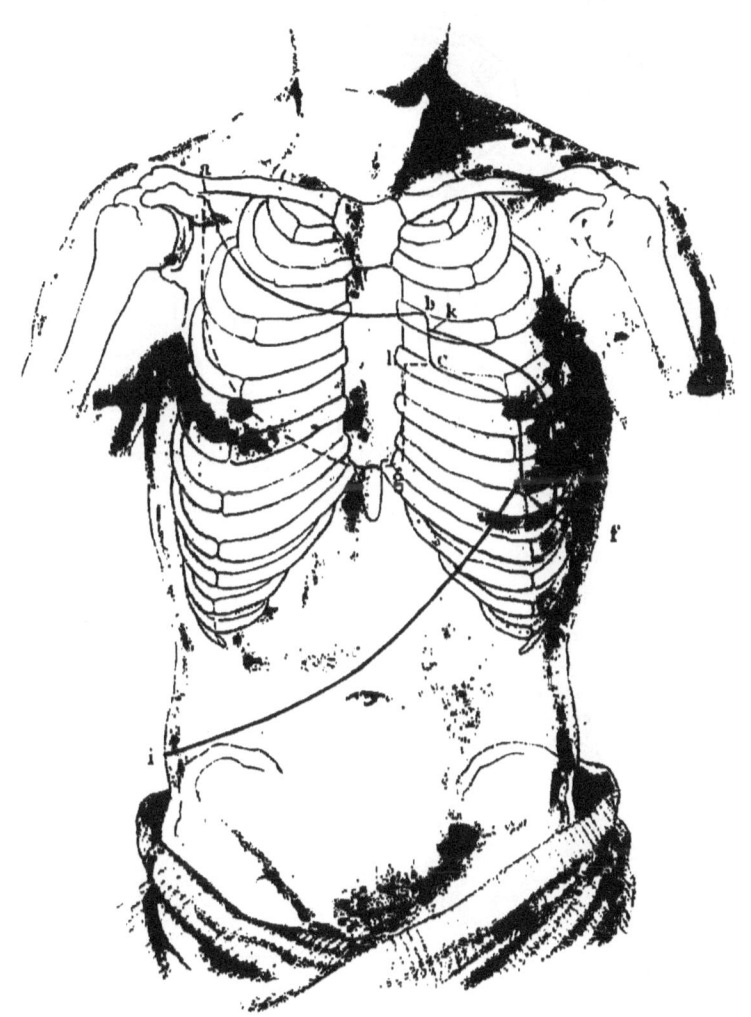

Grosses rechtsseitiges pleuritisches Exsudat

mit Verdrängung des Herzens, des Mediastinums, der Leber. Wechsel der Dämpfungsgrenze bei Lagewechsel des Untersuchten. ab obere, bc linke Grenze der Exsudatdämpfung bei aufrechter Haltung. cd obere, de äussere Grenze der absoluten Herzdämpfung, welche nach rechts von der Exsudatdämpfung sich nicht abgrenzen lässt. ef unterer Rand der linken Lunge, ie unterer Leberrand. Zwischen den Linien $abcde$ und ie ist allenthalben dumpfer Schall. Oberhalb ab ist rechterseits der Schall hoch tympanitisch, gedämpft. Nahm der Kranke die Rückenlage ein, so rückte die obere Grenze der absoluten Dämpfung bis ag herab. Auf dem Sternum trat dabei bis an seinen linken Rand gh heller Schall auf; zwischen rechtem Sternalrand, Schlüsselbein und der Linie ag wurde der Schall tympanitisch. kl Grenzen der relativen Herzdämpfung.

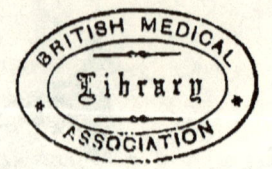

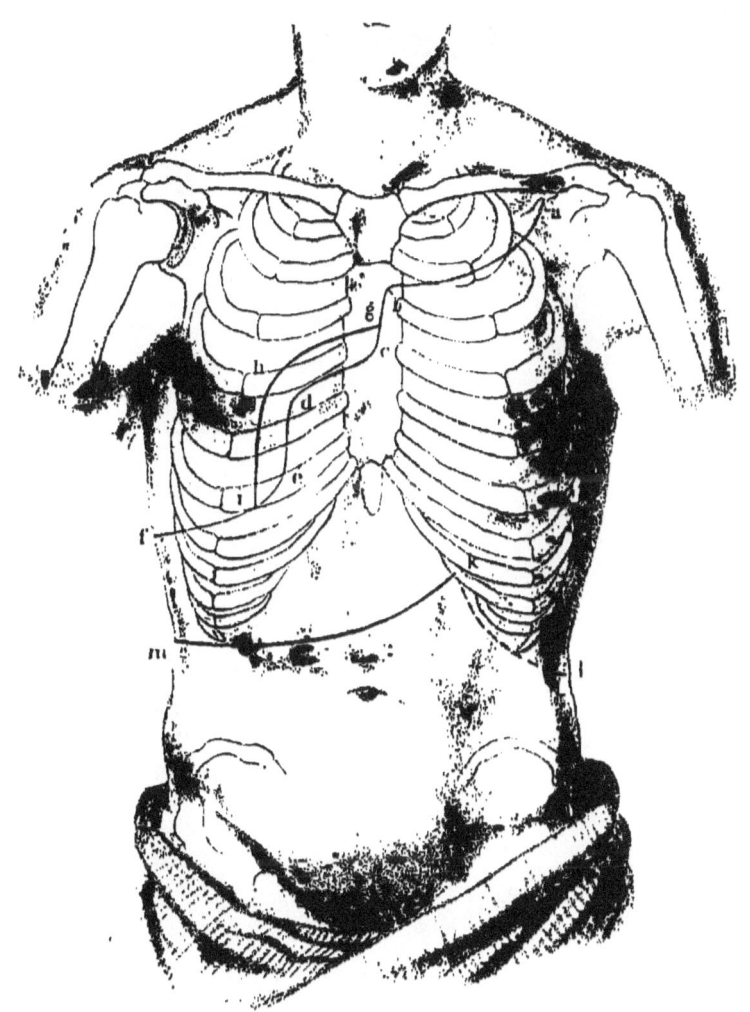

Grosses linksseitiges pleuritisches Exsudat

mit Vordrängung des Herzens, der Leber, Verschwinden des halbmondförmigen Raumes. *ab* obere, *bc* rechte Grenze des dumpfen Schallraumes. *cd* obere, *de* rechte Grenze der absoluten Herzdämpfung, welche nach links sich nicht von der Exsudatdämpfung abgrenzen lässt. *ef* unterer Rand der rechten Lunge. *ghi* Grenzen der relativen Herzdämpfung. *kl* untere, den Rippenbogen erreichende Grenze des Exsudates; *km* unterer Leberrand. Zwischen der Linie *abcdef* einerseits, der Linie *mkl* andererseits ist der Schall absolut dumpf. Von *e* bis *k* lässt sich das Exsudat vom Herzen und dem linken Leberlappen nicht abgrenzen.

Weil, Percussion. Verlag v. F. C. W. Vogel, Leipzig. Lith. v. O. Fürstenau, Leipzig.

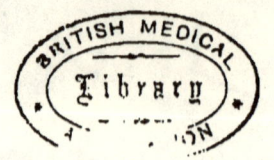

Taf. XXIII.

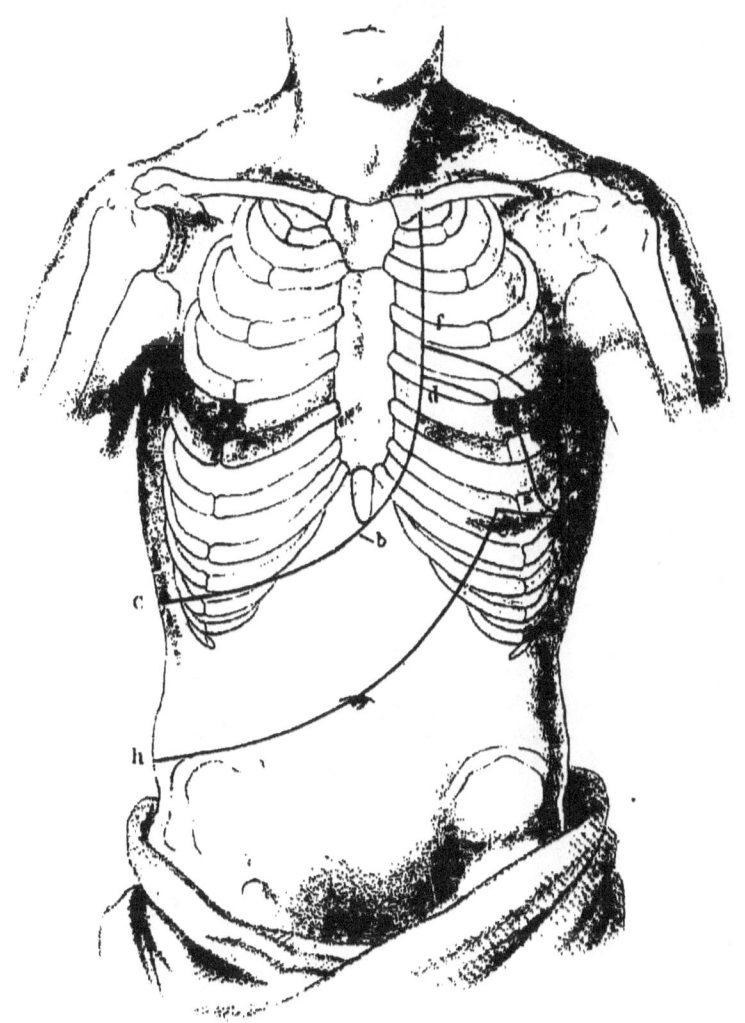

Rechtsseitiger Pneumothorax.

abc Grenze des pneumothoracischen Raumes. Nach oben und rechts von dieser Linie findet sich allenthalben lauter tiefer nicht tympanitischer Schall. *de, fe* Grenzen der absoluten und relativen Herzdämpfung. *ge* untere Grenze der Herzdämpfung. *hg* untere Grenze der Leberdämpfung.

Weil, Percussion.   Verlag v. F. C. W. Vogel, Leipzig.   Lith. v. O. Fürstenau, Leipzig.

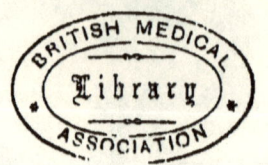

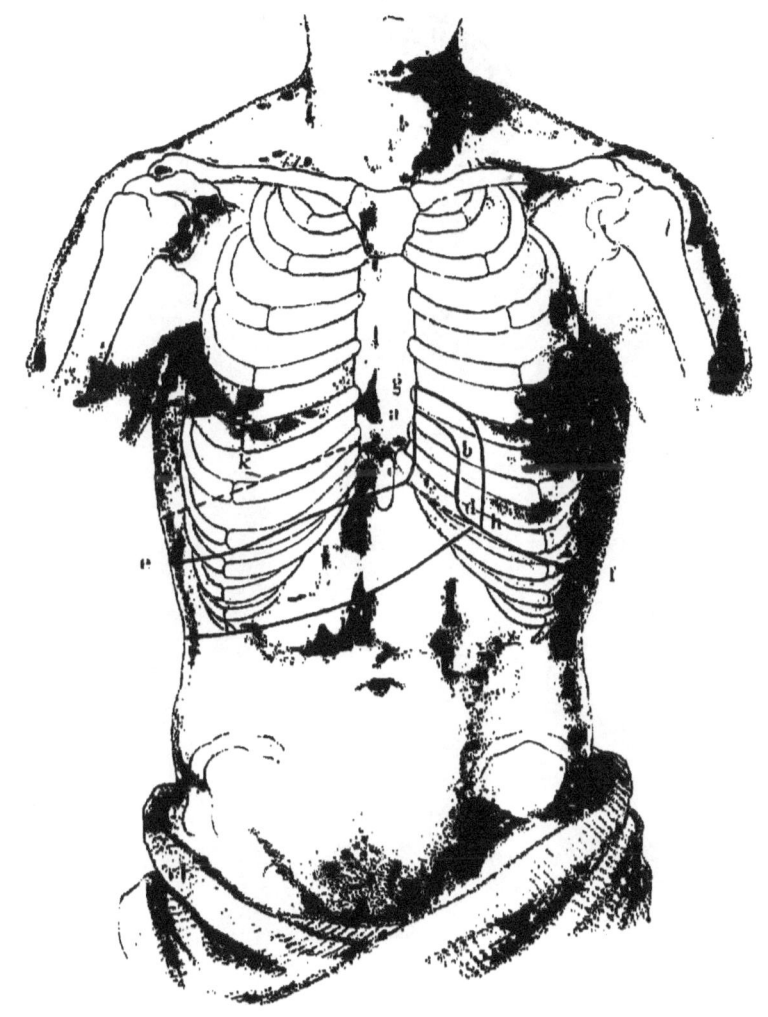

Mässiges Emphysem.

a b c d absolute, *g h* relativo Herzdämpfung. *ee, df* unterer Rand der rechten und linken Lunge. *i* unterer Rand der Leberdämpfung. *k* oberer Rand der relativen Leberdämpfung.

Weil, Percussion.   Verlag v. F. C. W. Vogel, Leipzig.   Lith. v. O. Fürstenau, Leipzig.

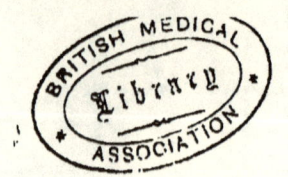

Taf. XXV.

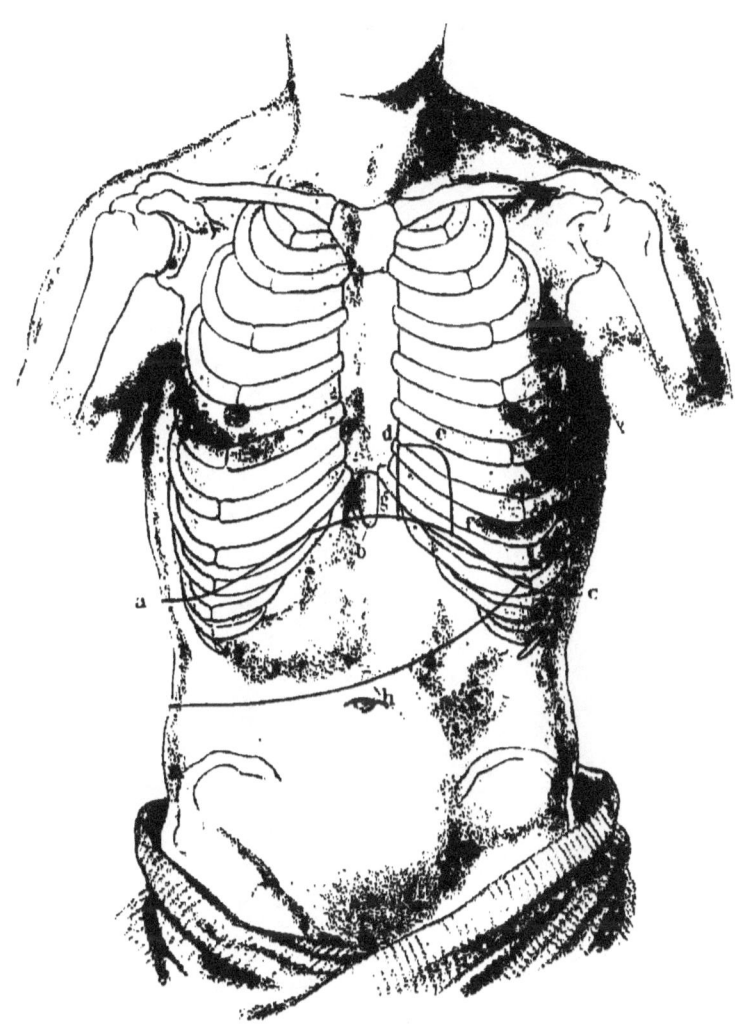

Hochgradiges Emphysem.

abc unterer Rand der Lunge. *defg* relative Herzdämpfung (absolute fehlt). *h* unterer Rand der Leberdämpfung (relative Leberdämpfung ist nicht nachweisbar).

Weil, Percussion. — Verlag v. F. C. W. Vogel, Leipzig. — Lith. v. O. Fürstenau, Leipzig.

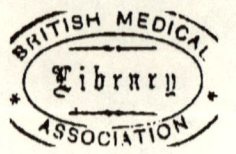

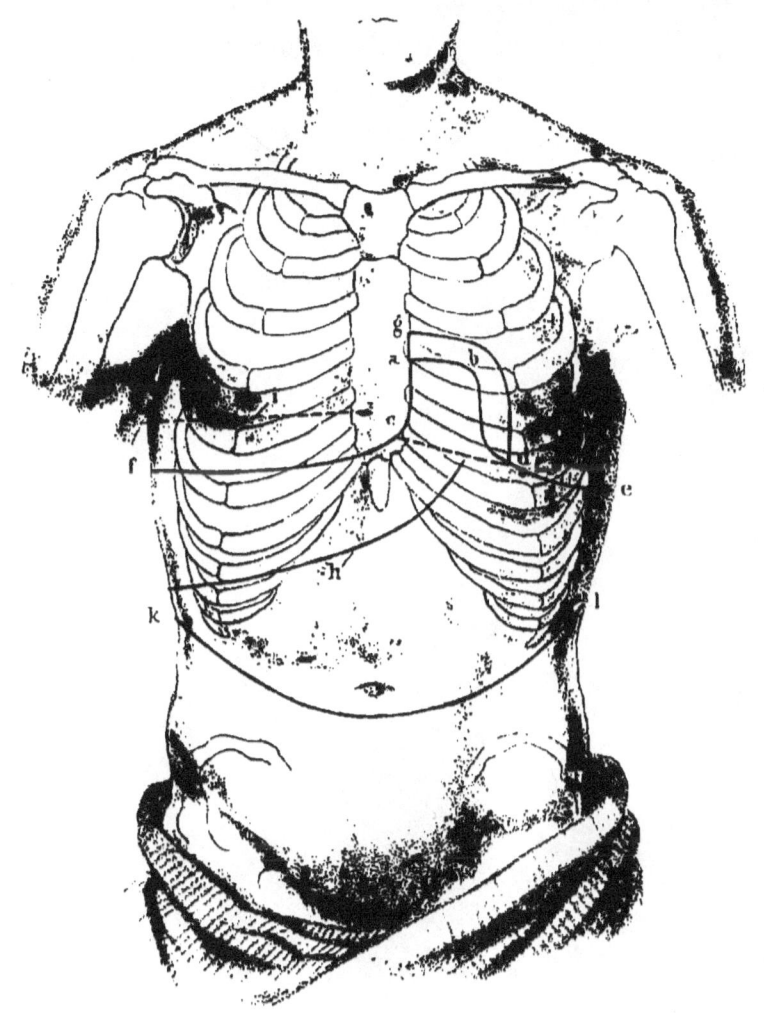

Mässiger Ascites.

a b c d absolute, *g d* relative Herzdämpfung, *c f*, *d e* unterer Rand der rechten und linken Lunge. *h* unterer Rand der absol[uten] obere Grenze der relativen Leberdämpfung. *k l* nach oben concave Bogenlinie, in welcher sich bei der Rückenlage des Untersuchten die Flüssigkeitsdämpfung vom tympan. Schall der Eingeweide abgrenzt.

Weil, Percussion.   Verlag v. F. C. W. Vogel, Leipzig.   Lith. v. O. Fürstenau, Leipzig.

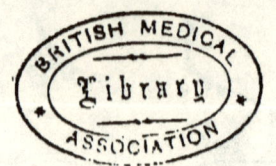

www.ingramcontent.com/pod-product-compliance
Lightning Source LLC
Chambersburg PA
CBHW030754230426
43667CB00007B/958